W0076030

Handbuch der Betreuung und Pflege von Alzheimer-Patienten

**Herausgegeben von
Alzheimer Europe**

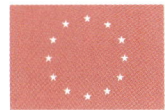

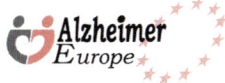

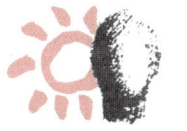

Alzheimer Angehörige Austria

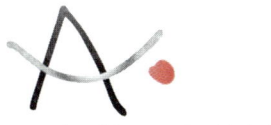

Deutsche Alzheimer Gesellschaft

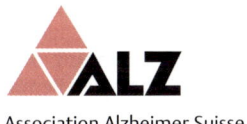

Association Alzheimer Suisse

 Association Luxembourg
Alzheimer

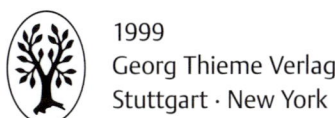

La Ligue Alzheimer
Alzheimer Liga Belgien

Handbuch der Betreuung und Pflege von Alzheimer-Patienten

Herausgegeben von
Alzheimer Europe

Mit Beiträgen von

Harry Cayton
Ruth Clausen
Antonia Croy
Oskar Diener
Hans-Jürgen Freter
Jean Georges
Camilla Goettschalckx
Dianne Gove
Eva Gratzl
Leen Meulenbergs
Gabriella Salvini
Jacques Selmes

Deutsche Ausgabe übersetzt und bearbeitet
von Alexander Kurz

10 Abbildungen
 9 Tabellen

Dieses Projekt wird von der
Europäischen Kommission
finanziell gefördert.

1999
Georg Thieme Verlag
Stuttgart · New York

Dieses Projekt wird von der Europäischen Kommission finanziell gefördert.

Die Europäische Kommission und ihre Auftragnehmer übernehmen keine Haftung für die Verwendung der nachstehenden Informationen.

Die deutsche Ausgabe des Buches wurde ermöglicht durch die Unterstützung von Novartis Pharma GmbH, Nürnberg.

Die Deutsche Bibliothek – CIP-Einheitsaufnahme

Handbuch der Betreuung und Pflege
von Alzheimer-Patienten :
9 Tabellen / hrsg. von Alzheimer Europe.
Mit Beitr. von Harry Cayton ... Dt. Ausg. übers.
und bearb. von Alexander Kurz. –
Stuttgart ; New York : Thieme, 1999

© bei Alzheimer Europe
145, route de Thionville
L-2611 Luxembourg

Ⓟ 1999 Georg Thieme Verlag
Rüdigerstraße 14
D-70469 Stuttgart

Printed in Germany

Bildbearbeitung: Ziegler + Müller,
   Kirchentellinsfurt
Satz: Ziegler + Müller, Kirchentellinsfurt
Druck: Gulde-Druck GmbH, Tübingen
Buchbinder: F. W. Held, Rottenburg

ISBN 3-13-105391-7   4 5 6

Wichtiger Hinweis: Wie jede Wissenschaft ist die Medizin ständigen Entwicklungen unterworfen. Forschung und klinische Erfahrung erweitern unsere Erkenntnisse, insbesondere was Behandlung und medikamentöse Therapie anbelangt. Soweit in diesem Werk eine Dosierung oder eine Applikation erwähnt wird, darf der Leser zwar darauf vertrauen, daß Autoren, Herausgeber und Verlag große Sorgfalt darauf verwandt haben, daß diese Angabe dem **Wissensstand bei Fertigstellung des Werkes** entspricht.

Für Angaben über Dosierungsanweisungen und Applikationsformen kann vom Verlag jedoch keine Gewähr übernommen werden. **Jeder Benutzer ist angehalten,** durch sorgfältige Prüfung der Beipackzettel der verwendeten Präparate und gegebenenfalls nach Konsultation eines Spezialisten festzustellen, ob die dort gegebene Empfehlung für Dosierungen oder die Beachtung von Kontraindikationen gegenüber der Angabe in diesem Buch abweicht. Eine solche Prüfung ist besonders wichtig bei selten verwendeten Präparaten oder solchen, die neu auf den Markt gebracht worden sind. **Jede Dosierung oder Applikation erfolgt auf eigene Gefahr des Benutzers.** Autoren und Verlag appellieren an jeden Benutzer, ihm etwa auffallende Ungenauigkeiten dem Verlag mitzuteilen.

Geschützte Warennamen (Warenzeichen) werden nicht besonders kenntlich gemacht. Aus dem Fehlen eines solchen Hinweises kann also nicht geschlossen werden, daß es sich um einen freien Warennamen handele.

Das Werk, einschließlich aller seiner Teile, ist urheberrechtlich geschützt. Jede Verwertung außerhalb der engen Grenzen des Urheberrechtsgesetzes ist ohne Zustimmung des Verlages unzulässig und strafbar. Das gilt insbesondere für Vervielfältigungen, Übersetzungen, Mikroverfilmungen und die Einspeicherung und Verarbeitung in elektronischen Systemen.

Autorenverzeichnis

Herausgeber

Alzheimer Europe
Secretary General
145, route de Thionville
L-2611 Luxembourg

Autoren

Cayton, Harry
Alzheimer's Disease Society
Gordon House, 10
Greencoat Place
GB-London SW1 1PH

Clausen, Ruth
Alzheimerforeningen
Skt. Lukas Vej, 13
DK-2900 Hellerup

Croy, Antonia
Alzheimer Angehörige Austria
Obere Augartenstraße 26 – 28
A-1020 Wien

Diener, Oskar
Schweizerische Alzheimervereinigung
Rue des Pêcheurs 8
CH-1400 Yverdon-les-Bains

Freter, Hans-Jürgen
Deutsche Alzheimer Gesellschaft
Kantstraße 152
D-10623 Berlin

Georges, Jean
Alzheimer Europe
145, route de Thionville
L-2611 Luxembourg

Goettschalckx, Camilla
Association Luxembourg Alzheimer
B. P. 5021
L-1050 Luxembourg

Gove, Dianne
Alzheimer Europe
145, route de Thionville
L-2611 Luxembourg

Gratzl, Eva
Technische Universität München
Psychiatrische Klinik und Poliklinik
Klinikum rechts der Isar
Ismaninger Straße 22
D-81675 München

Kurz, Alexander, Prof. Dr.
Technische Universität München
Psychiatrische Klinik und Poliklinik
Klinikum rechts der Isar
Ismaninger Straße 22
D-81675 München

Meulenbergs, Leen
Alzheimer Liga
Stationsstraat 60 – 62
B-2300 Turnhout

Salvini, Gabriella
Federazione Alzheimer Italia
Via Marino 7
I-20121 Milan

Selmes, Jacques
Fundación Alzheimer España
Rafael Salgado 7
S-28036 Madrid

Vorwort

Das allmähliche Nachlassen von Gedächtnis, Denkvermögen und Verständigungsfähigkeit in Verbindung mit einem Niedergang der praktischen Alltagsbewältigung wurde früher als eine unausweichliche Folge des Alters oder als Ausdruck einer zunehmenden Gefäßverengung angesehen. Heute wissen wir, daß diese Gesundheitsprobleme in den meisten Fällen durch die Alzheimer-Krankheit verursacht wird, also durch einen langsam fortschreitenden Untergang von Nervenzellen in bestimmten Abschnitten der Hirnrinde. Dieser Zerstörungsprozeß läßt sich heute noch nicht durch Medikamente aufhalten, lediglich seine Auswirkungen auf die geistigen Leistungen und auf die Alltagstätigkeiten können für begrenzte Zeit ausgeglichen oder gemildert werden.

Die meisten Alzheimer-Patienten werden in der Familie betreut und gepflegt. Für die pflegenden Angehörigen bedeutet das eine kaum vorstellbare seelische und körperliche Belastung, der sie über viele Jahre ausgesetzt sind. Sie müssen nicht nur die zunehmende Hilfsbedürftigkeit des Patienten auffangen, sondern sich mit zahlreichen unerwarteten Veränderungen ihres Verhaltens auseinandersetzen. Die Krankheit kann die familiären Strukturen völlig auf den Kopf stellen. Außerdem führt sie die pflegenden Angehörigen häufig in eine soziale Isolation, konfrontiert sie mit rechtlichen und finanziellen Fragen, fordert ihnen schwere Entscheidungen ab und verlangt von ihnen die Lösung komplizierter organisatorischer Aufgaben.

Für die Angehörigen der Patienten und für die professionellen Pflegekräfte, die ihnen bei ihrer schweren Aufgabe beistehen, hat Alzheimer Europe mit Unterstützung durch die Europäische Kommission dieses Handbuch herausgegeben. Es will auf möglichst viele Fragen Antwort geben, die im täglichen Zusammenleben mit den Patienten entstehen. Mit zahlreichen Ratschlägen und Anregungen will es der Familie die Pflege und Betreuung erleichtern, zugleich aber das Wohlergehen der Patienten verbessern.

Mitarbeiter verschiedener europäischer Alzheimer Gesellschaften haben zu diesem Werk beigetragen. Besonders hervorzuheben ist die Arbeit von Dianne Gove, die das englische Manuskript geschrieben hat. Die deutsche Ausgabe entstand auf Anregung der Deutschen Alzheimer Gesellschaft. Die Herstellung des Buches wurde durch die Firma Novartis ermöglicht, ein auf dem Gebiet der Alzheimer-Krankheit forschendes Unternehmen.

Das Handbuch wurde aus dem Englischen übersetzt. Vielleicht fällt Ihnen diese Herkunft an einigen Stellen durch eine besonders vorsichtige und zurückhaltende Ausdrucksweise auf. Andere Textpassagen wieder behandeln Probleme mit einer Offenheit, die Sie möglicherweise überraschen wird. In diesem Ungewohnten begegnet Ihnen die Vielfalt Europas, die in zunehmendem Maß unser Leben prägen wird.

Teil 5 des Handbuches enthält für Deutschland, Österreich, Schweiz und Luxemburg gültige Informationen über rechtliche Bestimmungen und Möglichkeiten der finanziellen Unterstützung. Für die Gestaltung dieses Teils danke ich sehr herzlich Eva Gratzl, Antonia Croy, Camilla Goettschalckx, Hans-Jürgen Freter und Oskar Diener. Darin finden sich auch Hinweise auf ambulante, teilstationäre und stationäre Versorgungseinrichtungen für Alzheimer-Patienten, Adressen von regionalen Gruppen sowie von spezialisierten medizinischen Zentren.

Prof. Dr. med. Alexander Kurz

Psychiatrische Klinik
der Technischen Universität München

Einleitung

Sie haben sicher gute Gründe, dieses Buch zur Hand zu nehmen. Vielleicht haben Sie gerade erfahren, daß eine Ihnen nahestehende Person von der Alzheimer-Krankheit betroffen ist. Sie selbst und andere Mitglieder Ihrer Familie stehen möglicherweise einer völlig neuen Situation gegenüber, auf die Sie nicht vorbereitet sind: 24 Stunden am Tag mit jemand zusammenzuleben, der allmählich seine geistigen Fähigkeiten verliert.

Niemand wird mit einer solchen Situation leicht fertig. Sie kann eine erhebliche Belastung, viele Sorgen, Qualen und körperliche Erschöpfung hervorrufen – sowohl für den, der den Hauptteil der Pflege übernehmen muß, als auch für andere Familienmitglieder. Angesichts dieser schrecklichen Diagnose besteht die erste Notwendigkeit darin, Information zu bekommen – herauszufinden, was die Alzheimer-Krankheit ist und welchen Verlauf sie wahrscheinlich nehmen wird.

Von dem Augenblick an, wo Sie die Diagnose erfahren, beträgt die durchschnittliche Krankheitsdauer nur noch 5 Jahre. Das können 5 Jahre voller Schwierigkeiten sein, oder 5 Jahre, in denen Sie danach streben können, den Betroffenen glücklicher zu machen und ihre eigene Lebensqualität aufrecht zu erhalten. Wie diese Jahre verlaufen, hängt von Ihnen ab. Es trifft zu, daß es gegenwärtig noch keine Behandlung gibt, die die Krankheit heilen kann. Aber es gibt eine Reihe von Möglichkeiten, die täglichen Probleme zu lösen, denen alle Beteiligten gegenüberstehen.

Dieses Handbuch entstand aus den Erfahrungen von Familienorganisationen, die unter dem Dach von Alzheimer Europe zusammengeschlossen sind. In einer einfachen und verständlichen Sprache zeigt es praktische Lösungen für die meisten Ihrer Schwierigkeiten auf. Es will Ihnen dabei helfen, eine aktive und nicht schicksalsergebene Haltung gegenüber der Krankheit einzunehmen. Sie können eine Menge tun, um das Leiden des Patienten zu lindern und Ihr eigenes Los zu erleichtern.

Bitte behalten Sie drei wichtige Dinge im Auge:
– Die Qualität der Pflege, die Sie geben können, hängt von Ihrer eigenen Verfassung ab. Wenn Sie nervös, müde, oder ängstlich sind, wird sich diese Nervosität, Müdigkeit oder Angst auf die Person auswirken, für die Sie sorgen.
– Dieses Handbuch stellt Situationen vor, denen viele Familien gegenüberstanden. Bei der Auswahl wurde auf möglichst große Vollständigkeit geachtet. Einige Ihrer Schwierigkeiten werden Sie in dem Handbuch beschrieben finden. Befürchten Sie aber nicht, daß alles, was Sie lesen werden, auch Ihnen widerfahren wird.
– Die Alzheimer-Krankheit verändert sich im Laufe der Zeit. Die Schwierigkeiten, die Ihnen begegnen werden, spiegeln diese Entwicklung. Am Anfang der Krankheit stellen sich andere Probleme als in ihrem fortgeschrittenen Stadium.

Als hauptsächliche Pflegeperson müssen Sie sich an Ihre ganz spezielle Situation anpassen. Was Sie heute vielleicht erreichen können, mag morgen schon unmöglich sein. Versuchen Sie, gegenüber der Entwicklung der Krankheit aufmerksam zu sein. Die Art Ihrer Pflege und Ihre Einstellung gegenüber der Krankheit werden sich mit dieser Enwicklung ändern. Betrachten Sie eine Lösung niemals als endgültig.

Oft werden Sie sich mit Ihren Schwierigkeiten allein fühlen. Es gibt aber Alzheimer-Gesellschaften, die sich zur Aufgabe gemacht haben, Ihnen zu helfen. Diese Vereine bieten Ihnen die Möglichkeit, mit anderen Familien zusammenzukommen. Sie können über die Dinge sprechen, die Ihnen am Herzen liegen. Dort bekommen Sie auch Hilfe durch Information und durch Beratung in organisatorischen, finanziellen und rechtlichen Fragen.

Am Ende des Handbuches finden Sie eine Liste von Adressen. Wählen Sie den Verein oder die Gruppe aus, die Ihnen am nächsten liegt. Wenn schließlich die Lektüre dieses Handbuchs für Sie nützlich ist und Ihnen dabei hilft, mit Ihren Problemen besser zurecht zu kommen, dann haben alle, die zu seiner Entstehung beitrugen, ihr Ziel erreicht.

J. Selmes Van Den Bril

Vizepräsident von Alzheimer Europe

Ein Überblick über dieses Handbuch

Das Handbuch der Betreuung und Pflege von Alzheimer-Patienten ist in folgende fünf Teile gegliedert:

Teil 1   Information über die Alzheimer-Krankheit
Teil 2   Das Frühstadium der Krankheit
Teil 3   Der Wandel des Krankheitsbilds
Teil 4   Die Pflege bewältigen
Teil 5   Wo Sie Hilfe bekommen

Teil 1 gibt Ihnen Hintergrundinformationen über die Alzheimer-Krankheit und beantwortet hoffentlich einige Ihrer Fragen (z. B. Was ist eigentlich die Alzheimer-Krankheit? Werde ich sie auch bekommen? Gibt es Möglichkeiten der Behandlung? Was sind die Ursachen? und so weiter). Je besser Sie die Krankheit kennen, um so besser werden Sie die wechselnden Bedürfnisse eines Demenzkranken verstehen können.

Teil 2 beschäftigt sich mit dem Beginn der Krankheit. Nach dem ersten Erschrecken, wenn Sie die Diagnose erfahren haben, müssen Sie sich über Ihre Empfindungen klar werden. Möglicherweise müssen Sie auch eine Reihe von wichtigen Entscheidungen treffen. Dazu gehören die Fragen, wer sich um den Demenzkranken kümmern soll, und in welchem Umfang Sie selbst Aufgaben der Pflege übernehmen können. Dazu gehört aber auch die Lösung der ersten Schwierigkeiten, vor denen ein Demenzkranker steht, wie das Führen eines Kraftfahrzeugs und der Umgang mit Geld.

Teil 3 ist der Teil des Handbuchs, der sich mit dem Alltag der Pflege eines Demenzkranken auseinandersetzt. Dieses Kapitel ist in vier Abschnitte unterteilt, damit Sie leichter finden, was Sie suchen. Die Abschnitte sind folgendermaßen angeordnet:

Abschnitt 1 Gedächtnis, Verständigung, und Desorientierung
Abschnitt 2 Bewältigung von Alltagsaufgaben
Abschnitt 3 Veränderungen von Stimmung und Verhalten
Abschnitt 4 Medizinische und körperliche Probleme

In jedem Abschnitt zeigt Ihnen ein Inhaltsverzeichnis, welche Kapitel Sie darin finden. Sie werden sehen, daß alle Kapitel ähnlich aufgebaut sind. Zuerst kommt immer der Titel. Daran schließt sich ein kurzer Erfahrungsbericht an, der Ihnen einen besseren Eindruck vom Inhalt des Abschnitts gibt. Darauf folgen Hintergrundinformationen und eine kurze Übersicht möglicher Probleme. Danach kommt ein Kasten, in dem die wichtigsten Lösungsstrategien aufgeführt werden. Der Rest des Kapitels erklärt im einzelnen, wie Sie mit einer bestimmten Verhaltensweise oder mit einem Problem zurechtkommen, vor allem aber, wie Sie das Auftreten des Problems verhindern können, wenn es eine solche Möglichkeit gibt. Bitte betrachten Sie die Hinweise in diesen Kapiteln nicht als Rezepte, mit denen sich alle Schwierigkeiten beseitigen lassen. Die Vorschläge bewähren sich nicht immer, weder für Sie noch für den Patienten, den Sie versorgen.

Teil 4 beschäftigt sich mit den Schwierigkeiten und Entscheidungen, die auf Sie zukommen können, wenn Sie einen Alzheimer-Patienten versorgen. Der erste Abschnitt informiert Sie über Selbsthilfe-Organisationen, wie sie arbeiten und welche Hilfe Sie dort bekommen können. In dem Abschnitt „Sorgen Sie für sich selbst" geht es um Ihre eigenen Bedürfnisse. Es ist sehr wichtig, daß Sie auf sich selbst achten, denn sonst werden Sie nicht die Art der Pflege geben können, wie Sie es selbst wünschen und wie sie der Demenzkranke braucht. Deswegen ist es nicht selbstsüchtig, sondern ganz im Gegenteil notwendig, daß Sie sich um Ihr eigenes Wohlbefinden kümmern. Es gibt auch einen Abschnitt über die fortgeschrittenen Stadien der Krankheit. Zu diesem Zeitpunkt kann es sinnvoll sein, die Sorge für den Kranken abzugeben, damit ihm die Pflege durch ausgebildete Fachkräfte zugute kommt. Schließlich gibt es auch einen Abschnitt über den Tod und die Trauer. Er gilt den zwiespältigen Gefühlen, die Sie möglicherweise empfinden werden, wenn die Person stirbt, für die Sie gesorgt haben. Der Abschnitt beschäftigt sich aber auch mit einem Punkt in der Zukunft, an dem Sie zurückblicken und sich an den Kranken erinnern werden, wie sie oder er vor der Krankheit war.

Teil 5 enthält Informationen der Alzheimer Gesellschaften in Deutschland, Österreich, Schweiz und Luxemburg über finanzielle und rechtliche Fragen, über ambulante, teilstationäre und stationäre Versorgungseinrichtungen, regionale Alzheimer Gesellschaften und Selbsthilfe-Initiativen sowie Literaturhinweise.

Inhaltsverzeichnis

1 Informationen über die Alzheimer-Krankheit

1.1 Was ist Demenz?

Antwort *Der Begriff „Demenz" bezieht sich auf ein Muster von Symptomen, die bei Patienten mit Krankheiten des Gehirns auftreten, wenn diese eine Schädigung und Zerstörung von Nervenzellen herbeiführen. Ein gewisser Verlust von Nervenzellen mit dem Alter ist ein natürlicher Vorgang. Bei Krankheiten, die zur Demenz führen, geschieht dieser Verlust aber sehr viel rascher und hat zur Folge, daß das Gehirn des Betroffenen nicht mehr normal arbeitet.* ■

Zu den Symptomen der Demenz gehört eine langsam fortschreitende Minderung der Leistungsfähigkeit. Die Schädigung des Gehirns betrifft seelische Leistungen (Gedächtnis, Aufmerksamkeit, Konzentration, Sprache, Denkvermögen und so weiter), und dies hat Auswirkungen auf das Verhalten. Eine Demenz tritt nicht nur bei degenerativen Krankheiten auf. Auch bezeichnet der Ausdruck ein Muster von Symptomen, das nicht immer denselben Verlauf nimmt. Bei einigen Patienten kann sich der Zustand verbessern oder für einige Zeit unverändert bleiben. Ein kleiner Teil der Demenzzustände ist behandelbar oder sogar rückbildungsfähig. In der Mehrzahl der Fälle führt die Demenz aber zum Tod. Die meisten Patienten sterben an „Komplikationen" wie Lungenentzündung und nicht an der Demenz selbst. Wenn die Demenz sehr spät im Leben beginnt, sind die Symptome und der Verlauf milder.

Die Alzheimer-Krankheit liegt rund der Hälfte aller Fälle von Demenz zugrunde. Die nächsthäufige Ursache einer Demenz sind Krankheiten der Hirngefäße. Sie vermindern die Hirndurchblutung an kritischen Stellen und verursachen Schlaganfälle (Hirninfarkte). Auch wenn die Schlaganfälle meist sehr klein sind, rufen sie in ihrer Summe erhebliche Probleme bei Denken, Urteilen, Erinnern und bei der Verständigung hervor. Die übrigen Fälle von Demenz können auf zahlreichen Ursachen beruhen, zum Beispiel können sie die Folge sein von AIDS, der Creutzfeldt-Jakob-Krankheit, des Gerstmann-Sträussler-Scheinker-Syndroms, der Huntington-Krankheit, der Binswanger-Krankheit, der Diffusen Lewy-Körper-Krankheit, der Parkinson-Krankheit, der Pick-Krankheit. Demenzen können auch auf der Grundlage von Stoffwechselkrankheiten, Medikamenten und Depressionen entstehen.

1.2 Was ist die Alzheimer-Krankheit?

Antwort *Die Alzheimer-Krankheit ist eine degenerative Krankheit, die langsam und fortschreitend Nervenzellen zerstört. Sie ist nach Alois Alzheimer benannt. Dieser deutsche Nervenarzt hat 1907 sowohl die Symptome als auch die neuropathologischen Veränderungen wie Plaques und Neurofibrillenveränderungen beschrieben. Die Krankheit beeinträchtigt das Gedächtnis und andere seelische Leistungen wie Denken und Sprache. Sie kann auch andere Schwierigkeiten wie Verwirrtheit, Veränderungen der Stimmung und Desorientierung zur Zeit und zum Ort hervorrufen.* ■

Zu Beginn können die Symptome wie Gedächtnisstörungen und erschwertes Denken so geringfügig sein, daß sie übersehen werden, sowohl vom Betroffenen als auch von Angehörigen und Bekannten. Im weiteren Verlauf der Krankheit werden die Symptome aber immer augenfälliger und beginnen sich störend auf die gewohnte Arbeit und auf die Beziehungen zu anderen Menschen auszuwirken. Praktische Schwierigkeiten bei Alltagsaufgaben wie Ankleiden, Waschen und Aufsuchen der Toilette werden allmählich immer größer, so daß der Betroffene mit der Zeit in eine völlige Abhängigkeit von der Hilfe anderer gerät. Die Alzheimer-Krankheit ist nicht ansteckend. Sie ist nicht heilbar. Die häufigste Todesursache ist eine Lungenentzündung, weil mit dem Fortschreiten der Krankheit das Immunsystem in Mitleidenschaft gezogen wird und eine Gewichtsabnahme eintritt, so daß die Anfälligkeit für Atemwegsinfektionen steigt.

Früher wurde der Begriff Alzheimer-Krankheit vorwiegend für eine Form der prä-senilen (d.h. vor dem 65. Lebensjahr einsetzenden) Demenz verwendet, im Unterschied zur senilen Demenz mit einem späteren Beginn. Nach dem heutigen Kenntnisstand kann die Alzheimer-Krankheit aber Menschen unter und über dem 65. Lebensjahr befallen. Deswegen spricht man auch von der prä-senilen oder senilen Demenz vom Alzheimer-Typ, je nach dem Erkrankungsalter des Patienten.

1.3   Wer bekommt die Alzheimer-Krankheit?

Antwort *Es gibt keine schlüssigen Erkenntnisse dafür, daß eine bestimmte Personengruppe ein erhöhtes Risiko für die Alzheimer-Krankheit hat. Die Rasse, der Beruf, die geographischen und sozio-ökonomischen Verhältnisse haben keinen Einfluß auf die Krankheitsentstehung. Es gibt aber zunehmend mehr Anhaltspunkte dafür, daß Personen mit einem höheren Ausbildungsgrad ein geringeres Krankheitsrisiko haben als Personen mit einer weniger guten Ausbildung.* ▪

Auf der Grundlage von Vergleichen zwischen großen Gruppen von Alzheimer-Patienten und gesunden gleichaltrigen Personen haben Wissenschaftler herausgefunden, daß es eine Reihe von Risikofaktoren gibt. Das bedeutet, daß bestimmte Menschen eine erhöhte Wahrscheinlichkeit haben, die Alzheimer-Krankheit zu bekommen. Es ist aber unwahrscheinlich, daß die Krankheit auf eine einzige Ursache zurückgeführt werden kann. Vermutlich führt das Zusammenwirken von mehreren Faktoren zu ihrer Entstehung, wobei das Gewicht der einzelnen Faktoren im Einzelfall unterschiedlich sein kann.

In der Altersgruppe über 65 Jahre leidet eine von 20 Personen an der Alzheimer-Krankheit. In der Altersgruppe unter 65 Jahren ist weniger als eine von tausend Personen betroffen. Wichtig ist der Hinweis, daß das zunehmende Alter zwar eine Vergeßlichkeit mit sich bringen kann, die überwiegende Mehrzahl von Personen über 80 Jahren aber geistig rüstig bleiben. Das bedeutet, daß das zunehmende Lebensalter zwar die Wahrscheinlichkeit erhöht, die Alzheimer-Krankheit zu bekommen, aber keine Ursache der Krankheit ist. Dennoch zeigen neueste Forschungserkenntnisse, daß altersbezogene Gesundheitsprobleme wie Arteriosklerose einen wichtigen Beitrag zur Krankheitsentstehung darstellen. Weil die Lebenserwartung in der Bevölkerung heute viel länger ist als in der Vergangenheit, wird die Zahl der Patienten mit Alzheimer-Krankheit und anderen Formen der Demenz sehr wahrscheinlich zunehmen.

Einige Studien haben gezeigt, daß Frauen von der Alzheimer-Krankheit häufiger betroffen sind als Männer. Das kann aber daran liegen, daß Frauen länger leben als Männer. Das bedeutet: würden Männer ebenso lange leben wie Frauen und nicht an anderen Krankheiten sterben, so wäre die Anzahl derer, die an der Alzheimer-Krankheit leiden, genauso hoch wie bei den Frauen.

1.4   Ist die Alzheimer-Krankheit erblich?

Antwort *In den meisten Fällen ist die Alzheimer-Krankheit nicht vererbt. Sie wird nicht hervorgerufen durch Gene, die man von den Eltern empfangen hat.* ▪

Selbst wenn bei mehreren Mitgliedern Ihrer Familie die Alzheimer-Krankheit festgestellt worden ist, läßt sich daraus nicht ableiten, daß Sie die Krankheit ebenfalls bekommen werden. Die Mehrzahl der Krankheitsfälle ist nicht genetisch bedingt. Weil die Krankheit aber bei älteren Menschen so häufig auftritt, ist es nicht ungewöhnlich, daß zwei oder mehr Familienmitglieder im Alter von über 65 Jahren davon betroffen sind.

Unabhängig davon, ob andere Mitglieder in Ihrer Familie die Alzheimer-Krankheit haben, besteht für uns alle das Risiko, zu irgendeinem Zeitpunkt die Krankheit zu bekommen. Man weiß aber heute, daß es ein Gen gibt, das dieses Risiko beeinflußt. Das Gen liegt auf dem Chromosom 19 und ist verantwortlich für die Produktion eines Proteins (Eiweißes), das man als Apolipoprotein E (ApoE) bezeichnet. Dieses Protein gibt es in drei Hauptvarianten, von denen eines – ApoE4 – die Wahrscheinlichkeit des Auftretens der Alzheimer-Krankheit erhöht. Es ist aber keine Ursache der Krankheit, sondern begünstigt sie nur. Zum Beispiel hat eine Person im Alter von 50 Jahren, die das Protein ApoE4 im Körper erzeugt, ein Risiko von 2 : 1000 anstatt des durchschnittlichen Risikos von 1 : 1000, wird die Krankheit aber möglicherweise nie bekommen. Nur die Hälfte aller Alzheimer-Patienten haben das ApoE4-Protein, und nicht alle Menschen mit ApoE 4 werden krank.

In einer sehr kleinen Zahl von Familien wird die Alzheimer-Krankheit als dominantes genetisches Leiden vererbt. Mitglieder solcher Familien empfangen von einem Elternteil den Teil der Erbinformation, der die Krankheit hervorruft. Im Durchschnitt bekommt die Hälfte der Nachkommen eines Patienten die Krankheit ebenfalls. Unter den Betroffenen in solchen Familien treten die

Symptome verhältnismäßig früh auf, gewöhnlich zwischen dem 35. und 60. Lebensjahr. Innerhalb der Familie ist der Krankheitsbeginn ziemlich konstant.

1.5   Gibt es einen Test, der die Alzheimer-Krankheit vorhersagt?

`Antwort`   *Nein. Es ist gegenwärtig nicht empfehlenswert, Zeit und Geld für Tests zu verschwenden.* ◼

Es gibt keine Möglichkeit vorherzusagen, ob eine bestimmte Person die Krankheit bekommen wird. Man kann einen Test für das ApoE4-Gen durchführen, aber ein solcher Test sagt nichts darüber aus, ob die betreffende Person die Alzheimer-Krankheit bekommen wird oder nicht. Der Test zeigt nur an, daß sie ein erhöhtes Risiko hat. Es gibt Menschen, die das ApoE4-Gen tragen, aber bis ins hohe Alter gesund bleiben und nie an der Alzheimer-Krankheit leiden. Ebenso gibt es Menschen, die das ApoE4-Gen nicht tragen, und dennoch krank werden. Ein solcher Test beschwört also nur unnötige Besorgnis herauf oder wiegt andererseits in falscher Sicherheit.

Nur in sehr wenigen Familien, in denen die Alzheimer-Krankheit als dominantes genetisches Leiden vererbt wird, können gesunde Angehörige einen prädiktiven Test durchführen lassen. Dieser Test muß durch eine gründliche Beratung vorbereitet, begleitet und ergänzt werden.

1.6   Wie wird die Diagnose der Alzheimer-Krankheit gestellt?

`Antwort`   *Es gibt keinen einzelnen Test, der feststellen kann, ob jemand die Alzheimer-Krankheit hat. Sie wird durch ein Ausschlußverfahren diagnostiziert, zu dem eine gründliche Untersuchung des körperlichen und geistigen Zustandes des Patienten gehört, nicht durch die Suche nach einem Beweis für das Vorliegen der Krankheit.* ◼

Vielen Familien fällt die Entscheidung schwer, wegen eines Verwandten einen Arzt aufzusuchen. Sie haben möglicherweise Schuldgefühle, weil sie damit zum Ausdruck bringen, daß etwas nicht in Ordnung ist, oder sie empfinden es als einen Vertrauensbruch gegenüber der betroffenen Person. Manchmal ist es auch nicht einfach, den Patienten zu einem Arztbesuch zu bewegen. Wenn Sie aber die Entscheidung einmal getroffen und die ärztliche Untersuchung zuwege gebracht

haben, wird der Arzt oder die Ärztin eine Reihe von Untersuchungen veranlassen. Auf der Grundlage der Ergebnisse wird die Diagnose einer möglichen oder wahrscheinlichen Alzheimer-Krankheit gestellt.

Möglich, wahrscheinlich oder sicher?

Die Diagnose der Alzheimer-Krankheit kann drei Sicherheitsgrade haben: möglich, wahrscheinlich oder sicher. Die Diagnose einer möglichen Alzheimer-Krankheit wird gestellt, wenn die klinischen Symptome und eine Verschlechterung von zwei oder mehr kognitiven Leistungen (z.B. Gedächtnis, Sprache oder Denkvermögen) beobachtet werden, jedoch eine zweite Krankheit vorliegt, die zwar nicht als Ursache der Demenz angesehen wird, aber die Diagnose der Alzheimer-Krankheit weniger sicher macht. Die Diagnose wird als wahrscheinlich eingestuft, wenn die erwähnten Kriterien in Abwesenheit einer zweiten Krankheit vorhanden sind. Der Nachweis von charakteristischen Plaques und Neurofibrillenveränderungen im Gehirn ist die einzige Möglichkeit, die Diagnose der Alzheimer-Krankheit endgültig zu sichern. Aus diesem Grund kann die Diagnose einer sicheren Alzheimer-Krankheit nur durch eine Gewebeentnahme aus dem Gehirn oder durch die Untersuchung des Gehirns nach dem Tod (Autopsie) gestellt werden.

Vorgeschichte und körperliche Untersuchung

Vielleicht werden Sie gebeten, Auskunft zu geben über das Verhalten Ihres Verwandten oder Bekannten im täglichen Leben, zum Beispiel über Schwierigkeiten beim Ankleiden, Waschen, bei der Regelung von finanziellen Angelegenheiten, beim Einhalten von Verabredungen, beim Reisen ohne Begleitung, bei der Arbeit oder bei der Bedienung von Haushaltsgeräten. Wahrscheinlich wird eine neuropsychologische Untersuchung durchgeführt. Dazu gehört, mögliche Probleme des Gedächtnisses, der Sprache, des Planungsvermögens und der Aufmerksamkeit herauszufinden. Eine einfache und häufig eingesetzte Untersuchung ist der Mini-Mental-Status-Test. Dabei werden dem Patienten Fragen vorgelegt wie: Welches Datum haben wir? In welcher Stadt befinden wir uns? Wie heißt dieser Gegenstand (wobei eine Uhr vorgezeigt wird). In einem weiteren Teil dieser Untersuchung wird der Patient gebeten, eine Reihe von einfachen Anweisungen auszuführen.

Laborbestimmungen

Es werden zahlreiche Laboruntersuchungen vorgenommen (in Proben von Blut und Urin), um das Vorhandensein von anderen Krankheiten auszuschließen, mit denen die Demenz erklärt werden könnte oder die zur Verschlimmerung einer Alzheimer-Krankheit beitragen. Darüber hinaus sind einige bildgebende Verfahren entwickelt worden, mit denen Abbildungen des lebenden Gehirns erzeugt werden können, um die Unterschiede zwischen dem Gehirn von Alzheimer-Patienten und gesunden älteren Menschen festzustellen (Tab. 1). Diese Verfahren erlauben eine risikofreie und schmerzlose Untersuchung des Gehirns einer lebenden Person. Obwohl sie die Diagnose der Alzheimer-Krankheit nicht sichern können, werden sie von Ärzten zur Stützung der Diagnose eingesetzt.

1.7   Gibt es eine Behandlung gegen die Alzheimer-Krankheit?

Antwort   *Bisher gibt es keine Möglichkeit, die Alzheimer-Krankheit zu verhindern oder zu heilen.* ◼

Man hat herausgefunden, daß bei Alzheimer-Patienten die Konzentration von Azetylcholin im Gehirn vermindert ist. Dabei handelt es sich um einen Neurotransmitter, also um eine chemische Substanz, die für die Signalübertragung zwischen Nervenzellen verantwortlich ist. In einigen Ländern, so auch in Deutschland, Österreich und in der Schweiz, sind Medikamente eingeführt worden, die das Enzym hemmen, das für den natürlichen Abbau von Azetylcholin sorgt. Bei einem

Teil der Patienten führen diese Medikamente zu einer spürbaren Verbesserung des Gedächtnisses und der Konzentrationsfähigkeit. Zusätzlich gibt es Hinweise darauf, daß sie dazu in der Lage sind, das Fortschreiten der Symptome vorübergehend zu verzögern. Es liegen aber keine sicheren Anhaltspunkte dafür vor, daß sie den Prozeß des Nervenzelluntergangs zum Stillstand bringen. Diese Medikamente behandeln Symptome, heilen aber die Krankheit nicht.

Darüber hinaus gibt es eine Reihe von Medikamenten, mit denen Begleitsymptome der Alzheimer-Krankheit wie Unruhe, Angst, Depression, Sinnestäuschungen, Verwirrtheit oder Schlafstörungen gemildert oder sogar ganz behoben werden können. Diese Medikamente können unerwünschte Nebenwirkungen hervorrufen. Daher sollten sie in möglichst niedriger Dosierung und nur so lange eingesetzt werden, wie unbedingt nötig.

1.8   Was hat die Forschung herausgefunden?

Antwort   *Es ist verständlich, daß pflegende Angehörige immer Ausschau nach neuen Behandlungsmöglichkeiten halten. Obwohl die Alzheimer-Krankheit bisher nicht heilbar ist, bemüht sich die medizinische Forschung sehr intensiv darum, neue Wege der Behandlung zu finden, die Ursachen der Krankheit aufzudecken und schützende Einflüsse gegen wie auch Risikofaktoren für die Alzheimer-Krankheit zu ermitteln.* ◼

Es ist nicht möglich, die Ergebnisse der bereits geleisteten oder gegenwärtigen Forschungsarbeit

Tab. 1   Diagnose der Alzheimer-Krankheit: bildgebende Verfahren

Kernspin-Resonanz-Tomographie	Sie erlaubt eine sehr genaue Abbildung der Hirnstruktur. Wenn man Aufnahmen miteinander vergleicht, die im Abstand von einigen Monaten entstanden sind, kann man schon im frühen Krankheitsstadium Veränderungen in einem bestimmten Abschnitt des Gehirns erkennen.
Computer-Tomographie	Sie mißt die Dicke eines Teils des Gehirns, der bei Alzheimer-Patienten rasch schrumpft.
SPECT (Single-Photon-Emissions-Computer-Tomographie)	Damit kann die Hirndurchblutung gemessen werden, die bei Alzheimer-Patienten deswegen herabgesetzt ist, weil Nervenzellen nicht richtig arbeiten.
PET (Positronen-Emissions-Tomographie)	Die Anwendung dieses bildgebenden Verfahrens ist meist auf Forschungszentren beschränkt. Es kann bei Alzheimer-Patienten Veränderungen des Hirnstoffwechsels feststellen, beispielsweise krankhafte Muster der Zuckerverwertung durch das Gehirn.

im einzelnen darzulegen. Deswegen sollen nur einige Bereiche des wissenschaftlichen Fortschritts näher beleuchtet werden.

Aluminium: Aluminium kommt im Leitungswasser vor, in Deodorants, im Tee und in magensäurebindenden Tabletten. Wissenschaftler untersuchen den Zusammenhang zwischen Aluminium und der Alzheimer-Krankheit schon seit mehr als 30 Jahren, haben aber bisher noch keinen überzeugenden Beleg für eine ursächliche Beziehung gefunden.

Entzündungshemmende Medikamente: Man hat beobachtet, daß die Alzheimer-Krankheit bei Patienten mit rheumatoider Arthritis seltener auftritt. Diese Patienten nehmen gewöhnlich über einen längeren Zeitraum entzündungshemmende Medikamente ein. Deswegen wird vermutet, daß diese Substanzen das Erkrankungsrisiko vermindern, den Krankheitsbeginn hinauszögern und die Entstehung der Krankheit sogar verhindern könnten. Die Forschung auf diesem Gebiet ist noch nicht abgeschlossen.

Pflegende Angehörige und Probleme der Pflege: Die Forschung hat sich auch mit den Problemen und Bedürfnissen pflegender Angehöriger beschäftigt. Dabei ging es unter anderem um die Fragen, welche Unterstützung sie brauchen, welche Schwierigkeiten bei der Pflege zu Hause auftreten, wie sie zu einer Diagnose kommen, welche schwierigen Entscheidungen sie treffen müssen, und wie die Belastung durch die Pflege zu einer Depression führt. Dieser Bereich der Forschung ist äußerst wichtig, damit pflegende Angehörige die angemessene Hilfe, Beratung und Entlastung bekommen.

Östrogen: Studien haben gezeigt, daß Frauen, die nach dem Ausbleiben der Monatsblutung mit Östrogen (einem Hormon) behandelt werden, ein geringeres Risiko für die Alzheimer-Krankheit haben als Frauen, die keinen Hormonersatz erhalten. Eine Untersuchung an einer kleinen Gruppe von Patienten hat darüber hinaus belegt, daß Frauen, die schon erkrankt sind, unter der Behandlung mit Östrogen deutliche Verbesserungen des Gedächtnisses und der Aufmerksamkeit erfahren, die nach dem Absetzen der Behandlung wieder zurückgehen. Gegenwärtig wird die Bedeutung von Östrogen für die Alzheimer-Krankheit sehr intensiv untersucht.

Genetik: Wissenschaftler haben genetische Faktoren untersucht, die zur Alzheimer-Krankheit führen können. Dabei handelt es sich entweder um einen Defekt, der unmittelbar die Krankheit hervorruft, oder um eine Veränderung, die lediglich das Risiko für die Krankheit erhöht. Veränderungen von 5 Genen auf den Chromosomen 1, 12, 14, 19 und 21 wurden bereits identifiziert. Die genetische Forschung ist im Gang.

Schädelverletzungen: Es gibt Hinweise darauf, daß schwere Schädelhirnverletzungen die Wahrscheinlichkeit erhöhen, die Alzheimer-Krankheit zu bekommen. Das Risiko ist besonders dann erhöht, wenn der Betroffene zum Zeitpunkt der Verletzung älter als 50 Jahre ist, wenn er ein bestimmtes Gen trägt (ApoE4) und wenn die Schädelverletzung mit einem Verlust des Bewußtseins einherging.

Medikamente: Die pharmazeutische Industrie bemüht sich sehr intensiv darum, neue Medikamente zu entwickeln, die das Fortschreiten der Krankheit verzögern und Symptome wie Gedächtnisstörungen verbessern.

Rauchen: Als Ergebnis europäischer Studien in Familien mit erblicher Alzheimer-Krankheit ist das Rauchen von Zigaretten mit einem späteren Auftreten der Krankheitssymptome verbunden. Untersuchungen in Kanada zeigen aber, daß starke Raucher ein um das Doppelte erhöhtes Krankheitsrisiko haben, während Gelegenheitsraucher dasselbe Risiko wie Nichtraucher aufweisen.

2   Das Frühstadium der Krankheit

Als Sie zum ersten Mal die Diagnose der Alzheimer-Krankheit hörten, war das wahrscheinlich ein Schock und hat Sie in Angst und Sorge darüber versetzt, was mit dieser Krankheit auf Sie zukommt. Viele Menschen erleben diese Unsicherheit und suchen dennoch keine Hilfe. Manche sind sich nicht darüber klar, welche Art von Hilfe sie brauchen und wo sie zu bekommen ist. Abschnitt 5 dieses Handbuchs gibt hierzu nützliche Informationen. Der vorliegende Abschnitt behandelt Fragen, die am Anfang der Krankheit zu bedenken sind:

- Diagnose – soll der Patient darüber aufgeklärt werden?
- Wie geht man mit den eigenen Gefühlen um?
- Wer soll für die Pflege verantwortlich sein?
- Welchen Anteil der Pflege können Sie selbst übernehmen?
- Wie beeinträchtigt die Alzheimer-Krankheit die selbständige Lebensführung?
- Welche Bedürfnisse haben jüngere Demenzkranke?

2.1   Diagnose – soll der Patient darüber aufgeklärt werden?

Heute werden Demenzkranke immer häufiger über ihre Diagnose aufgeklärt. Das hängt möglicherweise mit dem höheren Bekanntheitsgrad dieses Gesundheitsproblems zusammen. Manche ziehen es vielleicht vor, nicht darüber aufgeklärt zu werden, daß sie an einer Demenz leiden. Im allgemeinen geht man aber davon aus, daß jeder das Recht hat und die Möglichkeit bekommen soll zu entscheiden, ob er aufgeklärt werden will oder lieber darauf verzichten möchte.

Für und Wider der Aufklärung

In vielen Fällen wird eine Diagnose deswegen gestellt, weil sich die Familie Sorgen über eines ihrer Mitglieder macht. Der Kranke selbst ist sich möglicherweise seiner Schwierigkeiten nicht bewußt oder verleugnet sie. Deswegen hat er kein Interesse daran, die Diagnose mitgeteilt zu bekommen. Andere Patienten reagieren unter Umständen depressiv, wenn sie die Diagnose erfahren oder stellen sich auf den Standpunkt, daß sie zufriedener sind, wenn sie es nicht wissen. Wenn jemand aber weiß, daß er an einer Demenz leidet und was daraus folgt, kann er planen, wie er das Beste aus den vor ihm liegenden Jahren macht, in denen seine geistigen Fähigkeiten noch relativ unbeeinträchtigt sind. Er hat auch die Möglichkeit, aktiv daran mitzuwirken, wie die Pflege gestaltet wird und wer sich um ihn kümmern soll. Auch kann er wichtige finanzielle Entscheidungen treffen, über die Beteiligung an Forschungsvorhaben bestimmen und die notwendigen Vorkehrungen für die Untersuchung des Gehirns nach dem Tod beschließen.

Wie klärt man einen Patienten über die Diagnose auf?

Auch wenn Sie sich davon überzeugt haben, daß der Patient seine Diagnose wissen möchte, sind Sie sich möglicherweise nicht im klaren darüber, wie Sie weiter vorgehen sollen. Manche Patienten ziehen es vor, in einem persönlichen Einzelgespräch aufgeklärt zu werden. Andere wollen die Diagnose lieber im Beisein von Angehörigen erfahren, die ihnen einen emotionalen Rückhalt geben können. Eine weitere Möglichkeit besteht darin, den Arzt die Aufklärung vornehmen zu lassen. Sie können veranlassen, daß Sie den Arzt mit dem Betroffenen gemeinsam aufsuchen, oder daß der Patient allein zum Arzt geht. Der Arzt kann dann alle Fragen beantworten, die Sie und/oder der Demenzkranke haben. Es ist ganz entscheidend, dabei das Wissen oder auch die Vorurteile des Patienten über die Krankheit zu berücksichtigen und zu bedenken, wie er auf bestimmte Informationen reagieren könnte. Auch muß sein Auffassungsvermögen in Betracht gezogen werden. Manche Patienten verstehen die Erklärung, um welche Krankheit es sich handelt, wie sie vermutlich fortschreitet und welche Auswirkungen sie auf das tägliche Leben hat. Andere verstehen vielleicht nur, daß sie an einer Krankheit leiden, die zu Gedächtnisstörungen führt. Es ist hilfreich, wenn der Arzt seine medizinische Erklärung dem Auffassungsvermögen des Patienten und seiner Angehörigen anpaßt, um eine Brücke zu schlagen zwischen den Problemen und den Lösungsmöglichkeiten. Nachdem der Patient erfahren hat, an welcher Krankheit er leidet, muß man ihm dabei helfen, mit den Gefühlen der Wut, der Selbstvorwürfe, der Angst und der Niedergeschlagenheit zurechtzukommen. Eine Beratung oder die Teilnahme an einer Selbsthilfegruppe können sinnvoll sein, wenn die Krankheit noch nicht zu weit fortgeschritten ist.

2.2   Wie Sie mit Ihren eigenen Gefühlen umgehen können

Wenn Sie für einen Demenzkranken sorgen möchten, müssen Sie sich zuerst mit Ihren eigenen Gefühlen auseinandersetzen. Nach dem anfänglichen Schock über die Diagnose sind Sie möglicherweise von einer Reihe verschiedener Empfindungen bewegt. Vielleicht neigen Sie dazu, Ihre eigenen Gefühle zu übergehen und Ihre ganze Aufmerksamkeit dem Demenzkranken zuzuwenden, fest entschlossen, ihm das Leben zu erleichtern. Andererseits fühlen Sie sich vielleicht durch die Diagnose auch erleichtert, weil Sie sich so lange Zeit Sorgen über das Verhalten des Patienten gemacht und sogar befürchtet haben, er könnte verrückt werden. Wenn man über die Diagnose Bescheid weiß und etwas über ihre Bedeutung erfahren hat, macht alles mehr Sinn. Manche Menschen empfinden Schuld über ihre Gefühle und können sich nicht zu ihnen bekennen. In diesem Fall laufen sie Gefahr, während der gesamten Zeit der Pflege von Schuldgedanken begleitet zu werden und sich oft schlecht zu fühlen ohne zu wissen warum. Eine weitere Reaktion ist, auf die Krankheit wütend zu sein. Wenn das Gefühl der Wut nicht erkannt wird, besteht die Gefahr, daß es sich auf andere Menschen wendet. Manche Menschen verläßt an irgendeinem Punkt die Zuversicht und sie bekommen das Gefühl, es nicht mehr weiter schaffen und ihr eigenes Leben nicht mehr bewältigen zu können. Es ist wichtig, im Auge zu behalten, daß all diese Gefühle völlig normal und sehr menschlich sind. Sie sollten sich darüber nicht beunruhigen, sondern sie akzeptieren und versuchen, sie wieder abklingen zu lassen. Solche Gefühle zu verleugnen oder an ihnen festzuhalten macht Ihnen und möglicherweise anderen Menschen das Leben unnötig schwer.

Am Anfang der Krankheit wird der Patient vielleicht bestrebt sein, andere Menschen nicht erkennen zu lassen, daß er Schwierigkeiten hat. Damit kann er auch teilweise Erfolg haben, weil das Problem entweder sehr leichtgradig ist oder weil seine Angehörigen und Bekannten die Bedeutung des Problems herunterspielen. Das kann an der unrichtigen Überzeugung liegen, daß Vergeßlichkeit eine natürliche Folge des Alters ist. Dennoch kann diese Phase der Krankheit für den Betroffenen sehr schwer sein. Er kann Angst vor der Zukunft haben, vor einem langen Leidensweg und vor dem Tod. Schließlich, wenn die Symptome viel deutlicher werden, wird es immer schwerer für ihn, die Störungen zu verbergen. An diesem Punkt der Krankheitsentwicklung sind ihm die Fehler peinlich, die er macht. Auch ist er beschämt durch die Schwierigkeiten bei Alltagstätigkeiten wie Waschen, Anziehen, und Aufsuchen der Toilette. Es ist wichtig, auf diese Empfindungen und Ängste zu achten. Manche Patienten fühlen sich erleichtert, wenn sie mit jemand darüber sprechen können. Wenn sie sich keinem Familienmitglied anvertrauen wollen, kann vielleicht ein Berater helfen.

2.3   Wer soll für die Pflege verantwortlich sein?

Es kann zweckmäßig sein, ein Familientreffen einzuberufen, um gemeinsam zu beraten, wie am besten für den Demenzkranken gesorgt werden soll. Viele, die sich sonst ihrer Familie nicht besonders nahe fühlen, sind überrascht durch die Hilfe, die sie bei einem solchen Treffen erfahren. Abhängig davon, wie weit die Demenz fortgeschritten ist, bietet ein Familienrat eine ideale Gelegenheit, um den Betroffenen in die Planung der Pflege einzubeziehen. Regelmäßige Familientreffen könnten am Anfang der Krankheit vereinbart werden, aber auch dann, wenn sich die Bedürfnisse des Patienten ändern. Bei der Organisation von Familienzusammenkünften sollte man folgende Ratschläge beachten:

- Alle Mitglieder der Familie sollten an dem Familienrat teilnehmen, auch wenn sie eine weite Anreise auf sich nehmen müssen.
- Alle sollten schon vor dem Treffen so viel wie möglich über die Krankheit in Erfahrung bringen. Auf diese Weise versteht er besser, was eine Demenz ist und was es bedeutet, einen Demenzkranken zu pflegen.
- Es ist sinnvoll, eine Tagesordnung vorzubereiten, die alle zu besprechenden Punkte enthält.
- Während des Familienrates sollte jeder einmal die Möglichkeit bekommen, seine Meinung ohne Zwischenrede oder Kritik zu äußern. Wenn einzelne Familienmitglieder stören

oder das Recht der anderen auf Meinungs- äußerung mißachten, kann es zweckmäßig sein, einen Außenstehenden zu bitten, den Familienrat zu leiten, z.B. den Arzt oder einen Berater.

Manche Familien ziehen es vor, eine Person zu bestimmen, die hauptsächlich für die Pflege des Patienten zuständig sein soll. Andere neigen eher dazu, die Verantwortung zu teilen. Aber selbst dann, wenn eine Person die Zuständigkeit für die Pflege übernommen hat, können andere Familienmitglieder viel an Unterstützung geben. Sie können der Hauptpflegeperson dabei helfen, Reisen zu organisieren, Korrespondenz zu erledigen oder dem Demenzkranken Gesellschaft zu leisten. Ein Familienrat kann sinnvoll sein um festzulegen, wer sich in welchem Umfang an der Pflege beteiligt. Die Aufstellung eines Zeitplans ist nützlich. Bei einem Familienrat können auch die Probleme zur Sprache kommen, die einzelne Familienmitglieder möglicherweise daran hindern, ihren Teil zur Versorgung des Patienten bei- zutragen. Einige Familienmitglieder können sich vielleicht wegen zu großer Entfernung oder aus finanziellen Gründen nicht für die Versorgung engagieren. Das kann Enttäuschung und Schuld- gefühle hervorrufen. Solche Gefühle können bei einem Familientreffen besprochen werden, wie auch alle anderen Schwierigkeiten, die durch die Krankheit aufgetreten sind.

Auch Nachbarn und Bekannte können eine wichtige Rolle in der Pflege spielen. Sie sind mög- licherweise in der Lage, in einer Weise zu helfen, die für Familienmitglieder wegen zu großer Nähe nicht möglich ist. Sie können ein Auge auf den Pa- tienten haben, wenn er eine Neigung zum Weg- laufen zeigt und können Ihm bei Haushaltsauf- gaben oder beim Einkaufen helfen. Das würde ei- nen Teil der Belastung von Ihren Schultern neh- men und Ihnen mehr Zeit lassen, sich unmittel- bar um den Demenzkranken zu kümmern. Auch wenn Sie nur gelegentlich jemanden brauchen, der für kurze Zeit auf den Patienten aufpaßt, könnten Sie einen Nachbarn fragen. Es würde Ih- nen wahrscheinlich schwerer fallen, jemanden zu bitten, für diesen Zweck eine größere Reise auf sich zu nehmen, falls es sich nicht um eine wirklich wichtige Angelegenheit handelt.

➤ *Welchen Anteil an der Pflege können Sie selbst übernehmen?*

Wenn Sie als pflegender Angehöriger ganz alleine dastehen, aber auch wenn Sie mit der Unterstüt- zung durch Ihre Familie oder durch Freunde rech- nen können, müssen Sie sich über die Grenzen Ihrer Leistungsfähigkeit klar werden. Auch beim allerbesten Willen besteht die Möglichkeit, daß Sie die Pflege nicht in der Art und Weise leisten können, wie Sie es sich vorgenommen haben. Körperliche, praktische oder finanzielle Gründe können Sie daran hindern, sich 24 Stunden um den Kranken zu kümmern. Manche dieser Hin- dernisse mögen überwindbar sein, und vielleicht läßt sich die Pflege zu Hause mit Hilfe von außen durch verschiedene Organisationen verbinden. Aber im fortgeschrittenen Stadium der Krankheit kann der Fall eintreten, daß der Kranke Vorrich- tungen und Behandlungsformen braucht, die nur durch professionelle Pflegekräfte in einem Kran- kenhaus oder in einem Heim bereitgestellt wer- den können. Die Entscheidung, den Kranken in ein Heim oder in ein Krankenhaus aufnehmen zu lassen, ist sehr schwer. Wenn Sie diese Frage aber mit dem Kranken selbst und mit anderen Fa- milienangehörigen im frühen Krankheitsstadium besprechen, kann die Entscheidung viel leichter fallen, wenn es einmal an der Zeit ist. Der De- menzkranke kann Ihnen bei einer solchen Ent- scheidung im frühen Krankheitsstadium auch durch eine Vorausverfügung helfen, in der er sei- ne Wünsche über die künftige medizinische und pflegerische Versorgung niederlegt.

2.4 Wie beeinträchtigt die Alzheimer-Krankheit die selbständige Lebensführung?

Sie sollten möglichst frühzeitig darüber nach- denken, wie Sie mit bestimmten Problemen im Zusammenhang mit der Selbständigkeit des Pa- tienten umgehen wollen. Es müssen Fragen im Umkreis der persönlichen Freiheit geklärt wer- den, zum Beispiel ob das Führen eines Kraftfahr- zeugs noch möglich ist, ob der Kranke allein aus- gehen kann und ob er Alkohol trinken oder rau- chen darf. Auch finanzielle Angelegenheiten müssen geregelt werden, zum Beispiel ob der Pa- tient Schecks ausstellen und finanzielle Entschei- dungen selbständig treffen kann. Diese und ähn- liche Fragen sollten mit dem Kranken in einem frühen Stadium erörtert werden, wenn er noch in der Lage ist, an den Entscheidungen mitzuwir- ken. Wenn Sie nach Lösungen bei den genannten Problemen suchen, werden Sie möglicherweise in einen Zwiespalt geraten zwischen dem

Wunsch, dem Demenzkranken so viel Unabhängigkeit wie möglich zu belassen, ihn gleichzeitig aber vor möglichen Risiken und Gefahren zu schützen. Folgende Leitlinien können für Ihre Entscheidung hilfreich sein.

Autofahren

Im frühen Krankheitsstadium können Patienten, bei denen die Alzheimer-Krankheit festgestellt worden ist, noch sicher fahren. Wenn aber die Krankheit weiter fortschreitet, wird die Fähigkeit zum Führen eines Kraftfahrzeugs mit Sicherheit abnehmen. Zunächst fällt es dem Kranken wahrscheinlich schwer, bekannte Ziele anzusteuern, möglicherweise übersieht er Verkehrszeichen und verletzt die Straßenverkehrsordnung. Vielleicht fährt er auch zu rasch oder zu zögerlich, reagiert zu langsam, gerät durcheinander oder wird beim Autofahren frustriert und ärgerlich. Viele Patienten geben das Autofahren aber nur sehr ungern auf, weil es eines der letzten Zeichen dafür ist, daß sie selbständig und erwachsen sind. Deswegen kann es sehr schwer sein, sie davon zu überzeugen, das Fahren aufzugeben. Die Angelegenheit ist aber zu gefährlich, um sie lange hinauszuzögern.

Zuerst sollten Sie versuchen, die Frage des Autofahrens mit dem Patienten selbst zu besprechen. Weisen Sie dabei auf die möglichen Gefahren hin, aber auch auf die Vorteile, nicht mit dem Auto fahren zu müssen. Der Kranke kann wütend oder niedergeschlagen auf den Verlust reagieren und braucht in dieser unangenehmen Zeit Unterstützung. Sie können ihm den Verzicht auf das Autofahren erleichtern, indem Sie die Benutzung anderer Verkehrsmittel für ihn arrangieren oder andere Personen bitten, den Patienten zu fahren. Überzeugungskraft alleine genügt aber nicht immer. Manche Angehörige haben größte Schwierigkeiten, den Patienten vom Autofahren abzuhalten. Sie könnten zum Beispiel die Autoschlüssel verstecken, das Auto außer Betrieb setzen (etwa indem Sie die Verteilerkappe entfernen) oder das Fahrzeug weiter weg und außer Sichtweite parken. Falls Sie nicht unbedingt auf das Auto angewiesen sind, könnten Sie es auch verkaufen. Das gesparte Geld können Sie für andere Transportmittel verwenden. Eine pflegende Angehörige hat das Problem dadurch gelöst, daß sie das Auto unverschlossen aber ohne Zündschlüssel vor dem Haus stehen ließ. Ihr Mann setzte sich hinein und „fuhr" stundenlang herum, schaltete und blinkte ohne sich tatsächlich von der Stelle zu bewegen. Was immer Sie in bezug auf das Autofahren unternehmen, Sie sollten Ihre Versicherungsgesellschaft über die Diagnose der Demenz informieren.

Öffentliche Verkehrsmittel

Am Beginn der Krankheit können die Patienten öffentliche Verkehrsmittel benützen. Wenn die Krankheit aber fortschreitet, vergessen sie, wohin sie wollen, daß sie eine gültige Fahrkarte bei sich haben müssen, wie sie in den Bus oder Zug einsteigen oder wo sie aussteigen müssen. Wenn das geschieht, kann es den Kranken sehr peinlich sein. Vielleicht haben sie auch Angst, besonders wenn sie nicht mehr wissen, welches Ziel sie ansteuern oder wo sie zu Hause sind. Deshalb ist es in fortgeschritteneren Stadien besser, für andere Transportmöglichkeiten zu sorgen. Sie könnten zum Beispiel im voraus einen Plan aufstellen, welche Personen dazu bereit sind, den Patienten an bestimmte Orte zu fahren.

Allein ausgehen

Wahrscheinlich lassen Sie den Demenzkranken aus verschiedenen Gründen nur ungern alleine aus dem Haus gehen, zum Beispiel wegen des Verkehrs, weil er sich verlaufen könnte oder aus Angst vor einem Überfall. Es kann aber sein, daß er nicht begleitet werden möchte, weil er das als einen Eingriff in seine Eigenständigkeit erlebt. Deswegen müssen Sie sehr taktvoll vorgehen und versuchen, im Auge zu behalten, wo er sich aufhält (siehe auch den Abschnitt über Wandern).

Rauchen

Sie sollten sehr sorgfältig darauf achten, daß der Demenzkranke nicht alleine und ohne Aufsicht raucht, weil davon eine Brandgefahr ausgehen kann. Manchmal vergessen die Patienten auch, daß sie eine Zigarette in der Hand halten und verbrennen sich die Finger. Bringen Sie den Patienten dazu, weniger zu rauchen, besser noch, das Rauchen ganz aufzugeben. Demenzkranke vergessen oft zu rauchen und vermissen die Zigaretten nicht, wenn die Gewohnheit einmal unterbrochen ist. Wenn sie das Rauchen aber fortsetzen, sollte man einige Sicherheitsvorkehrungen ergreifen, zum Beispiel überall große Aschenbecher aufstellen, Papierkörbe durch Metallbehälter ersetzen, schwer entflammbare Kleidung und

Möbel kaufen, Rauchmelder anbringen oder Zündhölzer außer Reichweite bringen. Alleine rauchen, besonders im Bett, ist die größte Gefahr. Vielleicht können Sie den Demenzkranken eher dazu veranlassen, nur in Gesellschaft zu rauchen, als das Rauchen völlig zu lassen. Achten Sie besonders darauf, daß Sie ihn nicht rauchen lassen, wenn er gleichzeitig Nikotinpflaster trägt, weil das gesundheitliche Risiken bewirken kann.

Alkoholgenuß

Alkoholische Getränke können die kognitiven Fähigkeiten von Demenzkranken noch weiter verschlechtern. Ein gelegentliches Gläschen in Gesellschaft ist im allgemeinen kein Grund zur Sorge. Sie sollten aber Ihren Arzt um Rat fragen, ob der Patient Zugang zu alkoholischen Getränken haben soll. Auch wenn der Arzt einem gelegentlichen Alkoholgenuß zustimmt, sollten Sie darauf achten, daß es nicht zuviel wird. Die Gedächtnisstörung läßt Demenzkranke vergessen, daß sie schon ein paar Gläser getrunken haben. Am besten verschließen Sie alkoholische Getränke in einem Schrank.

Umgang mit Geld

Demenzkranke haben meist schon in einem frühen Krankheitsstadium Schwierigkeiten, mit Geld umzugehen. Wegen ihrer Gedächtnisstörungen, aber auch weil sie die symbolische Funktion des Geldes nicht mehr verstehen, zahlen sie eine Sache mehr als einmal, zahlen gar nicht, geben Geld wahllos aus oder verlieren es. Auf diese Weise können sich größere Schwierigkeiten anhäufen, ohne daß Sie es merken. Um das Wohlbefinden und das Selbstwertgefühl des Patienten aufrecht zu erhalten, können Sie vielleicht dafür sorgen, daß der Kranke für Waren und Dienstleistungen weiterhin selbst zahlt (wobei Sie darauf achten müssen, daß die Gefahr von Irrtümern und des Ausgenütztwerdens so gering wie möglich ist) und immer einen gewissen Geldbetrag bei sich hat. Manche pflegende Angehörige haben arrangiert, daß Geschäftsleute oder Friseure Schecks von dem Patienten annehmen, die nicht mehr gültig sind und später von dem Angehörigen ersetzt werden. Es gibt verständnisvolle Geschäftsinhaber, die damit einverstanden sind, wenn Sie später Gegenstände zahlen, die der Kranke ohne zu zahlen aus dem Laden mitnimmt. Die regelmäßigen Zahlungen (zum Beispiel die Rechnung für Strom, Gas oder Telefon) können Sie über ein Einzugsverfahren bei Ihrer Bank regeln.

Vermögensverwaltung und Regelung finanzieller Angelegenheiten

Der Patient kann finanzielle Verpflichtungen haben oder Vermögenswerte von geringer oder größerer Bedeutung. Man muß diese finanziellen Angelegenheiten sehr frühzeitig besprechen. Der Kranke kann dann diesbezügliche Entscheidungen treffen, solange er dazu in der Lage ist. Er kann eine Person bestimmen, die seine finanziellen Angelegenheiten in die Hand nehmen soll, wenn er selbst nicht mehr dazu in der Lage ist, und er kann ein Testament errichten (Näheres hierzu in Teil 5). Wenn Sie selbst die Regelung der finanziellen Angelegenheiten übernehmen, achten Sie auf eine strikte Trennung von Ihren eigenen Vermögensdingen. Führen Sie eine Liste von Einnahmen und Ausgaben für den Fall, daß Sie irgendwann einmal Rechenschaft darüber ablegen müssen. Der Demenzkranke könnte leicht vergessen, was einmal entschieden wurde, wie oft Sie ihm es auch erklären. Vielleicht ist es auch nötig, dem Patienten bei der Erledigung von Behördenangelegenheiten zu helfen, zum Beispiel mit der Beihilfe, beim Ausfüllen von Formularen. Es gibt mehrere Möglichkeiten, diese Dinge zu regeln, beispielsweise durch eine Vollmacht. Ihre Alzheimer Gesellschaft gibt dazu nähere Informationen (Einzelheiten finden Sie in Teil 5).

Betreuung

Mit dem Fortschreiten der Krankheit ist der Betroffene immer weniger dazu fähig, seine eigenen Angelegenheiten zu regeln. Das Betreuungsrecht bietet die Möglichkeit, einen Betreuer zu bestellen, der die Interessen des Patienten vertritt und Entscheidungen an seiner Stelle trifft (zum Beispiel über den Aufenthaltsort oder in Fragen der Gesundheit). Eine Betreuung ist dann hilfreich, wenn der Kranke die Entscheidung in einem früheren Stadium nicht selbst getroffen hat oder treffen konnte (auch hierzu finden Sie Einzelheiten in Teil 5).

2.5 Welche Bedürfnisse haben jüngere Demenzkranke?

Die meisten Alzheimer-Patienten sind über 65 Jahre alt, einige sind aber jünger. Andere Ursachen der Demenz können ebenfalls jüngere Menschen betreffen, beispielsweise AIDS oder die Pick-Krankheit. Bei jüngeren Kranken können zu den Problemen älterer Patienten zusätzliche Schwierigkeiten hinzukommen.

Reaktionen und Verhaltensweisen der Patienten

Jüngere Demenzkranke sind sich oft stärker darüber bewußt, daß ihnen etwas fehlt, vielleicht weil sie höhere Erwartungen an ihre Fähigkeiten und an ihr Leistungsvermögen haben. Als Folge davon fühlen sie sich in noch stärkerem Maß handlungsunfähig und frustriert. Meist sind sie auch körperlich leistungsfähiger und aktiver. Deswegen kann zielloses Wandern und aggressives Verhalten bei ihnen ein besonders schwieriges Problem sein. Möglicherweise sind sie auch noch weniger bereit, das Autofahren als letztes Zeichen der Unabhängigkeit aufzugeben.

Familie und Bekannte

Wenn der Patient Familie und Kinder hat, müssen Sie für die Zukunft planen. Jüngere Kranke haben häufiger kleine Kinder, die nur schwer verstehen können, was vor sich geht. Sie brauchen die Gewißheit, daß sie nicht an der Krankheit schuld sind. Schließlich werden sie den Rückhalt von seiten mindestens eines Elternteils verlieren und können in der Schule Probleme bekommen. Manche verhalten sich gegenüber dem kranken Elternteil auch aggressiv, andere werden zu einer Art von Pfleger des Pflegers (lesen Sie dazu auch den Abschnitt über besondere Umstände – Wie hilft man Kindern, mit der Krankheit zurechtzukommen, in Kapitel 3 des Handbuchs). Für die Eltern des Kranken ist es oft sehr schwer, die Diagnose zu akzeptieren. Sie können Schuldgefühle entwickeln, verbunden mit dem Gedanken, die Krankheit hätte sie treffen sollen und nicht ihr Kind. Wenn sie den Patienten überleben, kann bei ihnen eine verlängerte Trauerreaktion entstehen, die einer entsprechenden Beratung oder Behandlung bedarf. Weiter entfernte Familienmitglieder reagieren möglicherweise unangemessen, wenn sie die Diagnose erfahren. Das kann innerhalb der Familie Spannungen erzeugen. Wenn sich Freunde und Verwandte nicht hilfsbereit verhalten, kann das daran liegen, daß sie sich mit der Krankheit nicht abfinden wollen und sich schockiert oder hilflos fühlen.

Arbeit und finanzielle Angelegenheiten

Bei jüngeren Demenzkranken besteht eine erhöhte Wahrscheinlichkeit, daß sie ihren Beruf wechseln oder ganz aufgeben müssen. Das kann zu einem doppelten Einkommensverlust führen, wenn auch der Lebenspartner seine Berufstätigkeit einstellen muß, um den Patienten zu versorgen. Man sollte sicherstellen, daß der Arbeitgeber über das Vorliegen der Krankheit informiert ist, damit der Patient nicht aufgrund seiner nachlassenden Leistungsfähigkeit entlassen wird, weil das seine Rentenansprüche schmälern kann. Zu Hause zu bleiben und nichts zu tun, ist für einen Menschen, der sich noch aktiv und kräftig fühlt, schwer zu ertragen. Dieser Zustand ist auch deswegen niederdrückend, weil die Aufgabe des Berufs mit einem sozialen und finanziellen Statusverlust einhergehen kann.

Versorgungsstrukturen

Jüngere Demenzkranke haben oft das Problem, daß sie in keine Kategorie der Versorgung hineinpassen. Manchmal muß man unter Einrichtungen auswählen, die für Patienten mit anderen Erfordernissen und aus anderen Altersgruppen gedacht sind. Versuchen Sie bei Ihrer Alzheimer Gesellschaft herauszufinden, ob es in Ihrer Nähe Dienstleistungen oder Angehörigengruppen für jüngere Demenzkranke gibt.

3   Der Wandel des Krankheitsbildes

3.1   Gedächtnis, Verständigung und Orientierung

3.1.1   Gedächtnis

Mein Vater sprach oft von einem Besucher, war sich aber nie sicher, wer das war. Deshalb habe ich ihm ein „Gästebuch" gegeben und Besucher gebeten, sich einzutragen. Es stellte sich heraus, daß die geheimnisvolle Person sein ambulanter Helfer war.

Es gab Nächte, in denen er uns durch sein Klavierspiel aufweckte. Er erkannte seine eigenen Kinder nicht, aber er konnte noch die schwierigsten Stücke spielen. Bei solchen Gelegenheiten zweifelte ich an meinem eigenen Verstand.

Manchmal kehrt mein Lebenspartner in Gedanken zu der Zeit zurück, als er noch berufstätig war und ist darauf bedacht, rechtzeitig zur Arbeit zu kommen. Zunächst habe ich ihm immer gesagt, daß er gar nicht mehr arbeitet, aber er beharrte auf seiner Meinung und wir gerieten in Streit. Jetzt versichere ich ihm, daß alles in Ordnung ist, und daß er heute nicht zur Arbeit gehen muß. ■

Gedächtnisstörungen sind eines der häufigsten Symptome der Alzheimer-Krankheit. Oft sind sie das erste Warnzeichen, das die Patienten auf ein Problem aufmerksam macht und sie veranlaßt, einen Arzt aufzusuchen. Es ist wichtig darauf hinzuweisen, daß die Gedächtnisleistung ganz allmählich und nicht plötzlich verlorengeht.

Es gibt verschiedene Arten von Gedächtnisstörungen. Bei der Alzheimer-Krankheit ist die Speicherung von neuer Information am stärksten betroffen. Der Abruf von alten Erinnerungen kann noch viele Jahre nach dem Krankheitsbeginn relativ gut erhalten sein. Vielleicht haben Sie festgestellt, daß Demenzkranke sich zwar daran erinnern können, was sie vor vielen Jahren einmal gemacht haben, aber vergessen, daß sie gerade zu Mittag gegessen haben. Vielleicht ist Ihnen auch aufgefallen, daß sich die Gedächtnisstörungen bei Alltagsaufgaben und sogar bei normalen Gesprächen störend bemerkbar machen. Eines der Merkmale der Gedächtnisstörung ist die Unfähigkeit zu lernen. Einige Aspekte der Gedächt-

nisstörung können für Sie sehr unangenehm sein, beispielsweise wenn der Patient Ihren Namen vergißt, oder sogar gefährlich (wenn der Patient vergißt, die Herdplatte auszuschalten). Die Gedächtnisstörungen sind aber auch für die Patienten äußerst belastend. Sie können der Grund dafür sein, daß sie völlig durcheinanderkommen, daß sie sich gedemütigt und beschämt fühlen. In den frühen Krankheitsstadien versuchen manche Patienten, die Folgen ihrer Gedächtnisstörungen aus Peinlichkeit oder aus Scham zu vertuschen. Im weiteren Krankheitsverlauf sind sie sich über ihre Gedächtnisprobleme zwar nicht mehr ganz so bewußt, leiden aber immer noch an deren Folgen wie Frustration und Verlust der Unabhängigkeit.

Glücklicherweise können die Angehörigen den Patienten wichtige praktische Hilfestellungen geben. Damit lassen sich die negativen Folgen der Gedächtnisstörungen vermindern. Vielleicht stellen Sie sogar fest, daß Sie sich dem Kranken stärker verbunden fühlen und intensiver an seinem Leben teilhaben. Es ist aber wichtig die Tatsache anzunehmen, daß sich Ihr Alltag ändern wird. Nichts wird mehr so sein, wie es war.

Wie Sie mit Gedächtnisstörungen umgehen
- Bewahren Sie eine positive Haltung und beruhigen Sie den Patienten
- Nehmen Sie das Verhalten des Patienten nicht persönlich
- Lenken Sie keine unnötige Aufmerksamkeit auf Fehlleistungen
- Geben Sie Erinnerungshilfen und verwenden Sie Notizen

Wie Sie Probleme durch Gedächtnisstörungen vermeiden
- Passen Sie die Umgebung an und vermeiden Sie dann unnötige Veränderungen
- Schaffen Sie Routinen
- Lesen Sie in den entsprechenden Kapiteln über mehr Details im Umgang mit Gedächtnisproblemen in bestimmten Situationen

3.1.1.1   Wie Sie mit Gedächtnisstörungen umgehen

➤ *Bewahren Sie eine positive Einstellung und beruhigen Sie den Patienten*

Wenn Sie versuchen, ein Problem zu lösen, das durch Gedächtnisstörungen verursacht wird, denken Sie bitte nicht nur an die aufgetretene Fehlleistung oder Schwierigkeit, sondern auch daran, wie sich der Demenzkranke als Folge davon fühlt. Wenn man zum Beispiel nicht mehr weiß, wo die Tassen aufbewahrt werden, ist das kein großes Problem, weil jemand schnell zeigen kann, wo sie sind. Aber der Patient kann sich bloßgestellt, wertlos, wütend oder frustriert fühlen. Andere Formen der Gedächtnisstörung können von unterschiedlichen Gefühlen begleitet werden. Manchmal haben Sie vielleicht den Eindruck, daß sich der Kranke bewußt ungeschickt oder gedankenlos benimmt. Halten Sie sich bitte vor Augen, daß das Verhalten eine Folge der Krankheit ist.

➤ *Lenken Sie keine unnötige Aufmerksamkeit auf Fehlleistungen*

Oft ist es unnötig, Aufmerksamkeit auf Fehlleistungen zu lenken. Wenn Sie beispielsweise ein Gespräch mit einem Demenzkranken führen, verwendet dieser vielleicht ein falsches Wort, weil er sich an den passenden Ausdruck nicht erinnert. Vielleicht neigen Sie in einer solchen Situation dazu, den Patienten zu korrigieren oder tun das sogar ganz automatisch. Wenn Sie aber verstanden haben, was er sagen wollte, ist das gar nicht nötig, sondern wird ihn nur vor den Kopf stoßen, beschämen oder wütend machen.

➤ *Erinnerungshilfen und Notizen*

Es kann hilfreich sein, besonders in den frühen Stadien der Krankheit, den Demenzkranken gelegentlich daran zu erinnern, was von ihm erwartet wird, was um ihn herum vorgeht und mit welchen Personen er zusammen ist. Man darf dieses Erinnern aber nicht übertreiben, so daß es unnatürlich wird, unnötige Aufmerksamkeit auf das Problem lenkt oder Peinlichkeit erregt. Zusätzlich zu Hinweisschildern kann der Gebrauch von Merkhilfen nützlich sein. Dazu gehören Tagebuch, Notiztafel, Schilder an der Tür, Zettel am Türrahmen, Kalender (mit angekreuzten Tagen), Uhren (mit klarem Zifferblatt und lautem Tickge-

räusch), Fotos (mit Namen darunter) oder ein Gästebuch.

3.1.1.2   Wie Sie Probleme, die durch Gedächtnisstörungen entstehen, vermeiden

➤ *Gleichbleibende Umgebung und strukturierter Tagesablauf*

Weil Demenzkranke aufgrund von Gedächtnisstörungen ihre Lernfähigkeit verlieren, ist es am besten, die Situation oder die Umgebung mit ihren Bedürfnissen abzustimmen, anstatt zu versuchen, ihnen beizubringen, wie sie sich an ihre veränderten Fähigkeiten anpassen können. Wenn zum Beispiel ein Demenzkranker vergißt, den Wasserhahn zuzudrehen, könnten Sie eine Vorrichtung anbringen lassen, die bei jedem Öffnen immer nur eine bestimmte Menge Wasser abgibt. Versuchen Sie aber, diese Veränderungen auf ein Minimum zu begrenzen und konzentrieren Sie sich darauf, eine stabile Umgebung zu schaffen, auf die sich der Patient verlassen kann.

Ein strukturierter Tagesablauf kann dem Patienten die Bewältigung des Alltags erleichtern. Es klingt langweilig, wenn immer alles in derselben Reihenfolge gemacht werden soll, aber bei Demenzkranken ist das eine Vorbeugung gegen Angst oder Verwirrtheit und hilft ihnen, ihre Zeit und Energie auf andere Dinge zu konzentrieren.

3.1.1.3   Gedächtnisstörungen in speziellen Situationen

Viele Schwierigkeiten von Demenzkranken hängen mit der Gedächtnisstörung zusammen, zum Beispiel wenn sie vergessen sich zu waschen, zu essen, sich anzukleiden, oder wenn sie nicht mehr wissen, wo die Toilette ist. Deswegen wird auf diese Schwierigkeiten in den folgenden Abschnitten eingegangen (z. B. über Körperpflege, über Essen und Trinken oder über Inkontinenz).

3.1.2   Verständigung

▬ *Es war schwer herauszubekommen, worüber sich mein Mann so aufregte. Er konnte es nicht sagen. Beim Zubettgehen bemerkte ich dann, daß ein Zeh stark angeschwollen war.*

„Wieder ein schöner Tag", hat meine Mutter immer gesagt, als sie zum Frühstück herunterkam, während draußen der Regen herunterprasselte. Und ich habe nur geantwortet: „Dir geht es also gut?" ▬

Bei Patienten mit Alzheimer-Krankheit kommt es zu Schwierigkeiten der Verständigung, die im Laufe der Zeit immer schlimmer werden. Manchmal wird der Ausdruck „Aphasie" verwendet, um Einschränkungen oder den völligen Verlust des Verständnisses für die gesprochene oder geschriebene Sprache zu beschreiben. Es ist die Folge einer Schädigung des entsprechenden Nervenzentrums (die Teile des Gehirns, die für die Verständigung verantwortlich sind). Die Menschen verständigen sich miteinander, indem sie sprechen, aber auch durch Körpersprache, Zeichen, Bilder oder Symbole sowie durch die Schrift. Deswegen ist dieser Abschnitt in die folgenden drei Teile gegliedert:
– sprachliche Verständigung
– nicht-sprachliche Verständigung und Körperkontakt
– Lesen, Schreiben, Bilder und Symbole

Wegen der allmählichen Entwicklung einer Sprachstörung kann es zu Schwierigkeiten mit der Verständigung kommen, die Enttäuschung, Verwirrung und manchmal sogar Wut erzeugt. Die Bezugspersonen werden den Bedürfnissen und Wünschen des Demenzkranken nicht gerecht und mißverstehen sein Verhalten. Dadurch gerät der Patient in eine zunehmende Isolation. Die Unfähigkeit, sich richtig zu verständigen, kann auch Peinlichkeit hervorrufen, besonders wenn besondere Aufmerksamkeit auf die Fehler gelenkt wird. Es ist nicht ungewöhnlich für Demenzkranke, daß sie einen weniger komplizierten Sprachstil verwenden (kürzere Sätze und beschränkter Wortschatz), daß sie weniger häufig Unterhaltungen beginnen, sich zurückziehen oder sogar das Sprechen ganz einstellen.

Auch Sie selbst sind vielleicht darüber enttäuscht, daß Sie dem Patienten nicht helfen können, daß sein Verhalten unverständlich ist und sehnen sich nach der Zeit zurück, wo Sie lange Gespräche miteinander geführt haben. Es gibt eine Reihe von praktischen Lösungen, die Sie anwenden können, um die Verständigung zu verbessern. Sie sollten sich aber nicht so sehr darauf konzentrieren, daß Sie gezwungen klingen. Ihre Haltung und Ihre Ermutigung ist viel wichtiger.

Wie Sie die sprachliche Verständigung erleichtern

– Bemühen Sie sich um eine positive Einstellung
– Setzen Sie sich dem Patienten gegenüber und ermuntern Sie ihn zu sprechen
– Achten Sie auf die Gefühle, die der Patient ausdrückt
– Lenken Sie keine unnötige Aufmerksamkeit auf Fehler
– Geben Sie Hilfestellungen
– Passen Sie Ihren Sprachstil und Ihre Stimme an (ohne unnatürlich zu klingen)
– Stellen Sie sicher, daß die Verständigung nicht durch körperliche Probleme eingeschränkt wird

3.1.2.1 Wie Sie die sprachliche Verständigung erleichtern

➤ *Bemühen Sie sich um eine positive Einstellung*

Wenn Sie geduldig sind, eine nicht-kritische Haltung zeigen und gelassen bleiben, wird der Demenzkranke viel wahrscheinlicher versuchen, sich zu verständigen und wird weniger zu Gefühlen der Peinlichkeit und der Scham neigen. Am besten ergreifen Sie die Initiative und sprechen mit dem Kranken über etwas, das er interessant findet. Sie können auch versuchen, den Patienten in eine Unterhaltung mit anderen Personen einzubeziehen. Obwohl Demenzkranke möglicherweise einen einfacheren Sprachstil und kürzere Sätze verwenden, darf man sie nicht wie Kinder behandeln, eine herablassende Art an den Tag legen oder über sie sprechen als ob sie nicht anwesend seien. Die „Zehn Ratschläge für die Begegnung und das Gespräch mit einem Demenzkranken" (Tab. **2**) geben einige einfache Leitlinien.

Oft sind Wortwahl und Sprachstil viel weniger wichtig als die Gefühle, die damit ausgedrückt werden. Gehen Sie deswegen nicht auf Fehler ein, sondern versuchen Sie, den Kranken zu verstehen und reagieren Sie auf Ihren Eindruck davon, was der Patient meint und wie er sich fühlt.

➤ *Versuchen Sie, Unterstützung zu geben und passen Sie Ihren Sprachstil an*

Weil viele der Verständigungsprobleme von Demenzkranken irgendwie mit den Gedächtnisstörungen in Zusammenhang stehen, können Sie dadurch helfen, indem Sie das gerade Gesagte wie-

Tab. **2**   Zehn Ratschläge für die Begegnung und das Gespräch mit einem Demenzkranken

Auf den Kranken zugehen	Mit dem Kranken sprechen
Stellen Sie sich nah zu dem Kranken hin	Sprechen Sie langsam und deutlich
Sprechen Sie den Kranken regelmäßig mit seinem Namen an	Benützen Sie kurze, einfache und deutliche Wörter und Sätze
Berühren Sie den Kranken	Ergänzen Sie das Gesprochene durch Gebärden und Berührungen
Stellen Sie sich auf gleiche Höhe von Angesicht zu Angesicht	Geben Sie nur eine Mitteilung auf einmal
Schauen Sie dem Kranken in die Augen	Sprechen Sie in bejahenden Sätzen

derholen, zuvor Gesprochenes kurz zusammenfassen und in Erinnerung bringen, bei verzögerten Antworten einspringen und die Namen von Personen öfter verwenden. Wenn Sie bemerken, daß der Kranke etwas nicht verstanden hat, können Sie das Gesagte mit anderen Worten wiederholen. Wenn Ihr Satz aber einfach und eindeutig war, wiederholen Sie ihn nicht in anderer Form, denn das könnte zu einer Frustration führen. Warten Sie einen Augenblick und wiederholen Sie denselben Satz. Wenn der Patient ein Wort nicht findet, können Sie einen Vorschlag machen. Manchmal gebraucht ein Demenzkranker nur ein einziges unpassendes Wort in einem Satz. Darin liegt manchmal der Schlüssel zu dem, was sie sagen wollen, z. B. Uhr statt Zeit, Hantel statt Mantel, oder Regen statt Wasser. Achten Sie aber darauf, daß Sie das Sprachproblem des Patienten nicht in den Vordergrund rücken und allzu sehr betonen. Geben Sie auch keine Hilfestellung, wenn sie nicht nötig ist und übernehmen Sie nicht die Gesprächsführung, weil das den Ansporn nimmt, es selbst zu versuchen. Der Kranke braucht vielleicht einfach nur mehr Zeit, um aufzunehmen was gesagt wurde und darauf zu antworten. Versuchen Sie, einfache Fragen zu stellen, möglichst solche, auf die man mit ja oder nein antworten kann.

➤   *Stellen Sie sicher, daß keine*
      körperlichen Probleme die
      Verständigung erschweren

Möglicherweise hat der Demenzkranke Probleme mit der Verständigung als Folge von Einschränkungen der Sehkraft oder des Hörvermögens, oder auch aufgrund einer schlecht sitzenden Zahnprothese. Es kann sein, daß er nicht sehen kann, wer spricht oder einfach nicht hört,

was jemand sagt. Bei schlecht sitzenden Zahnprothesen kann das Sprechen schmerzhaft oder peinlich sein, wenn sie zu locker sind. Achten Sie sorgfältig darauf, ob irgendwelche körperlichen Probleme der Verständigung im Wege stehen, um gegebenenfalls Abhilfe zu schaffen. Lesen Sie bitte die entsprechenden Abschnitte im Kapitel über medizinische und körperliche Probleme.

3.1.2.2   Wie Sie die nicht-sprachliche Verständigung nutzen

Wenn die sprachliche Verständigung immer schwieriger wird, verlassen Sie sich vielleicht besser auf die nicht-sprachliche Verständigung, d. h. auf den Tonfall und die Tonhöhe der Stimme, auf den Augenkontakt, den Gesichtsausdruck, die Körperhaltung, auf Gesten und Gebärden sowie auf den Körperkontakt. Demenzkranke können solche Mitteilungen meist gut verstehen, während es ihnen schwerfällt, die feineren Hinweise aufzufassen, die man dazu verwendet, um jemanden in einer Unterhaltung zu zeigen, daß er an der Reihe ist. Deswegen kann es sein, daß die Patienten dazwischenreden, aber an der richtigen Stelle nichts sagen. Wer nichts von der Krankheit weiß, kann sich dadurch sehr irritiert fühlen.

Wie Sie die nicht-sprachliche Verständigung nutzen
– Machen Sie keine widersprüchlichen Mitteilungen
– Deuten Sie die Körpersprache des Kranken
– Um den Kranken zum Sprechen anzuregen, schauen Sie ihm in die Augen und nehmen Sie seine Hand
– Beruhigen und unterstützen Sie den Kranken durch Körperkontakt

Der Tonfall und die Tonhöhe Ihrer Stimme sind äußerst wichtig. Um zu verstehen, wird sich der Demenzkranke wahrscheinlich darauf konzentrieren, außerdem auf Ihren Gesichtsausdruck und auf Ihre Körperhaltung. Das kann sehr hilfreich sein, aber auch zu Mißverständnissen führen, besonders wenn das, was Sie sagen, mit Ihren nicht-sprachlichen Mitteilungen nicht übereinstimmt. Zum Beispiel könnten Sie sagen: „Ist schon in Ordnung, das ist nicht deine Schuld", während der Tonfall Ihrer Stimme und Ihr Gesichtsausdruck signalisieren, daß es nicht in Ordnung ist und daß Sie wütend sind. Nicht-sprachliche Verständigungsmöglichkeiten können aber auch Ihnen helfen zu begreifen, wie sich der Patient fühlt, wenn ihm die Worte fehlen, und Sie können vieles durch einen Blick, durch ein Lächeln, oder mit Gesten mitteilen. Viele Menschen haben körperlichen Kontakt gerne. Auch er kann ein wirksames Verständigungsmittel für Demenzkranke sein. Man hat festgestellt, daß sogar in den fortgeschrittenen Stadien der Demenz die Patienten auf sanfte, vertraute Stimmen und auf Berührungen reagieren. Selbst wenn ein Demenzkranker nicht mehr versteht, was Sie sagen, können Sie seine Hand halten oder ihn in den Arm nehmen. Damit drücken Sie vieles aus und geben Sicherheit.

3.1.2.3 Wie Sie Lesen, Schreiben, Bilder und Symbole einsetzen

Vielleicht haben Sie bemerkt, daß der Demenzkranke manchmal eine geschriebene Mitteilung versteht, aber nur schwer auffaßt, was Sie sagen oder etwas richtig lesen kann, ohne den Sinn zu begreifen. Vielleicht haben Sie sich darüber gewundert, daß er noch imstande ist, seine Unterschrift zu leisten, sonst aber kein einziges Wort mehr schreiben kann. Viele Patienten verstehen Bilder und Symbole, obwohl dasselbe Symbol für verschiedene Kranke in unterschiedlichem Maß verständlich sein kann. Diese Formen der Verständigung setzen bestimmte Fähigkeiten voraus, die sich im Laufe der Zeit ändern und bei den einzelnen Patienten unterschiedlich ausgeprägt sein können. Es ist wichtig, die verschiedenen Formen der Verständigung auszuschöpfen, solange sie wirksam sind.

Wie Sie Lesen, Schreiben, Bilder und Symbole einsetzen

– Prüfen Sie regelmäßig, ob der Demenzkranke noch lesen kann und versteht, was das Gelesene bedeutet
– Hinterlassen Sie Nachrichten (eine Mitteilung pro Blatt)
– Verwenden Sie Symbole, die nicht zu abstrakt sind und verbinden Sie Symbole, Zeichnungen oder Fotos mit dem geschriebenen Wort, um das Verständnis sicherzustellen

---

Strategisch angebrachte selbstklebende Etiketten, Zettel, Schilder oder Tafeln sind sinnvolle Möglichkeiten, Mitteilungen zu hinterlassen, zum Beispiel: „Vergiß nicht, die Tür abzuschließen". Um Verwirrung zu vermeiden, ist es besser zwei Notizen anzubringen, als zwei Mitteilungen auf denselben Zettel zu schreiben. Außerdem sollten es nicht zu viele Mitteilungen sein. Die Fähigkeiten eines Patienten werden sich wahrscheinlich im Laufe der Zeit ändern, so daß Sie sich gelegentlich davon überzeugen sollten, daß der Kranke noch lesen kann und versteht, was die Wörter bedeuten. Sie können auch Schubladen, Schränke und Türen mit Hinweisschildern versehen, um klar zu machen, was sie enthalten, zum Beispiel Socken oder Lebensmittel, oder wohin sie führen, etwa zur Toilette oder in die Küche. Solche Hinweise kann man mit bildlichen Darstellungen verbinden (zum Beispiel Symbole, Fotos oder Zeichungen). An der Toilettentür könnten Sie das Bild oder die Zeichnung einer Toilette anbringen und „Toilette" darunter schreiben. Das kann besonders hilfreich in Situationen sein, wo mehrere Demenzkranke zusammenleben. Symbole können aber auch zu abstrakt sein und so ihren Nutzen verlieren. Vermeiden Sie daher modern aussehende Symbole oder Piktogramme, weil Demenzkranke Schwierigkeiten haben können, sie zu deuten.

3.1.3 Orientierung

Die Ehefrau von Herrn Huber hat ihren Mann gewöhnlich um 9 Uhr in der Tagesstätte abgeliefert. Gleich nachdem sie weg war, hat er sich neben die Tür gesetzt und darauf gewartet, wieder abgeholt zu werden. Das Personal der Tagesstätte hatte den Eindruck, daß er sich nicht wohlfühlte. Es stellte sich aber heraus, daß er einfach meinte, es sei schon 5 Uhr nachmittags.

Eines Tages saß ich mit meinem Mann im Wohnzimmer als er mich fragte, wann wir wieder nach Hause gehen würden. Ganz automatisch habe ich geantwortet, daß er doch zu Hause sei, er bestand aber darauf, daß dies nicht so sei. In gewisser Weise hat es mich verletzt, daß er unsere Wohnung nicht mehr erkannte, aber heute sehe ich ein, daß er sich nicht wohlfühlte. Es hat keinen Sinn, ihn davon überzeugen zu wollen, daß er zu Hause ist, wenn er solche Sachen sagt. Deswegen versuche ich dafür zu sorgen, daß er sich zu Hause fühlt und lenke ihn ab, wenn er sich Sorgen macht. ■

Demenzkranke können die Orientierung zur Zeit und zum Ort verlieren. Das kann die Folge einer Verwirrung sein, die durch die Veränderungen im Gehirn hervorgerufen wird, aber auch die Folge von Gedächtnisstörungen oder von Schwierigkeiten, Personen und Gegenstände zu erkennen. Die „innere Uhr", die uns in die Lage versetzt, ungefähr zu wissen, wann es Zeit ist zu essen oder zu schlafen wird durch die Krankheit meist gestört. Es ist schwer vorstellbar, daß sich jemand in der eigenen Wohnung verlaufen kann oder wirklich davon überzeugt ist, daß Sie stundenlang weg waren, obwohl Sie den Raum nur für 5 Minuten verlassen haben. Dennoch sind solche Verhaltensweisen sehr häufig und vielleicht nicht ganz unverständlich, wenn Sie sich die Folgen der Gedächtnisstörung vor Augen halten.

Für einen Demenzkranken ist das hauptsächliche Problem nicht so sehr, daß er nicht weiß, wie spät es ist, an welchem Ort er sich aufhält und wo ein bestimmtes Zimmer zu finden ist, sondern die Angst, die dieses Nichtwissen hervorruft. Die meisten Menschen hätten Angst, wenn sie sich in der eigenen Wohnung nicht mehr auskennen würden. Zu wissen, daß Mittag ist, ist nicht so wichtig, sehr wohl aber die Möglichkeit, das Essen verpaßt zu haben oder die Lieblingssendung im Fernsehen, oder auch die Angst davor, verlassen zu werden. Auch wenn der Demenzkranke sich nicht völlig über seine eigene Orientierungsstörung im klaren ist, kann er dennoch Angst haben, weil der Tag keine klare Struktur hat oder sich in einer scheinbar fremden Umgebung nicht wohlfühlen, in der alles mögliche geschehen kann.

Wie Sie mit Orientierungsstörungen umgehen
– Beruhigen Sie den Kranken
– Finden Sie heraus, wie Sie dem Kranken ein Zeitgefühl geben können

Wie Sie Probleme durch Orientierungsstörungen vermeiden
– Schaffen Sie Routinen
– Passen Sie die Umgebung an die Bedürfnisse des Kranken an und vermeiden Sie dann unnötige Veränderungen

3.1.3.1   Wie Sie mit Orientierungsstörungen umgehen

➤   *Beruhigen Sie den Kranken*

Wahrscheinlich werden Sie feststellen, daß es für den Demenzkranken beruhigender ist, wenn Sie ihm erklären, daß er sich keine Sorgen zu machen braucht, als wenn Sie ihm einfach sagen, wie spät es ist oder wo er sich gerade aufhält. Zum Beispiel kann er sich darüber Gedanken machen, ob es schon 10 Uhr ist (die Zeit für den Bus zur Tagesstätte). In diesem Fall ist es besser, wenn Sie ihm versichern, daß Sie dafür sorgen werden, daß er den Bus nicht verpaßt, als wenn Sie einfach feststellen, daß es erst viertel nach neun ist. Der Kranke glaubt Ihnen vielleicht auch nicht, wenn Sie darauf beharren, daß er schon zu Hause ist, aber Sie können ihm einen Teil seiner Besorgnis nehmen, wenn Sie ihm erklären, daß er bei Freunden und in der Familie ist. Manche Angehörige haben die Erfahrung gemacht, daß es hilfreich sein kann, die Aufmerksamkeit des Patienten auf etwas Vertrautes zu lenken, etwa auf einen Lehnstuhl.

➤   *Suchen Sie nach Möglichkeiten, das Zeitgefühl des Kranken zu stützen*

Möglicherweise stellen Sie fest, daß der Demenzkranke nicht recht versteht, was Sie mit „um fünf Uhr" oder mit „in zehn Minuten" meinen. Es gibt aber andere Möglichkeiten, den Lauf der Zeit auszudrücken. Sie könnten zum Beispiel einen Küchenwecker oder eine altmodische Sanduhr verwenden. Man hat herausgefunden, daß manche Demenzkranke mit einer altmodischen Sanduhr etwas anfangen können, auch wenn Sie sie nicht von früher her kennen. Es gibt noch weitere Möglichkeiten im täglichen Leben, zum Beispiel wenn alle ihren Kaffee getrunken haben oder wenn die Waschmaschine fertig ist.

3.1.3.2   Wie Sie Probleme durch Orientierungsstörungen vermeiden

➤   *Schaffen Sie einen strukturierten Tagesablauf*

Wenn dem Demenzkranken das Zeitgefühl immer mehr verlorengeht, ist es hilfreich, wenn Sie sich an einen festen Tagesablauf halten, bei dem der Tag durch bestimmte Ereignisse eingeteilt wird, so daß eine gewisse Struktur entsteht. Wenn es während des Tages genügend Ereignisse gibt, merkt man leichter, welche Tageszeit es ist und was gerade geschieht. Ein gleichbleibender Tagesablauf verhindert, daß der Tag wie eine ununterbrochene Folge von Überraschungen erscheint und das kann Angst vermindern. Eine Möglichkeit besteht darin, den Tagesplan beim Frühstück mit dem Demenzkranken zu besprechen. Sie können den Plan beim Mittagessen dann noch einmal durchgehen. Andererseits können Sie an einem mehr oder weniger gleichbleibenden Programm für alle Tage festhalten, ohne es niederzuschreiben.

➤   *Passen Sie die Umgebung an und behalten Sie diese bei*

Sie sollten versuchen, eine gleichbleibende Umgebung beizubehalten, die Gegenstände immer an denselben Platz zu geben und nicht zu viele tiefgreifende Veränderungen einzuführen. Das Anbringen von Hinweisschildern an Türen entweder mit einem Bild oder mit Wörtern kann es dem Demenzkranken erleichtern, sich in der Wohnung zurechtzufinden, auch dann, wenn es für ihn nicht mehr wie ein vertrauter Ort aussieht. (Im Abschnitt über Verständigung finden Sie Hinweise für die Verwendung von Zeichen). Es wird ihm nicht das Gefühl nehmen, sich verirrt zu haben, oder in der falschen Wohnung zu sein. Aber es wird die Angst vermindern, die daraus entsteht, daß er sich nicht auskennt. Etiketten oder Schilder an Schränken und Schubladen können dem Patienten helfen, zurechtzukommen ohne jemand fragen zu müssen und damit Aufmerksamkeit auf sein Problem zu lenken.

Ortswechsel können bei Demenzkranken Orientierungsstörungen auslösen. Falls sich daher mehrere Familienmitglieder an der Pflege beteiligen, ist es besser, wenn sie den Patienten abwechselnd aufsuchen als wenn der Patient turnusmäßig in andere Wohnungen gebracht wird. Je vertrauter die Umgebung ist, um so leichter fällt es dem Demenzkranken, sich zu Hause und behaglich zu fühlen. Auf der anderen Seite dürfte es kein Problem sein, an einem anderen Ort für den Kranken zu sorgen, zum Beispiel in einem Tageszentrum, solange er Vertrauen zur Familie oder zu anderen Menschen hat.

3.2   Der Alltag

3.2.1   Körperpflege (Waschen, Rasieren, Haar- und Nagelpflege)

▬▬▬   *Mein Vater wollte sich nicht baden lassen. Ich glaube, er schämte sich, wenn ihn seine Tochter nackt sah. Ich sprach mit der Tagesklinik, in die er geht und die sagten, sie würden es versuchen. Die Schwester hatte überhaupt kein Problem, ihn zu einem Bad mit ihrer Hilfe zu überreden.* ▬

Demenzkranke brauchen gewöhnlich zunehmend Hilfe bei der Körperpflege. Im Verlauf der Krankheit können sie die Fähigkeit verlieren, Gegenstände wie den Kamm oder die Zahnbürste zu verwenden. Auch vergessen sie, die Bedeutung der Gegenstände und wofür man sie braucht. Möglicherweise sind sie sich auch nicht mehr darüber im klaren, daß sie sich waschen müssen oder sind der Meinung, daß sie es schon gemacht haben. Es kann auch sein, daß sie das Interesse für Sauberkeit und gutes Aussehen verlieren. Der Umstand allerdings, daß jemand mehr Hilfe braucht, bedeutet keineswegs, daß er diese Hilfe auch gerne annimmt. Es kann zu heftigen Auseinandersetzungen kommen. Der Patient setzt sich dagegen zur Wehr, von Ihnen abhängig zu sein und mag das Gefühl haben, daß Sie in seine Intimsphäre eindringen. Darüber hinaus ist er vielleicht gar nicht davon überzeugt, daß es so wichtig ist, sich regelmäßig zu waschen und sich um die eigene Erscheinung zu kümmern. Als pflegender Angehöriger haben Sie die Aufgabe, für das richtige Maß an Hilfestellung für die veränderlichen Bedürfnisse des Patienten zu sorgen, gleichzeitig aber seine Intimsphäre und sein Bedürfnis nach Unabhängigkeit zu respektieren.

**Wie Sie mit Schwierigkeiten bei der Körper-
pflege umgehen**

– Nehmen Sie Rücksicht auf die Intimsphäre
und auf die Würde des Demenzkranken
– Geben Sie dem Kranken die nötigen Hilfestellungen ohne ihn seiner Eigenständigkeit zu
berauben
– Beruhigen Sie den Kranken (über die Temperatur und die Tiefe des Wassers, über die Gefahr
des Ausrutschens usw.)
– Beharren Sie nicht auf häufigeren Bädern als
es der Kranke gewöhnt ist und gehen Sie zum
Duschen über, wenn das Baden zu schwierig
wird
– Machen Sie das Baden zu einer angenehmen
Beschäftigung
– Überlegen Sie, ob Sie die Naßrasur durch einen
elektrischen Rasierapparat ersetzen sollten
– Denken Sie an Möglichkeiten, das Selbstwert-
gefühl zu erhöhen, zum Beispiel durch Mani-
küre, Nagellack, oder durch eine neue Frisur
– Trennen Sie das Baden vom Haarewaschen
wenn beides zugleich zu schwierig ist
– Achten Sie auf die Finger- und Zehennägel
– Sorgen Sie für Sicherheit im Bad

3.2.1.1   Wie Sie mit Schwierigkeiten bei der Körperpflege umgehen

➤ *Nehmen Sie Rücksicht auf die
Intimsphäre und auf die Würde
des Demenzkranken*

Wenn sich der Demenzkranke wäscht und Sie
sind dabei, um ihn anzuleiten oder um ihm zu
helfen, kann das für ihn unangenehm und peinlich sein. Die meisten Menschen haben sich ein
Leben lang seit der frühen Kindheit allein gewaschen und können sich nur schwer daran gewöhnen, daß andere Menschen zugegen sind. Der
Grad an Peinlichkeit kann von Ihrer Beziehung
zum Patienten abhängen, zum Beispiel ob sie
gleichen Geschlechts sind, aber auch vom Grad
der erforderlichen Hilfe. Vielleicht schämt sich
der Kranke weniger in einer medizinischen Umgebung. Sie können einen Teil der Peinlichkeit
vermeiden, wenn Sie eine Krankenschwester zu
Hilfe holen. Wenn der Patient eine Tagesstätte besucht, können Sie vielleicht auch einrichten, daß
sich das Personal dort um das Waschen kümmert.
Der Demenzkranke kann in der Lage sein,
selbständig zu duschen oder ein Bad zu nehmen.
Es ist eine sinnvolle Sicherheitsvorkehrung, das

Schloß an der Innenseite der Badezimmertür zu
entfernen. Sonst wäre es möglich, daß der Patient
sich einschließt und dann die Tür nicht mehr öffnen kann. Das kann einen Panikzustand auslösen.
Auch könnte der Kranke im Bad einen Unfall haben, zum Beispiel stürzen, einschlafen, oder vergessen, die Badewanne zu verlassen. Sie hätten
dann Schwierigkeiten, das Badezimmer zu betre-
ten, um ihm zu helfen. Um die Privatsphäre des
Patienten zu wahren, können Sie ein Schild an
der Badezimmertür anbringen, das anzeigt,
wenn das Bad besetzt ist.

➤ *Versuchen Sie, die Selbständigkeit des
Patienten zu fördern*

Es gibt verschiedene Möglichkeiten, zu helfen, in
Abhängigkeit von den Verstehensmöglichkeiten
und den Fähigkeiten des Patienten. Zum Beispiel
könnten Sie dem Kranken das Waschen selbst
überlassen und ihn nur erinnern, wenn es nötig
ist. Auch können Sie bestimmte Handlungen erklären oder Schritt für Schritt vormachen. Wo
immer es möglich ist, versuchen Sie den Patienten eine Handlung selbst beginnen und vollen-
den zu lassen und greifen Sie nur dann ein oder
helfen nur dann, wenn es nötig ist. Wenn der
Kranke Bilder oder Schrift noch versteht, können
sie Notizen oder Zeichnungen verwenden, um
ihn zu erinnern. Eine weitere Möglichkeit besteht
darin, alle Vorbereitungen zu treffen und den Patienten dann beim Waschen allein zu lassen (z.B.
frische Kleidung zurechtlegen, das Badewasser
einlassen, das Badezimmer heizen, Handtücher,
Seife und Shampoo bereitstellen).

➤ *Wie Sie den Patienten beruhigen
können*

Manche Demenzkranke haben Angst, ein Bad zu
nehmen und sind dabei lieber nicht allein. Die
Angst hängt meist mit der Temperatur und mit
der Tiefe des Wassers zusammen, außerdem mit
der Gefahr des Stürzens. Weil ältere Menschen
empfindlicher sind gegenüber hohen und niedrigen Temperaturen, könnte der Patient das Wasser
als zu heiß und den Raum als zu kalt empfinden.
Daran sollten Sie denken, wenn Sie das Badezimmer und das Wasser vorbereiten. Der Kranke hat
vielleicht weniger Angst, auzurutschen, wenn Sie
weniger Wasser einlassen oder eine rutschfeste
Matte in der Badewanne anbringen. Die Verwendung von farbigen Badezusätzen kann es leichter
machen, die Tiefe des Wassers einzuschätzen.

Die Matte sollte aber keine zu dunkle Farbe haben, sonst könnte es für den Patienten wie ein Loch aussehen. Sie können den Patienten auch dadurch unterstützen, indem Sie ihm in die Badewanne hinein und wieder heraus helfen, auch wenn er dann in der Badewanne alleine ist.

➤ *Dusche oder Bad?*

Eine Dusche kann eine gute Idee sein, wenn sich der Patient sehr dagegen sträubt, ein Bad zu nehmen. Vielleicht hat er sich auch im Laufe der Jahre bestimmte Gewohnheiten angeeignet (zum Beispiel während der Woche zu duschen und nur einmal am Wochenende zu baden). Möglicherweise stellen Sie fest, daß es nicht nötig ist, diese Gewohnheit zu ändern. Manchen Patienten fällt das Duschen auch leichter als das Baden, und umgekehrt. Einige haben Schwierigkeiten, in die Badewanne hinein und wieder herauszukommen, wieder andere fürchten sich vor der Dusche. Wenn es zu kompliziert ist, ein Bad oder eine Dusche zu nehmen, können Sie sich auch für das Abwaschen des Körpers entscheiden.

➤ *Machen Sie das Baden zu einer angenehmen Beschäftigung*

Es ist wichtig, das Waschen zu einer möglichst angenehmen Erfahrung zu machen. Das geht nur schwer, wenn der Raum kalt und unbequem ist, oder wenn sich der Patient gehetzt, beschämt, wie ein Kind behandelt fühlt oder wenn er Angst hat. So wichtig es ist, daß sich jemand gründlich und regelmäßig wäscht, sollte das Baden nicht zu einer unbedingten Pflicht werden. Wie andere Menschen auch, schätzen manche Patienten wohlriechende Seifen, Talkum, Schaumbäder oder Musik.

➤ *Rasieren*

Demenzkranke Männer können eines Tages Probleme mit dem Rasieren bekommen. Das hängt aber auch von der Art des Rasierens ab, die sie gewohnt sind. Männer, die eine Naßrasur bevorzugen, können möglicherweise mit dem Rasierapparat nicht mehr umgehen und schneiden sich. Eine Lösung ist, sie beim Rasieren anzuleiten oder den Patienten zu rasieren. Dabei muß man aber beachten, daß Sie ihm damit einen Teil seiner Selbständigkeit nehmen. Eine andere Lösung besteht darin, ihn zur Verwendung eines elektrischen Rasierapparates zu überreden. Wenn Sie den Patienten dazu ermuntern, sich weiterhin jeden Tag zu rasieren, wird das nicht nur seine Eigenständigkeit länger aufrechterhalten, sondern auch dazu beitragen, daß er länger ein Interesse an seiner Erscheinung hat, was auch sein Wohlbefinden erhöht. Wenn die Schwierigkeiten zu groß werden, kann es besser sein, wenn sich der Patient einen Bart wachsen läßt.

➤ *Haarpflege*

Eine gute Frisur hält die Haare nicht nur sauber und hübsch, sie fördert auch das Selbstwertgefühl. Deswegen ist es eine gute Idee, zum Friseur zu gehen oder den Friseur ins Haus kommen zu lassen. Wahrscheinlich ist es am besten, die Haare so zu waschen, wie es der Patient immer gemacht hat und dabei darauf zu achten, daß es für den Patienten nicht schmerzhaft oder unbequem ist. Eine andere Lösung besteht darin, gelegentlich ein Trockenshampoo zu benützen. Wenn es für sie schwierig ist, dem Patienten die Haare zu waschen während er gleichzeitig ein Bad nimmt, kann es hilfreich sein, wenn Sie die beiden Vorgänge trennen. Ein kurzer Haarschnitt ist meist einfacher zu pflegen.

➤ *Nagelpflege*

Für Demenzkranke ist es meist schwierig oder sogar unmöglich, ihre Finger- und Zehennägel zu schneiden. Manchmal vergessen sie es auch einfach. Achten Sie auf die regelmäßige Nagelpflege, denn ungeschnittene Zehennägel können Probleme verursachen. Manche Patienten schätzen eine Maniküre, und weibliche Patienten lassen sich die Nägel vielleicht gerne lackieren.

➤ *Machen Sie das Badezimmer zu einem sicheren Ort*

Haltegriffe kann man an verschiedenen Stellen im Badezimmer anbringen, um es dem Demenzkranken zu erleichtern, sich darin zu bewegen und in die Badewanne hinein- und wieder herauszukommen. Es kann helfen, eine Sitzbank in der Badewanne und einen Duschzusatz anzubringen, so daß die Patienten im Sitzen duschen können. Sie können sogar einen Stuhl in die Dusche stellen, wenn der Patient nicht lange stehen kann oder unsicher auf den Beinen ist und leicht ausrutscht. Um das Ausrutschen zu vermeiden, sorgen Sie dafür, daß alle Teppiche im Badezimmer gut befestigt sind. Sie sollten alle unnötigen

Gegenstände aus dem Badezimmer entfernen, denn sie tragen zur Verwirrung des Patienten bei oder fordern zu unsachgemäßem Gebrauch heraus, zum Beispiel kann ein Papierkorb mit der Toilette verwechselt werden. Die Gegenstände, die der Patient braucht oder benutzen möchte, können Sie zurechtlegen oder ihm geben wenn es nötig ist.

3.2.2   Ankleiden

Ich frage meine Schwester nicht, „Was möchtest du heute anziehen?", sondern lege ihr zwei Kombinationen auf das Bett und frage sie, welche sie anziehen möchte.

Jedesmal, wenn ich meine Mutter besuche, trägt sie dieselben Kleidungsstücke. Sie hatte viele Sachen in ihrer Garderobe, aber zog sie nie an. Wir gerieten in Streit als ich versuchte, sie zum Wechseln der Kleidung zu bewegen. Deshalb habe ich ihr mehr Kleidungsstücke gekauft, die genauso aussehen wie ihre Lieblingssachen. Sie merkt nicht, wenn ich ihr die sauberen Stücke hinlege, während sie im Bett ist. Jetzt ist sie sauberer und wir sind beide entspannter, weil ich damit aufgehört habe, an sie hinzunörgeln. ■

Für Demenzkranke kann es schwierig sein, sich anzuziehen, beispielsweise weil sie vergessen, in welcher Reihenfolge die Kleidungsstücke angezogen werden oder aufgrund von körperlichen Einschränkungen, etwa beim Umgang mit Knöpfen. Manche verlieren auch das Interesse daran, gut angezogen zu sein oder wehren sich sogar gegen einen Wechsel der Kleidung. Diese Einstellung kann Ihnen Kummer machen, besonders wenn der Patient immer sehr auf seine äußere Erscheinung geachtet hat. Vielleicht stellen Sie auch fest, daß Sie immer mehr Zeit brauchen, um dem Kranken beim Anziehen zu helfen und daß dies mit Ihren anderen Aufgaben in Konflikt gerät. Es gibt aber einige Maßnahmen, die Sie ergreifen können, damit sich der Patient soweit wie möglich selbständig anziehen kann und dadurch sein Selbstwertgefühl wieder herstellt oder aufrechterhält, ohne daß das Ankleiden für Sie eine noch größere Last wird.

Wie Sie beim Ankleiden helfen

– Geben Sie Hilfestellungen, ohne dem Kranken alles abzunehmen
– Ermutigen und beruhigen Sie den Demenzkranken

– Geben Sie dem Kranken genug Zeit, um sich anzuziehen
– Beschränken Sie die Auswahl auf zwei Kombinationen
– Stellen Sie saubere Kleidung diskret bereit, falls erforderlich
– Entfernen Sie ungeeignete Kleidung aus dem Kleiderschrank
– Seien Sie taktvoll im Fall von Inkontinenz oder wenn der Patient verschmutzte Kleidung nicht gewechselt hat
– Vereinfachen Sie das Schminken für weibliche Patienten

3.2.2.1   Wie Sie beim Ankleiden helfen

➤ *Hilfestellungen, Ermutigung, Bestätigung und Komplimente*

Es gibt mehrere Möglichkeiten, wie Sie helfen können, beispielsweise durch Erinnern, durch Erklären was zu tun ist, durch Vormachen, durch körperliche Hilfestellungen oder durch das Zurechtlegen der Kleidungsstücke in der richtigen Reihenfolge. Sie sollten nur das nötige Maß an Hilfe geben, so daß der Demenzkranke möglichst viel von seiner Eigenständigkeit behält und nicht den Ansporn verliert, es selbst zu versuchen. Wenn er immer wieder scheitert, wird er verständlicherweise seine Versuche bald aufgeben, es selbständig zu versuchen. Aus diesem Grund sollten Sie ihm für das Ankleiden genügend Zeit lassen, ihn zum Weitermachen ermutigen und ihm Bestätigung geben. Versuchen Sie, nicht zu viel Aufmerksamkeit auf Fehler zu lenken, sondern Fehler mit Humor zu überspielen. Wenn der Patient keinen Auftrieb hat, es selbst zu versuchen, kann ein gelegentliches Kompliment helfen. Wenn Sie merken, daß der Kranke in irgendetwas gut aussieht und ihm das sagen, kann es sein Interesse am Ankleiden wecken.

➤ *Kleidungsstücke auswählen*

Es kann Streß und Verwirrung vermindern, wenn Sie eine Auswahl von nicht mehr als zwei Kombinationen vorgeben. Wenn Sie die Kleidungsstücke heraussuchen, denken Sie an die Persönlichkeit des Patienten, an seinen Stil und an seine früheren Gewohnheiten. Ein Mann, der immer Anzüge getragen hat, fühlt sich möglicherweise in Jeans nicht wohl. Manche Frauen haben etwas dagegen, Hosen zu tragen. Sie können auch un-

Tab. 3   Auswahl von Kleidungsstücken

Sinnvoll	Kann Probleme bereiten
Klettverschlüsse	Knöpfe oder Haken
große Reißverschlüsse	kleine Reißverschlüsse
Schuhe zum Hineinschlüpfen	Schnürschuhe
Zierschnallen oder Zierbänder	Schnallen- und Schnürschuhe
Hüftgürtel	Gürtel und Schnallen
BH mit Vorderverschluß	BH mit Rückenverschluß
locker sitzende Kleidung mit weiten Ärmeln	eng anliegende Kleidung
Pullover mit weitem Ausschnitt	halterlose Strümpfe (Durchblutungsprobleme)

geeignete Kleidungsstücke aus der Garderobe entfernen. So vermeiden Sie, daß der Kranke im Winter Sommersachen anziehen will und umgekehrt. Manches an der Kleidung wie Verschlüsse können für Demenzkranke schwer zu handhaben sein. Wenn Sie Kleidungsstücke ändern oder neue Kleidungsstücke auswählen, die einfacher zu handhaben sind, kommt der Patient besser damit zurecht und für Sie ist es einfacher, Hilfestellung zu geben. Tab. **3** gibt einige Ratschläge.

Wenn Sie feststellen, daß bestimmte Kleidungsstücke immer zu Schwierigkeiten führen, können Sie vielleicht eine Alternative finden. Wenn es für den Patienten problematisch ist, Schnürsenkel zu binden, nehmen Sie Schuhe, in die man einfach hineinschlüpfen kann oder helfen Sie dem Patienten, die Schuhe zu binden. Wenn er Schnürsenkel oder Schnallen besonders gerne mag, suchen Sie Slipper mit Zierschnallen aus.

➤   *Sauberkeit und Kleidung*

Wenn Sie Schwierigkeiten haben, den Demenzkranken zum Wechseln seiner Kleidung zu bewegen, können Sie verschmutzte Kleidung durch frische während der Nacht ersetzen. Möglicherweise lehnt der Patient das aber ab oder denkt, daß jemand seine Kleidung gestohlen hat. In solchen Fällen kann es einfacher sein, ähnliche Kleidungsstücke zu kaufen, so daß der Austausch nicht auffällt. Manche Patienten leiden an Inkontinenz (siehe Kapitel 3.4.6 über Inkontinenz). Sie können es als besonders peinlich empfinden, die Kleidung in Ihrer Gegenwart zu wechseln und

wehren sich vielleicht aus diesem Grund gegen das Umziehen. Wenn der Patient ein „Mißgeschick" hatte, werden Sie die Erfahrung machen, daß es kurzfristig und auf Dauer hilfreich ist, eine verständnisvolle, nicht kritische Haltung einzunehmen.

➤   *Vereinfachen Sie das Schminken*

Viele Frauen fühlen sich nicht vollständig angezogen, wenn sie nicht geschminkt sind. Die Symptome der Demenz können es aber schwer machen, sich selbst zu schminken. Männer sind oft ungeschickt oder unsicher, hier zu helfen. Es ist aber nicht notwendig genau zu wissen, wie man ein perfektes Make-up auflegt, um einer demenzkranken Frau zu helfen. Sie könnten ihr raten, welche Farben sie wählen soll, oder sie daran erinnern, Rouge oder Lippenstift zu verwenden. Sie können ihr auch Behälter oder Tuben öffnen und sicherstellen, daß das Make-up gleichmäßig aufgetragen wird, so daß es nicht fleckig wirkt. Wahrscheinlich hilft es, wenn Sie den Vorgang vereinfachen und dann durch Erinnern helfen oder die nötigen Hilfestellungen geben. Das Ergebnis ist vielleicht nicht überwältigend, könnte ihr aber dabei helfen, das Interesse an der eigenen Erscheinung aufrechtzuerhalten und ihr Selbstwertgefühl stärken.

3.2.3   Essen und Trinken

Mein Lebenspartner ist jetzt so unruhig, daß er kaum stillsitzen und fertig essen kann. Aber er nimmt gerne ein Sandwich und ißt es im Gehen.

Ich habe mich so aufgeregt, als meine Schwester in Gegenwart von Gästen mit den Fingern aß. Ich habe versucht, sie dazu zu bringen, daß sie eine Gabel nimmt und habe eine Zeitlang niemand eingeladen. Dann habe ich aber darüber nachgedacht und eingesehen, daß sie damit eigentlich niemand schadet. Sie hat sich nichts dabei gedacht, und unseren Bekannten machte es auch nichts aus – nur ich habe mich geschämt. Deshalb habe ich beschlossen, mir darüber keine Gedanken mehr zu machen. ■

Vielleicht haben Sie festgestellt, daß Mahlzeiten immer schwieriger werden. Möglicherweise verschüttet der Kranke beim Essen alles und Sie müssen ihm bei der Handhabung von Messer und Gabel helfen. Das kann Sie stören und vielleicht schämen Sie sich in Gegenwart von Gästen. Auch kann es sein, daß die Patienten mehr als früher essen, weil sie vergessen, daß sie schon etwas zu sich genommen haben. Andererseits vergessen manche Kranke überhaupt zu essen. Wieder andere fangen an, alles zu essen oder nur eine einzige Speise. Die Patienten können über ihre Schwierigkeiten sehr besorgt sein. Vielleicht schämen sie sich oder sind frustriert darüber, daß sie nicht mehr richtig essen können oder sie leiden an anderen Problemen wie Verstopfung, sie vergessen die Nahrung zu kauen, oder haben eine Störung des Geschmackssinnes. Es gibt aber eine Reihe von Möglichkeiten, wie Sie dem Demenzkranken dabei helfen können, sich gesund zu ernähren und Mahlzeiten zu genießen, gleichzeitig aber ein gewisses Maß an Unabhängigkeit aufrechtzuerhalten.

Wie Sie mit dem Essen und Trinken umgehen

– Geben Sie Hilfestellungen, ermutigen Sie aber gleichzeitig zur Selbständigkeit
– Lassen Sie dem Kranken genug Zeit und machen Sie die Mahlzeiten zu einem angenehmen Erlebnis
– Kümmern Sie sich nicht zuviel um gute Manieren und Reinlichkeit

Wie Sie Probleme beim Essen und Trinken vermeiden

– Passen Sie die Einnahme der Mahlzeiten den Bedürfnissen des Kranken an
– Stellen Sie sicher, daß der Patient 1½ Liter (8 Tassen) Wasser pro Tag trinkt
– Im Falle von Appetitverlust, sprechen Sie mit Ihrem Arzt
– Suchen Sie einen Zahnarzt auf (siehe Kapitel über Zahnprobleme)

3.2.3.1   Wie Sie mit dem Essen und Trinken umgehen

➤   *Geben Sie Hilfestellungen, ermutigen Sie aber gleichzeitig zur Selbständigkeit*

Damit sich der Demenzkranke nicht wie ein Kind fühlt und sich schämt, ist es am besten, ihn dazu anzuregen, so viel wie möglich selbst zu machen. Wenn er zum Beispiel nicht mehr mit einem Messer umgehen kann, sollte er nicht mit dem Löffel essen, sondern Sie könnten die Nahrung in mundgerechten Stücken anrichten oder vor dem Servieren schneiden. Indem Sie die Art des Essens oder Servierens ändern, können Sie dem Kranken

die Möglichkeit geben, länger selbständig zu sein. Manchmal ist nur ein einfacher Hinweis erforderlich, zum Beispiel einen Löffel statt einer Gabel zu benutzen. In einem bestimmten Stadium wird es aber notwendig werden, den Patienten zu füttern. Falls das eintritt, sollten Sie keine Nahrung zuführen, wenn der Patient müde oder unruhig ist, oder wenn er liegt, weil er sich sonst verschlucken könnte. Manche Medikamente können zu Schwierigkeiten mit dem Schlucken führen, weil Nahrung im Mund liegen bleibt. Wenn der Patient Schluckbeschwerden hat, sind folgende Ratschläge nützlich.

Stellen Sie sicher, daß der Patient aufrecht sitzt, das Kinn unten hält und kleine Schlucke nimmt. Vermeiden Sie Gefäße, bei denen man den Kopf zu weit nach hinten neigen muß (es gibt besonders geformte Tassen). Wechseln Sie zwischen Essen und Trinken ab, um den Mund zu leeren. Ermuntern Sie den Patienten dazu, bei jedem Bissen Nahrung zweimal zu schlucken (das heißt, ein zweites Mal hinunterzuschlucken, obwohl der Mund leer ist). Wenn er nicht schluckt, hilft es manchmal, ihm einen leeren Löffel vorzuhalten. Sorgen Sie dafür, daß der Patient häufig schluckt, damit der Nahrungsbrei nicht aus dem Mund herausläuft. Vermeiden Sie Mischungen von Flüssigkeiten und fester Nahrung (zum Beispiel manche Suppen oder Cornflakes), faserhaltige Nahrungsmittel (etwa Kohl oder grüne Bohnen), weiche Nahrungsmittel (Gurken) und kleine harte Nahrungsmittel (wie Erdnüsse und Zuckermais).

➤   *Machen Sie die Mahlzeiten zu einem angenehmen Erlebnis*

Als Folge dieser Schwierigkeiten ißt der Patient nicht mehr gerne und sieht darin eher eine lästige Pflicht als ein angenehmes Erlebnis. Wenn Sie dem Patienten genügend Zeit lassen, um alleine oder mit geringen Hilfestellungen mit dem Essen zurechtzukommen, wird er sich entspannter fühlen. Hintergrundmusik kann auch zu einer lockeren Atmosphäre beitragen. Wenn der Demenzkranke nicht mehr essen kann, ohne ein wenig zu kleckern und Unordnung zu machen, ist es am besten, die Aufmerksamkeit nicht darauf zu lenken, denn das könnte ihn entmutigen. Vielleicht möchte der Patient auch mehr einbezogen werden, zum Beispiel in die Vorbereitung des Essens oder beim Abräumen des Tisches. Mahlzeiten sind eine ausgezeichnete Gelegenheit, einem Demenzkranken das Gefühl des Tätigseins und Nützlichseins zu geben.

3.2.3.2   Wie Sie Schwierigkeiten beim Essen und Trinken vermeiden

Einige Schwierigkeiten können Sie vermeiden, wenn Sie bestimmte Vorkehrungen treffen oder Ihre Art und Weise ändern, Speisen zuzubereiten und zu servieren. Zum Beispiel:

Ablauf: Gewähren Sie mehr Zeit, servieren Sie komplett zusammengestellte Teller anstelle den Patienten selbst zugreifen zu lassen. Gehen Sie zu kleineren Mahlzeiten mehrmals am Tag über wenn der Patient vergißt, daß er schon gegessen hat. Servieren Sie das Hauptgericht mittags, um nächtlichen Verdauungsbeschwerden vorzubeugen.

Geschirr und Anrichten: Erkundigen Sie sich nach besonders geformtem Geschirr, unzerbrechlichen Tellern, rutschfesten Sets und Trinkgefäßen, die man nicht umstoßen kann. Verwenden Sie für bestimmte Speisen Becher, denn die Fähigkeit einen Becher zu halten bleibt in der Regel länger erhalten als der Umgang mit Messer und Gabel. Schaffen Sie einen auffälligen Farbkontrast zwischen Tellern und dem Tisch und vermeiden Sie stark gemusterte Tischtücher, weil dies zu Verwirrung führen kann.

Art der Speisen: Gehen Sie zu Speisen über, die man mit den Fingern essen kann, wenn der Patient nicht mehr mit Messer und Gabel zurechtkommt, sehr unruhig ist und nicht bei Tisch bleibt. Bei mundgerecht zugeschnittenen Stücken braucht man kein Messer. Pürieren Sie Speisen aber geben Sie keine Kindernahrung, um den Patienten nicht zu beschämen. Vermeiden Sie Milch und Zitrusfruchtsäfte, die zu einer vermehrten Speichelproduktion führen und eventuell vorhandene Atembeschwerden sowie Aufstoßen verschlimmern können.

➤   *Stellen Sie eine ausreichende Flüssigkeitszufuhr über den Tag sicher*

Sie müssen dem Demenzkranken genügend zu trinken geben, um Austrocknung, Verstopfung und Verwirrtheitszustände zu vermeiden. Soweit wie möglich, lassen Sie den Patienten 1½ Liter (8 Tassen) Flüssigkeit pro Tag trinken. Es gibt Situationen, in denen man noch stärker auf die Flüssigkeitszufuhr achten muß, zum Beispiel bei Patienten mit Erbrechen, Durchfall oder Zuckerkrankheit, aber auch bei Patienten, die entwäs-

sernde Mittel oder Herzmittel nehmen. Was die praktische Seite angeht, müssen Sie dafür sorgen, daß die Getränke nicht zu heiß sind, weil sich der Kranke verbrühen kann ohne es zu merken. Wenn der Patient unruhig ist, sollten Sie anregende Getränke beschränken (wie Kaffee, Tee oder heiße Schokolade). Alternativen dazu sind Fruchtsäfte und Milchgetränke, aber auch entkoffeinierte Getränke. Ansonsten lassen Sie den Patienten trinken, was er gewöhnt ist.

➤   *Suchen Sie bei Appetitlosigkeit einen Arzt auf*

Wenn der Kranke an Gewicht verliert, müssen Sie sich keine allzu großen Sorgen machen, denn das kann eine ganz natürliche Folge der Krankheit sein. Dabei können die Patienten sogar ganz normal essen. Dennoch kann es ratsam sein, Ihren Arzt aufzusuchen um sicherzugehen, daß keine körperliche Ursache dahintersteckt und für den Fall, daß Zusätze zur Nahrung notwendig sind.

3.2.4   Persönliche Beziehung

▬▬▬   *Ich habe meinen Vater immer für einen sturen, einzelgängerischen und hart arbeitenden Menschen gehalten. Jetzt habe ich einen gefühlvollen, freundlichen und zärtlichen Vater in ihm entdeckt. Diese Seite seiner Persönlichkeit war immer verborgen, vielleicht als Folge von Schamgefühlen oder Hemmungen. Dank der Alzheimer-Krankheit habe ich das jetzt herausgefunden.*

Meine Frau und ich hatten eine sehr enge körperliche Beziehung, aber seit vor 4 Jahren die Diagnose gestellt worden ist, hat sie ihr Interesse allmählich verloren. Am Anfang hat mir das sehr viel ausgemacht, aber wir schlafen noch immer in einem Bett und das hilft mir, mich nahe bei ihr zu fühlen. Es ist etwas, das ich zu akzeptieren gelernt habe. ▪

Ihre Beziehung zu der betroffenen Person hat sich durch die Krankheit wahrscheinlich etwas verändert. Verhaltensstörungen wie Argwohn, falsche Verdächtigungen, Wahnvorstellungen und Aggressivität können jede Beziehung stark belasten. Manche Angehörigen haben den Eindruck, daß der Kern der Beziehung verloren und der Kranke nicht mehr derselbe Mensch ist. Als Folge von Verständigungsschwierigkeiten und Gedächtnisstörungen kann es immer schwieriger werden, Erfahrungen und Erinnerungen zu teilen. Vielleicht haben Sie sogar das Gefühl, einen Begleiter und Vertrauten verloren zu haben. Sie können sich isoliert und alleingelassen fühlen. Genauso kann es dem Kranken gehen, der Sie vielleicht nicht mehr erkennt. Wenn der Patient auch Ihr sexueller Partner ist, werden sich in einem bestimmten Stadium der Krankheit Veränderungen in Ihrem Sexualleben einstellen. Auch wenn Sex nicht immer ein Problem ist, werden Sie feststellen, daß die Bedürfnisse und Interessen des Demenzkranken sich ändern. Vielleicht verliert er sein Interesse an Sex oder wird andererseits besonders fordernd. Auch wenn es Ihnen gelingt, sich an diese veränderten Bedürfnisse anzupassen, fühlen Sie sich dennoch unbehaglich, frustriert, zurückgewiesen oder sogar schuldig wegen Ihrer eigenen sexuellen Wünsche. Möglicherweise vermissen Sie den körperlichen Kontakt und die Berührungen, die zu einer sexuellen Beziehung gehören. Für manche Menschen ist es schwierig, die Rollen des Pflegenden mit der des Sexualpartners in Einklang zu bringen, oder sie finden die Veränderungen in der Persönlichkeit des Kranken abstoßend. Wenn Sie jedoch Ihr Verhalten anpassen und an die veränderten Bedürfnisse des Demenzkranken denken, kann es Ihnen gelingen, eine befriedigende Beziehung aufrechtzuerhalten und sogar Eigenschaften entdecken, von denen Sie gar nichts wußten. Sie sollten aber auch eine Lösung für Ihre eigenen Bedürfnisse finden, die ebenso wichtig sind.

Wie Sie mit Veränderungen Ihrer persönlichen Beziehung umgehen

– Versuchen Sie, die Veränderungen in Ihrer Beziehung anzunehmen und sich anzupassen
– Konzentrieren Sie sich auf die positiven Seiten der Veränderungen
– Erwägen Sie die Möglichkeit, in getrennten Zimmern zu schlafen
– Ziehen Sie die Möglichkeit in Betracht, Ihr Sexualverhalten zu ändern
– Ermutigen Sie den Kranken, sich selbst zu befriedigen oder einen Weg zu finden, wie er Energie los wird
– Finden Sie heraus, ob der Kranke körperlichen Kontakt und Nähe noch wünscht
– Versuchen Sie eine Möglichkeit zu finden, Ihre eigenen Bedürfnisse zu befriedigen
– Sprechen Sie mit einem Arzt über die Möglichkeit einer medikamentösen Behandlung, wenn die sexuellen Wünsche Ihres Partners ein zu großes Problem sind
– Sprechen Sie über Ihre Gefühle mit einer Person Ihres Vertrauens

3.2.4.1 Wie Sie mit Veränderungen Ihrer persönlichen Beziehung umgehen

➤   *Die Veränderungen in Ihrer Beziehung*

Im Laufe der Krankheit können sich Persönlichkeit und Eigenschaften des Patienten erheblich ändern. Vielleicht empfinden Sie diese Veränderungen als Verlust und als etwas Negatives. Auch können die Veränderungen für Sie eine ganz bestimmte Bedeutung haben, wie der Wandel der Rollen, der Verantwortlichkeit oder der Kräfteverteilung. Es ist nicht immer leicht, sich daran anzupassen, denn das Hinnehmen von veränderten Rollen bedeutet auch, sich mit anderen Verlusten abzufinden. Zum Beispiel kann der Verlust der Ehefrau auch den Verlust einer Köchin, einer Chauffeuse oder einer Organisatorin bedeuten. Wenn man für die persönliche Hygiene sorgen und größere Verantwortung tragen muß, kann das manchmal auch das Überschreiten von Grenzen beinhalten. Das kann für Sie sehr schwer sein, vor allem wenn der Kranke in der Vergangenheit für Sie gesorgt hat. Wenn es Ihnen aber gelingt, sich mit Veränderungen und Verlusten abzufinden, finden Sie vielleicht neue Eigenschaften bei sich selbst und sehen eventuell sogar eine Seite der Person des Kranken, die zuvor verborgen war.

➤   *Wie Sie mit den veränderten sexuellen Bedürfnissen des Demenzkranken zurechtkommen*

Wenn der Demenzkranke Ihr Sexualpartner ist, können Sie vielleicht noch gemeinsam schlafen und sich berühren und streicheln, ohne einen richtigen sexuellen Kontakt zu haben. Manche Menschen sind erstaunt, wenn sie feststellen, wie sehr sie die Nähe vermissen, die eine sexuelle Beziehung geben kann. Wenn Sie den körperlichen Kontakt aufrechterhalten, kann Ihnen das helfen, den Verlust der sexuellen Seite Ihrer Beziehung leichter zu überwinden. Auf der anderen Seite ziehen Sie es vielleicht vor, in getrennten Betten oder Zimmern zu schlafen. Das kann hilfreich sein, wenn der Demenzkranke zur Aggressivität neigt, weil seine sexuellen Wünsche nicht erfüllt werden. Es kann auch sinnvoll sein, wenn Sie den Patienten dazu ermutigen, sich selbst zu befriedigen. Sie sollten keine Schuldgefühle entwickeln, wenn Sie zu solchen Mitteln greifen, denn auf diese Weise können Sie eine befriedigende Beziehung erhalten.

Es kann sein, daß der Patient zwar an Sex Interesse hat, aber Schwierigkeiten bekommt, die ihn ängstigen oder frustrieren. Vielleicht hat er die üblichen Praktiken des Vorspiels und des Geschlechtsaktes vergessen. In diesem Fall können Sie verstärkt die Führung übernehmen und neue Möglichkeiten der sexuellen Befriedigung ausprobieren. Sie können auch versuchen, einen nicht-sexuellen Weg der Intimität in Ihrer Beziehung zu finden, zum Beispiel Arm in Arm gehen oder die Schultern massieren.

➤   *Wie Sie mit Ihren eigenen körperlichen*
      Bedürfnissen umgehen

Es kann sein, daß Sie sexuelle Wünsche haben, diese aber mit Ihrem Partner nicht befriedigen können. Ihre sexuellen Bedürfnisse werden aber nicht über Nacht verschwinden, und es ist nicht selbstsüchtig, wenn Sie eine Lösung dafür suchen. Es gibt ein paar mögliche Wege dafür. Sie könnten Beispiel eine sexuelle Beziehung zu einem anderen Partner haben oder sich selbst befriedigen. Manche Menschen zögern aus moralischen oder religiösen Überzeugungen, eine solche Lösung zu suchen oder sie schämen sich und ziehen es vor, ihre Energie in anderer Weise zu kanalisieren.

➤   *Medikamente*

Manche Demenzkranke verhalten sich aggressiv, wenn ihre sexuellen Wünsche nicht erfüllt werden. Sie müssen daher an Ihre eigene Sicherheit denken. Wenn das Problem außer Kontrolle zu geraten droht, kann Ihnen vielleicht Ihr Arzt helfen. Er kann Medikamente verordnen, die die sexuellen Bedürfnisse Ihres Partners mindern. Möglicherweise haben diese Medikamente Nebenwirkungen, aber Sie müssen an Ihre Sicherheit denken und einen Ausweg finden.

➤   *Sprechen Sie über Ihre Gefühle mit*
      einer Person Ihres Vertrauens

Es kann Ihnen helfen, wenn Sie über Ihre Gefühle und Probleme mit einer Person Ihres Vertrauens sprechen. Falls es Ihnen unangenehm ist, über diese Fragen mit einem Mitglied Ihrer Familie oder mit einem nahen Bekannten zu sprechen, fällt es Ihnen vielleicht leichter, sich an einen Arzt, Sozialpädagogen oder Psychotherapeuten zu wenden, der sich mit dem Krankheitsbild und mit den Schwierigkeiten auskennt, die daraus

folgen. Er kann Ihnen dabei helfen, Ihre Gefühle zu entwirren. Die Aussprache mit anderen Menschen ändert zwar die Situation nicht, aber sie kann es Ihnen leichter machen, mit Dingen zurechtzukommen, die Sie belasten und Entscheidungen zu treffen. Die Aussprache in Angehörigengruppen gibt Ihnen das Gefühl, daß Sie nicht allein und nicht anormal sind. Sie kann Ihnen auch einmal die Gelegenheit geben, über Ihre Probleme zu lachen oder zu weinen.

3.2.5   Erholung, Beschäftigung und Bewegung

▨▨▨   *Stefan läßt mich keine Mahlzeit allein kochen. Er will mir unbedingt dabei helfen. Manchmal muß ich insgeheim etwas noch einmal machen oder zu Ende bringen, aber das ist nicht wichtig. Einmal aber habe ich einen Wassereimer voll mit geschälten Kartoffeln gefunden, die verfault waren. Das war ein scheußlicher Gestank. Stefan hat wahrscheinlich gemeint, er muß mir richtig helfen und hat die Kartoffeln im voraus geschält. Dennoch schätze ich seine Hilfe sehr. Als ich ihm das einmal sagte, lachte er und antwortete: „Ich weiß gar nicht, wie du das vorher alles geschafft hast!"* ▨

Ob Freizeitaktivitäten oder gewöhnliche Hausarbeiten: Tätigsein bringt Ordnung in den Tag, schafft Möglichkeiten der Begegnung und läßt uns spüren, wer wir sind. Manche Tätigkeit und mancher Zeitvertreib sind für Demenzkranke nicht mehr möglich wegen der Störungen von Gedächtnis und Konzentrationsfähigkeit oder wegen körperlicher Einschränkungen. Vielleicht haben sie auch nicht den Antrieb dazu oder kommen nicht in Schwung (siehe hierzu den Abschnitt über Antriebsstörung). Der Bewegungsmangel kann zu einer allgemeinen Verschlechterung des körperlichen Gesundheitszustands führen, aber auch zu Langeweile. Übungen und Tätigkeiten können für einen Demenzkranken in mehrfacher Weise nützlich sein. Sie können ihm helfen, selbständig zu bleiben, seine geistigen und körperlichen Fähigkeiten aufrechterhalten und anregen, überschüssige Energie abführen und den Schlaf fördern. Wenn man einen Demenzkranken dazu anhält Interessen zu verfolgen, aktiv zu bleiben und zu üben, hilft ihm das vor allem dabei, ein so normales Leben zu führen wie nur möglich.

Wie Sie Beschäftigungen finden, die dem Kranken Spaß machen

– Versuchen Sie, den Kranken in Alltagstätigkeiten einzubeziehen, auch wenn seine Hilfe nicht unbedingt nötig ist
– Schlagen Sie eine Beschäftigung vor, von der Sie glauben, daß sie ihm Spaß machen könnte
– Legen Sie Wert auf Spaß, nicht auf Erfolg
– Wenn frühere Beschäftigungen nicht mehr möglich sind, versuchen Sie neue Interessen zu entdecken
– Vereinfachen Sie Tätigkeiten soweit wie möglich oder geben Sie die nötige Unterstützung, ohne dem Kranken alles abzunehmen
– Versuchen Sie sicherzustellen, daß der Demenzkranke Bewegung und frische Luft bekommt

Wie Sie Entmutigung, Enttäuschung und Langeweile vermeiden

– Beschränken Sie die Dauer der Beschäftigung (auf 15 bis 20 Minuten)
– Brechen Sie die Beschäftigung beim ersten Anzeichen von Müdigkeit oder Enttäuschung ab
– Bieten Sie dem Kranken in regelmäßigen Abständen einen Schluck Wasser oder Fruchtsaft an
– Geben Sie dem Kranken eine Aufgabe, die er erfüllen kann und leisten Sie Hilfestellung

3.2.5.1 Wie Sie Beschäftigungen finden, die dem Kranken Spaß machen

➤ *Ermuntern Sie den Patienten, sich an Alltagsaufgaben zu beteiligen*

Bei Hausarbeiten zu helfen vermittelt dem Demenzkranken das Gefühl, nützlich und wichtig zu sein. Regen Sie ihn dazu an, Arbeiten rund ums Haus und im Garten auszuführen (den Tisch abwischen, das Auto saubermachen, Staub wischen, Blätter zusammenkehren, den Rasen mähen, Gemüse putzen, Bettlaken oder Taschentücher zusammenlegen), auch dann, wenn diese Arbeiten nicht unbedingt nötig sind oder anschließend noch einmal ausgeführt werden müssen. Es kann zum Selbstwertgefühl des Patienten beitragen, vor allem, wenn Sie gelegentlich zum Ausdruck bringen, wie wichtig die Hilfe für Sie ist. Es kann auch ein Weg sein, etwas Gemeinsames zu tun. Wenn die Beschäftigung einen Zweck hat, wird sie für den Patienten ein größeres Maß an Befriedigung bringen. Im Verlauf der Krank-

heit kann der Patient immer weniger eine aktiv helfende Rolle übernehmen, und wird Aufgaben leichter finden, die sich wiederholen, zum Beispiel Behältnisse füllen oder Handtücher zusammenlegen.

➤ *Versuchen Sie eine Beschäftigung zu finden, die dem Patienten Spaß macht*

Wenn Sie nach einer geeigneten Beschäftigung für den Demenzkranken suchen, denken Sie daran, was er früher gerne getan hat. Neben Tätigkeiten, von denen Sie wissen, daß sie ihm Freude bereitet haben, entdecken Sie vielleicht auch andere Beschäftigungen, denen er in seiner Jugend nachgegangen ist. Falls nötig, vereinfachen Sie die Aufgabe, geben Sie genügend Unterstützung, damit er sie ausführen kann oder verändern Sie die Aufgabe (zum Beispiel Stricken eines Schals statt eines Pullovers, Fahrradfahren auf einem Heimtrainer statt auf einem richtigen Fahrrad, gemeinsam Kuchen backen, Spielkarten sortieren anstatt richtig Karten zu spielen). Auf diese Weise kann der Patient eine Beschäftigung genießen, die eigentlich schon zu schwer für ihn geworden ist.

Mit Blick auf die früheren Interessen und die Persönlichkeit des Betroffenen können Sie versuchen, neue Aufgaben und Aktivitäten für den Kranken zu finden, zu denen er körperlich und geistig in der Lage ist (wenn auch mit Hilfestellungen, falls erforderlich). Zum Beispiel könnten Patienten, die beruflich irgendetwas hergestellt haben, Gefallen daran finden, beim Kochen zu helfen. Jemand, der Interesse an kleinen Details und am Ordnen von Dingen hat, könnte an einer Briefmarkensammlung oder am Zusammenstellen von Blumen Gefallen finden. Patienten mit künstlerischen Neigungen könnten zur Malerei greifen.

Ihre Wahl der Beschäftigung hängt natürlich davon ab, wieviel Zeit Sie haben und wie Ihre finanzielle Situation ist, aber auch von den Interessen und Fähigkeiten des Kranken. Legen Sie Wert auf Spaß und nicht auf Leistung. Die folgenden Gedanken können hilfreich sein oder Sie auf Ideen bringen:

– Spazierengehen: frische Luft, körperliche Bewegung und ein Umgebungswechsel
– Tanzen: viele Demenzkranke können das, freuen sich an Musik und genießen es, frühere Augenblicke des Glücks noch einmal zu erleben

- Musik hören: vielleicht erinnert sich der Kranke an den Text und singt gerne mit
- Lesen oder Vorgelesenbekommen von Büchern und Zeitungen: auch Geschichten, die der Patient schon kennt
- Fernsehen (alte, vertraute Filme): hüten Sie sich vor Filmen, die Angst erzeugen
- Ansehen von Videos über wichtige Familienereignisse wie Hochzeiten und Feste
- Teilnehmen oder Anwesendsein bei familiären oder religiösen Festen
- Gesellschaft (einschließlich Kinder und Haustiere): ein Haustier kann Behaglichkeit vermitteln, weil man zu ihm sprechen und es streicheln kann. Ein weiches Stofftier kann manchmal als Ersatz dienen
- Gesellschaftsspiele (Domino, Kartenspiele, Ratespiele)
- Zeichnen und Malen: das kann eine Möglichkeit des Ausdrucks und der Verständigung sein
- Fotoalben ansehen
- Gartenarbeit: auch Zimmerpflanzen und Topfpflanzen
- Make-up auftragen
- Sammeln und Ordnen von Dingen (Briefmarken, getrocknete Blumen, Ausschnitte aus Zeitschriften)
- Anhören von Liedern, Ansehen von Filmen oder Unterhaltung in einer Fremdsprache: viele zweisprachige Patienten erinnern sich am längsten an ihre Muttersprache.

3.2.5.2 Zehn Übungen für Demenzkranke und ihre Angehörigen

Bewegung

Die folgenden Bewegungsübungen können von den meisten Menschen gefahrlos durchgeführt werden. Wenn der Patient an einer Herzkrankheit oder an schlecht eingestelltem Bluthochdruck leidet, sollten Sie vorher mit Ihrem Arzt sprechen, um Risiken auszuschließen.

Wie Sie Entmutigung, Frustration und Langeweile vermeiden

Um zu vermeiden, daß der Demenzkranke entmutigt oder frustriert wird, versuchen Sie die Dauer der Aktivität auf fünfzehn bis zwanzig Minuten zu begrenzen. Stellen Sie auch sicher, daß der Patient die Übung durchführen kann. Geben Sie Hilfestellung falls nötig, ohne aber zu über-

treiben. Beenden Sie die Übung bei den ersten Anzeichen von Müdigkeit oder Frustration. Weil geistige und körperliche Tätigkeit Wasser und Zucker im Blut verbrauchen, sollten Sie dem Patienten einen Schluck Wasser oder Fruchtsaft und vielleicht ein Stück Kuchen anbieten, wenn er gerade eine Pause macht.

Die Anweisungen sollen langsam, deutlich und ruhig gegeben werden. Der Angehörige und der Demenzkranke sollen sich in einem gut belüfteten Raum gegenüber sitzen und die Übungen gemeinsam durchführen. Es ist ratsam, mit 3 – 4 Übungen zu beginnen und sie 10mal zu wiederholen. Das Programm kann langsam erweitert werden. Die Übungen sollen nicht länger dauern als 20 Minuten. Wenn der Kranke Spaß daran hat, kann man sie zweimal am Tag wiederholen, mit einer unterschiedlichen Auswahl von Übungen. Der Kranke soll mit Geduld ermutigt werden. Man kann Musik hinzufügen, damit die Übungen noch angenehmer werden. Die ersten Ergebnisse sind nach 3 Wochen zu erwarten – sowohl bei den Angehörigen als auch bei den Demenzkranken.

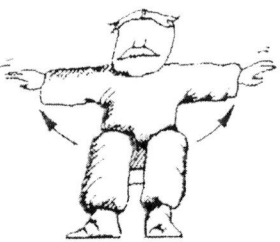

1   Arme heben – einatmen
    Arme senken – ausatmen

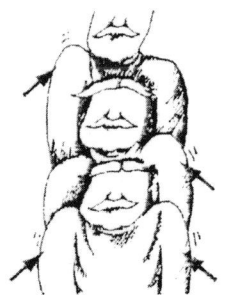

2   Linke Schulter heben – einatmen
    Schulter senken – ausatmen
    Machen Sie dasselbe mit der rechten Schulter
    Beide Schultern heben – einatmen
    Beide Schultern senken – ausatmen

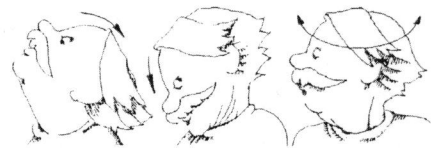

3   Den Kopf nach hinten neigen – einatmen
Den Kopf nach vorne neigen – ausatmen
Den Kopf nach links drehen – einatmen
Den Kopf nach rechts drehen – ausatmen

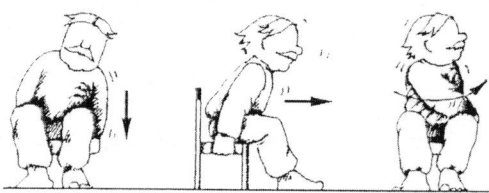

4   Den Oberkörper nach beiden Seiten neigen –
einatmen – ausatmen
Den Oberkörper nach vorne beugen – einatmen-
ausatmen
Den Oberkörper nach links und nach rechts
drehen – einatmen – ausatmen

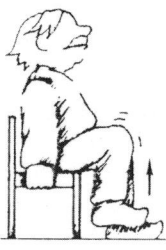

5   Sitzmarsch: das rechte Knie heben – einatmen
Das Bein senken – ausatmen
Das linke Knie heben – einatmen
Senken – ausatmen

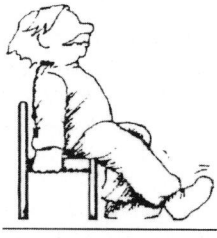

6   Beine ausstrecken
Linkes Bein – einatmen – ausatmen
Rechtes Bein – einatmen – ausatmen
Beide Beine – einatmen – ausatmen

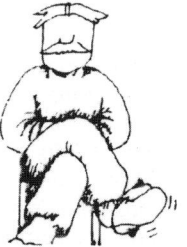

7   Die Beine bewegen
Beine übereinander schlagen
Den Fuß drehen – nach links und nach rechts

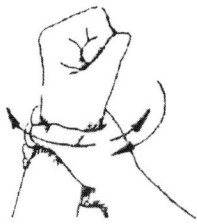

8   Die Hände bewegen
Reiben, Massieren, Zusammendrücken,
Beugen der Finger
Die Handgelenke drehen

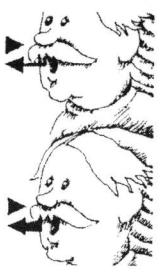

9   Tief einatmen – dann langsam ausatmen
Tief einatmen – dann rasch und kräftig ausatmen

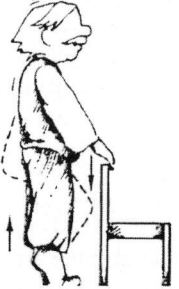

10   Auf die Zehenspitzen stellen – einatmen
Eine tiefe Kniebeuge machen – ausatmen

Entwurf und Text: Dr. Hanna Jedrkiewicz
Zeichnungen von Krystyna Lipka-Sztarballo

3.2.6 Sicherheit

███████ *Ich mache mir große Sorgen um meinen Vater. Vergangene Woche ging er sich eine Tasse Tee machen. Er kam ohne Tee zurück, hatte aber das Gas aufgedreht und nicht angezündet. Glücklicherweise habe ich es gleich gemerkt und das Gas abgedreht. Mein Bruder wird einen elektrischen Herd einbauen, bei dem zwei große rote Lampen aufleuchten, wenn er eingeschaltet ist. Die kann man kaum übersehen. Meinem Vater gefällt das. Er sagt, er hat Gasherde noch nie gemocht.* ■

Wenn Sie sehen, wie die Symptome der Demenz die Person verändern, die Sie versorgen, dann machen Sie sich wahrscheinlich Gedanken wegen möglicher Gefahren. Das ist eine berechtigte Sorge. Viele Demenzkranke leiden nicht nur an den Symptomen der Krankheit wie Gedächtnisstörungen, Verwirrtheit und Orientierungsstörung, sondern auch an körperlichen Problemen wie Sehminderung, Gangunsicherheit und Schwerhörigkeit. Als Folge davon sind sie vielen Gefahren ausgesetzt, zum Beispiel sich zu verbrühen, zu schneiden, zu stürzen, einen elektrischen Schlag abzubekommen, sich zu vergiften, eine Überdosis an Medikamenten einzunehmen, einen Brand oder eine Gasexplosion zu verursachen oder sich zu erkälten. Wenn Sie aber jedes Unfallrisiko ausschließen wollten, müßten Sie die Freizügigkeit des Patienten erheblich einschränken und eine Überwachung rund um die Uhr einführen. Bei der Versorgung des Kranken muß man abwägen zwischen Unabhängigkeit und Freizügigkeit einerseits und Sicherheit andererseits.

Neben dem Versuch, die Umgebung des Demenzkranken zu sichern, müssen Sie auch dafür sorgen, daß er sich sicher fühlt. Selbst wenn es Ihnen gelingt, ein gewisses Maß an Freizügigkeit in einer verhältnismäßig sicheren Umgebung zuzulassen, fühlt sich der Patient nicht unbedingt sicher. Für ihn ist alles sonderbar – vertraute Personen werden allmählich zu Fremden. Es ist auch nicht mehr selbstverständlich, was geschieht oder was als nächstes geschehen wird (nähere Einzelheiten enthält der Abschnitt über Angst). Aus diesem Grund ist der Versuch wichtig, zu verstehen, wie sich der Demenzkranke fühlt und nicht nur eine gleichbleibende und sichere Umgebung zu schaffen, sondern auch viel Beruhigung zu vermitteln, damit der Patient merkt, daß er sich keine Sorgen zu machen braucht.

Wie Sie eine sichere Umgebung und ein Gefühl der Geborgenheit schaffen

- Versuchen Sie, die Dinge mit den Augen des Patienten zu sehen
- Schließen Sie alle Gegenstände weg, die gefährlich sein können (z. B. Küchengeräte, Arzneimittel, Reinigungsmittel usw.)
- Stellen Sie die Möbel so auf und bringen Sie Handläufe an, damit sich der Demenzkranke leicht in der Wohnung bewegen kann
- Befestigen Sie Bodenbeläge und vermeiden Sie es, den Boden zu bohnern
- Bringen Sie Verschlußsysteme an Türen und Fenstern an
- Sorgen Sie für eine helle Beleuchtung aller Räume und Korridore
- Prüfen Sie Elektrogeräte und beseitigen Sie lose herumliegende Kabel
- Stellen Sie sicher, daß es der Demenzkranke warm hat

3.2.6.1 Wie Sie eine sichere Umgebung und ein Gefühl der Geborgenheit schaffen

➤ *Versuchen Sie, die Dinge mit den Augen des Patienten zu sehen*

Wenn Sie die Dinge mit den Augen des Patienten betrachten und zu verstehen versuchen, was der Demenzkranke empfindet und wie die Welt für ihn aussieht, können Sie vielleicht Unfälle vermeiden, angstauslösende Umstände vorhersehen und die nötige Beruhigung geben (siehe hierzu auch die Abschnitte über Angst, Sinnestäuschungen und Wahnphänomene).

➤ *Schließen Sie alle Gegenstände weg, die gefährlich sein könnten*

Schließen Sie alle gefährlichen Gegenstände weg wie Messer, elektrische Apparate, Reinigungsmittel in der Küche, Gartengeräte und Werkzeuge in der Garage oder im Keller, aber auch Medikamente im Medikamentenschrank (sowohl rezeptfreie als auch verschreibungspflichtige Arzneimittel). Was die Einnahme von Medikamenten anbetrifft, können Sie die Selbständigkeit des Patienten fördern, indem Sie die erforderliche Menge an Medikamenten bei jeder Einnahme in einen Behälter geben oder eine Dosierhilfe verwenden. In manchen Fällen kann es einfacher sein, den Zutritt zu möglicherweise gefährlichen Räumen und Stellen zu beschränken.

➤   *Möbel, Lampen und Handläufe*

Lassen Sie nicht allzuviele Sachen herumstehen, die die Bewegungsfreiheit einschränken (richten Sie Ihre Wohnung aber nicht so überordentlich her, daß sie steril aussieht). Handläufe können es dem Kranken erleichtern, sich in der Wohnung zu bewegen, die Sturzgefahr verringern und sein Selbstvertrauen erhöhen (siehe hierzu die Abschnitte über Heben und Bewegen). Sorgen Sie dafür, daß Möbel und Lampen fest stehen und keine scharfen Kanten haben. Alle Bodenbeläge müssen gut befestigt sein und dürfen an den Rändern nicht hochstehen. Der Boden sollte möglichst nicht gebohnert werden, weil das die Sturzgefahr erhöhen kann.

➤   *Schlösser und Sicherheit*

Bringen Sie an den Türen, die aus der Wohnung oder aus dem Haus führen, Schlösser an, damit der Demenzkranke nicht unbemerkt weggehen kann. Sorgen Sie dafür, daß die Türen in Notfällen leicht zu öffnen sind. Sicherungen sollten auch an Fenstern angebracht werden, die groß genug sind, um hindurchzukommen, weil der Demenzkranke das eines Tages versuchen könnte.

➤   *Licht und Heizung*

Zwischen dem Schlafzimmer des Patienten und der Toilette sollte auch nachts ein Licht brennen. Wenn der Kranke schlecht sieht oder nachts herumläuft, kann es sinnvoll sein, reflektierende Klebestreifen an den Kanten der Möbel anzubringen. Heizkörper müssen fest verankert sein, an offenen Kaminen müssen Sicherheitsgitter angebracht werden, und heiße Heizungsrohre müssen verkleidet werden, um Verbrennungen zu vermeiden.

➤   *Prüfen Sie elektrische Apparate und beseitigen Sie lose herumliegende Kabel*

Sorgen Sie dafür, daß elektrische Apparate sicher sind (keine blanken Kabel, keine defekten Stekker, fest verankerte Steckdosen usw.). Für Steckdosen gibt es Plastikabdeckungen. Verlegen Sie die Anschlußkabel für elektrische Geräte (zum Beispiel Fernseher oder Lampen) so, daß der Demenzkranke nicht darüber stolpern kann. Manchmal ist es sinnvoll, die Kabel zu kürzen. Im Badezimmer sollten elektrische Geräte wie Rasierapparate, Haarfön, Lockenwickler oder Heizlüfter entfernt werden.

➤   *Sorgen Sie dafür, daß sich der Demenzkranke warmhält*

Demenzkranke können eine Unterkühlung bekommen, ohne daß sie es merken. Eine gut isolierte, gut belüftete Wohnung ohne Zugluft wäre ideal, aber man kann auch auf einfachere Weise dafür sorgen, daß es der Demenzkranke warm hat. Zum Beispiel können Sie sein Bett an eine Innenwand stellen, Zeitungspapier unter den Teppich legen oder das Bett mit einer Wärmflasche vorwärmen (aber achten Sie darauf, daß sie nicht zu heiß ist, oder decken Sie die Wärmflasche ab). Wenn Sie eine elektrische Heizdecke verwenden, schalten Sie sie aus oder ziehen Sie den Netzstekker, bevor der Patient zu Bett geht. Wenn der Kranke bei kaltem Wetter ins Freie geht, sorgen Sie dafür, daß er eine Kopfbedeckung trägt und daß er warme Kleidung, Handschuhe, Socken und geeignete Schuhe trägt.

Tab. **4**   Verhalten bei Unfällen

— Wenn der Demenzkranke stürzt und es sieht ernst aus, versuchen Sie nicht, ihn zu bewegen und geben Sie nichts zu trinken. Eine Narkose könnte notwendig werden. Halten Sie den Patienten warm und rufen Sie einen Krankenwagen.

— Wenn sich der Patient verbrannt oder verbrüht hat, geben Sie mindestens 10 Minuten lang kaltes Wasser auf die betroffene Stelle, um die Haut zu kühlen und die Schmerzen zu lindern. Entfernen Sie alles Beengende wie Ringe, Uhren oder Schmuck. Verwenden Sie keine Salben, sondern bedecken Sie die Wunde mit einem nichtfasernden Material. Rufen Sie dann Ihren Arzt oder bringen Sie den Patienten ins Krankenhaus.

3.2.7 Sonderfälle (alleinlebende Patienten; wie man Kindern hilft, mit der Krankheit zurechtzukommen)

▬▬▬▬   *Ein weiteres Problem, das er hat, ist Einsamkeit und Isolation. Er hat keine Unterhaltung. Er schaltet den Fernsehapparat oder das Radio nicht mehr ein, liest keine Zeitung mehr und bekommt keinen Besuch von Bekannten. Ich kann zwei oder drei Stunden mit ihm zusammen sein, aber zwei Minuten nachdem ich weggegangen bin, hat er vergessen, daß ich da war. Womit füllt er diese Leere? Er ruft mich an. Nicht nur einmal oder zweimal am Abend. Der Rekord ist 22mal innerhalb von einer halben Stunde, aber jedesmal wenn ich den Hörer abhebe sagt er nichts, weil er sich nicht daran erinnert, warum er angerufen hat.* ▪

Es gibt Demenzkranke, die alleine leben. Manchmal sind die Angehörigen nicht in der Lage, sie bei sich aufzunehmen, oft wollen sie aber ihre eigene Wohnung nicht verlassen. Es kann sehr schwierig sein, für einen Demenzkranken zu sorgen, der nicht in derselben Wohnung lebt, vor allem dann, wenn Sie auch noch in einer anderen Stadt oder in einer anderen Gegend wohnen. Möglicherweise müssen Sie eine weite Strecke zurücklegen, um ihn zu besuchen und sind zum großen Teil auf die Schilderungen Dritter angewiesen um zu erfahren, wie es ihm geht. Das kann Schuldgefühle und Angst auslösen. Die Situation wird noch schlimmer, weil Ihre Möglichkeiten zu helfen dadurch begrenzt sein können, wieviel Hilfe der Betroffene zuläßt. Es kann eine Zeit kommen, wo eine andere Lösung notwendig wird. In der Zwischenzeit können Sie aber einige Maßnahmen ergreifen, die dem Kranken dabei helfen, in seiner Wohnung zu bleiben und ein so erfülltes Leben wie möglich zu haben. Ob der Patient mit Ihnen zusammenlebt oder nicht, es kann sein, daß Ihre Kinder nur schwer damit zurechtkommen, daß ein Familienmitglied demenzkrank ist. Im zweiten Teil dieses Abschnitts geht es um die Frage, was sie kleinen Kindern und Jugendlichen über Demenz sagen können und wie Sie ihnen helfen, damit umzugehen.

Was Sie für einen alleinlebenden Demenzkranken tun können

– Versuchen Sie, die Wohnung des Kranken zu sichern (siehe unten, sowie das Kapitel über Sicherheit)
– Achten Sie auf seine Gesundheit und sorgen Sie für eine regelmäßige Medikamenteneinnahme
– Übernehmen Sie Hausarbeiten und stellen Sie sicher, daß der Kranke richtig ißt
– Vereinbaren Sie regelmäßige Besuche und Telefongespräche
– Helfen Sie dem Kranken bei alltäglichen Aufgaben (Formalitäten und Zahlungen)
– Informieren Sie Dienstleistungsfirmen, Ladenbesitzer der Umgebung und die zuständige Polizeiinspektion über die Möglichkeit von Problemen
– Sorgen Sie dafür, daß der Kranke eine Identifikationsmöglichkeit bei sich trägt und besorgen Sie sich ein aktuelles Foto von ihm

3.2.7.1   Was Sie für einen alleinlebenden Demenzkranken tun können

➤   *Versuchen Sie, die Wohnung des Patienten zu sichern*

Über die allgemeinen Sicherheitsmaßnahmen hinaus (siehe Abschnitt über Sicherheit) können Sie einige zusätzliche Vorkehrungen treffen, wenn der Demenzkranke allein lebt.
– Um die Möglichkeit eines Wasserschadens auszuschließen, prüfen Sie, ob Sie Sicherheitssysteme an Wasserhähnen anbringen oder eine automatische Absperrung installieren lassen können. Stellen Sie sicher, daß Waschbecken und Badewannen einen Überlauf haben.
– Prüfen Sie die elektrische Installation. Eine Neuverlegung kann nötig sein, wenn der Patient viele Jahre im gleichen Haus gewohnt hat und die elektrischen Leitungen brüchig und gefährlich geworden sind.
– Prüfen Sie regelmäßig die Glühlampen. Wenn plötzlich Dunkelheit eintritt, kann der Kranke in Panik geraten.
– Sehen Sie nach, ob die Heizung sicher ist. Ein automatisches System ist am besten.
– Stellen Sie sicher, daß der Patient keine ausgetretenen Schuhe trägt, die ihn stolpern lassen könnten.
– Sie können den Kranken daran erinnern, in Ihrer Abwesenheit bestimmte Dinge zu tun oder zu unterlassen, indem Sie Notizen an strategischen Stellen anbringen (siehe den Abschnitt über Verständigung).
– Bitten Sie einen Nachbarn, ein Auge auf den Kranken, auf die Wohnung und auf die Personen zu haben, die der Patient hereinläßt (wenn er Personen nicht erkennt, besteht die Gefahr, daß er jedem die Tür öffnet).
– Erkundigen Sie sich nach einem Verschlußmechanismus für Türen und Fenster, die eine maximale Sicherheit garantieren. Besorgen Sie sich Ersatzschlüssel für den Notfall.

➤   *Einnahme von Medikamenten und Körperpflege*

Der Demenzkranke ist sich möglicherweise nicht im klaren, daß er ein gesundheitliches Problem hat. Deswegen sollten Sie einen Besuch beim Arzt oder einen Hausbesuch des Arztes organisieren. Wenn der Patient Medikamente einnehmen muß, besteht die Gefahr, daß er zuviel einnimmt, daß er die Einnahme vergißt oder daß er die falschen Tabletten einnimmt. Sie könnten Notizen hinterlassen oder ihn anrufen, um an die Medikamenteneinnahme zu erinnern. Auch Dosierungssysteme können nützlich sein. Diese halten die Tabletten auseinander, zeigen zu welcher Zeit bestimmte Medikamente eingenommen werden sollen und lassen sowohl den Patienten als auch die Angehörigen auf den ersten Blick erkennen, was eingenommen worden ist. Wenn alles andere scheitert, können Sie arrangieren, daß jemand zur Überwachung der Medikamenteneinnahme täglich ins Haus kommt. Es ist wichtig, alle unnötigen Medikamente wegzuwerfen um Verwechslungen zu vermeiden.

Es kann nötig sein, den Patienten beim Essen zu beraten, Nahrungsmittel einzukaufen und zu kochen, oder sogar das Einnehmen der Mahlzeiten zu überwachen, je nach den Fähigkeiten des Kranken. Verdorbene Lebensmittel müssen aus Schränken und aus dem Kühlschrank entfernt werden, der Küchenabfall muß beseitigt werden, der Nachtstuhl muß geleert und desinfiziert werden, Haustiere müssen gefüttert und spazieren geführt werden. Wenn Sie das aufgrund einer weiten Entfernung nicht leisten können, organisieren Sie eine Haushaltshilfe, entweder durch Bekannte oder durch einen Sozialdienst.

➤   *Besuche und Telefonanrufe*

Regelmäßig Besuche und Telefonanrufe sind gute Möglichkeiten um sicherzustellen, daß der Kranke keinen Unfall hatte oder irgend etwas braucht. Sie geben Ihnen auch Gelegenheit zu sehen, wie der Kranke zurechtkommt und welche Hilfen er braucht, weil sich die Bedürfnisse verändern. Besuche verringern auch die Isolation des Alleinlebens und helfen dabei, den Lauf der Zeit durch Bildung von Gewohnheiten einzuteilen (siehe hierzu den Abschnitt über Orientierungsstörungen). Es kann die einzige Gelegenheit sein, bei der der Patient einen Kontakt mit anderen Menschen hat oder die Möglichkeit bekommt, ins Freie zu gehen und frische Luft zu schnappen.

➤   *Helfen Sie dem Patienten bei Alltagsangelegenheiten und Formalitäten*

Versuchen Sie, Ladenbesitzer vorzuwarnen, daß der Patient möglicherweise das Geschäft verläßt ohne zu zahlen. Vielleicht können Sie auch zu einer Vereinbarung kommen, wie in einer solchen Situation verfahren werden soll. Was das Bezah-

len von Rechnungen angeht, könnten Sie anbieten, daß Sie diese Dinge übernehmen und eine Ausgabenliste führen. Sie können auch Daueraufträge einrichten oder sich eine Vermögensvollmacht geben lassen. Damit haben Sie offiziell das Recht, in Vertretung des Patienten zu handeln. Die Gemeinde oder die Versorgungsbetriebe sollten Sie informieren, um die Gefahr zu verringern, daß Dienstleistungen nicht mehr erbracht oder Strom oder Gas abgestellt werden.

➤   *Wandern und Identifikation*

Sorgen Sie dafür, daß der Demenzkranke immer eine Identifikationsmöglichkeit bei sich trägt (zum Beispiel ein Armband). Es kann zweckmäßig sein, den Namen eines Nachbarn oder eines Bekannten und dessen Adresse darauf zu schreiben. Sie sollten immer ein aktuelles Foto des Kranken zur Hand haben.

3.2.7.2 Wie man Kindern dabei hilft, mit der Demenzerkrankung eines Verwandten zurechtzukommen

▬▬▬   *Eigentlich sollte ich wegen meiner Oma traurig sein, weil ich sie liebe. Aber manchmal reicht es mir einfach, weil Sie bei uns wohnt. Ich muß ein Zimmer mit meinem Bruder teilen und kann mir ihre Fragen die ganze Zeit anhören. Manchmal fühle ich mich schuldig, weil sie ja nichts dafür kann. Vielleicht hilft es mir, wenn ich mal mit meiner Mutter alleine darüber spreche.*

Mein Großvater lebt bei uns und macht manchmal Sachen, die richtig peinlich sind. Einmal habe ich ein paar Freunde bei mir gehabt und er kam herein und hat angefangen, sich auszuziehen. Ich habe mich viel zu sehr geschämt um irgendetwas zu erklären und ein paar Wochen lang haben mich alle in der Schule blöd angeredet. Schließlich habe ich ihnen gesagt, daß er die Alzheimer-Krankheit hat und was das bedeutet. Danach war es dann meist in Ordnung.

Ich glaube, ich habe mich ziemlich verändert. Ich fühle mich nicht mehr wie vierzehn. Meine Mutter hat mich immer noch wie ein Kind behandelt. Ihre ganze Zeit und Kraft kreiste nur um Papa. Schließlich hat es einen Krach gegeben, als ich ihr sagte, ich hätte das Gefühl, sie genauso zu verlieren wie Papa. Wir haben bis zwei Uhr früh geredet. Jetzt sprechen wir viel miteinander und sie behandelt mich mehr wie einen Erwachsenen.

Ich helfe Papa jeden Abend meine Mama versorgen, wenn ich mit den Hausaufgaben fertig bin. Meine Schwester hilft nie. Sie ist älter als ich und geht dauernd einfach weg. Ich dachte, ihr ist alles egal. Aber an einem Abend haben wir darüber gesprochen und sie ist richtig fertig – schlimmer noch als ich, glaube ich. Sie hat geweint und gesagt, daß sie so sehr vermißt, wie Mama früher war und daß es ihr so weh tut, in ihrer Nähe zu sein. Ich wünsche mir, sie würde mehr helfen, aber ich kann sie jetzt besser verstehen. ■

Kinder können einen beruhigenden Einfluß auf Demenzkranke haben. Sie können auch sehr fürsorglich und geduldig sein, wenn sie einmal verstanden haben, worum es geht. Viele Eltern wissen das nicht und versuchen, die Kinder zu schützen, manchmal durch den Vorwand, es sei alles in Ordnung. Die meisten Kinder merken aber sehr schnell, daß etwas nicht stimmt. Sie reagieren auf unterschiedliche Weise. Manche denken, daß sie irgendwie schuld daran sind, andere fürchten sich vor dem unvorhersehbaren oder ungewöhnlichen Verhalten des Kranken.

Wie Sie Kindern helfen, mit der Demenzerkrankung eines Familienmitglieds zurechtzukommen

- Sprechen Sie mit ihnen und regen Sie sie zu Fragen an
- Geben Sie ihnen einfache und ehrliche Erklärungen, soweit das möglich ist
- Beruhigen und stützen Sie die Kinder
- Ermutigen Sie die Kinder, ihre Freunde und Lehrer zu informieren (helfen Sie dabei, falls nötig)

➤   *Erklären Sie, was Demenz ist, beruhigen und stützen Sie*

Geben Sie Kindern geeignete Literatur zu lesen. Sprechen Sie mit ihnen über Demenz und ermuntern Sie die Kinder, Fragen zu stellen. Geben Sie einfache und ehrliche Erklärungen, wo es möglich ist, und besprechen Sie Veränderungen im Verhalten, wenn sie auftreten. Wenn Sie sehr durch die Pflege des Kranken in Anspruch genommen werden, übersehen Sie vielleicht manchmal die Bedürfnisse der Kinder und unterschätzen ihre Schwierigkeiten. Widmen Sie ihnen daher ganz besondere Aufmerksamkeit. Machen Sie den Kindern klar, daß das Verhalten des Patienten ein Ausdruck der Krankheit ist und nichts mit ihnen zu tun hat. Kleine Kinder denken, daß sie irgendetwas gesagt oder getan ha-

ben, das die Krankheit hervorgerufen hat und brauchen die Gewißheit, daß sie keine Schuld trifft. Es kann sein, daß ein anderes Mitglied der Familie die Krankheit besser erklären kann und daß es dem Kind leichter fällt, mit ihm zu sprechen. Im Verlauf der Krankheit können sich die Beziehungen innerhalb der Familie ändern. Angehörige entfernen sich von bestimmten Personen und nähern sich anderen an.

➤   *Ermutigen Sie die Kinder, mit ihren Freunden und Lehrern zu sprechen*

Die Kinder sollten ihren Freunden und Lehrern erklären, was eine Demenz ist und was sie empfinden. Kinder schämen sich oft über sonderbare Verhaltensweisen vor ihren Freunden. Vielleicht können Sie ihnen dabei helfen, die Situation zu erklären und gleichzeitig den Freunden das Gefühl geben, daß sie in Ihrem Haus willkommen sind. Wenn Lehrer von der Situation erfahren, können sie Ihrem Kind helfen, indem sie mehr Zeit für Hausaufgaben lassen oder bei der Bewältigung von Problemen in der Schule beistehen. Lehrer können auch eine psychologische Beratung in die Wege leiten.

3.3   Veränderungen von Stimmung und Verhalten

3.3.1   Aggressives Verhalten

▬▬▬   *Herr Wilhelm stand eine Zeitlang in der Nähe der Tür und murmelte irgendetwas vor sich hin. Die Schwestern achteten nicht auf ihn. Dann fing er an, mit seinem Gehstock gegen die Tür zu schlagen. Eine der Schwestern nahm ihn am Arm, um ihn wegzuführen. Er versuchte, sich loszureißen, was sie offenbar nicht bemerkte, dann schlug er plötzlich auf sie ein.*

Mein Ehemann war ein feiner Herr, aber jetzt schimpft er herum wie ein gemeiner Soldat. Er ist nicht aggressiv, aber er benützt Wörter, die er früher nie in Gegenwart einer Dame gebraucht hätte. Anfangs war ich darüber schockiert. Aber jetzt merke ich, daß er nicht anders kann, und er meint es nicht so, wie es klingt. Er schaut so überrascht und verletzt drein, wenn ich ihn tadele – er merkt gar nicht, was er falsch macht. Ich warne Leute, bevor sie ihn treffen und meistens kommen sie gut damit zurecht. ■

Demenzkranke verhalten sich manchmal aggressiv, entweder verbal oder körperlich (verbale Aggressionen sind häufiger). Sie sind darüber vielleicht schockiert und es kann Ihnen schwer fallen, damit zurechtzukommen. Denken Sie aber bitte daran, daß das aggressive Verhalten durch die Krankheit verursacht wird und nicht durch den Kranken selbst. Aus diesem Grund bleibt niemand davon verschont. Sogar Patienten mit sehr sanftmütigem Charakter können sich eines Tages aggressiv verhalten. Deswegen ist aggressives Verhalten so beängstigend. Es gibt viele Gründe für aggressives Verhalten, zum Beispiel Frustration oder Angst. Meist wird es aber durch Angst ausgelöst – eine natürliche Abwehrreaktion auf eine fälschlicherweise wahrgenommene Gefahr. Sie können es nicht immer verhindern, aber Sie können Schaden begrenzen und auf Ihre eigene Sicherheit achten.

Wie Sie mit aggressivem Verhalten umgehen
– Bleiben Sie gelassen und beruhigen Sie den Kranken
– Versuchen Sie, den Kranken abzulenken
– Vermeiden Sie Konfrontation und den Versuch, den Kranken festzuhalten
– Achten Sie auf Ihre Sicherheit (halten Sie sich einen Fluchtweg offen)
– Lassen Sie sich von jemand mit Erfahrung zeigen, wie Sie sich aus einem festen Griff befreien können
– Sprechen Sie über das Vorkommnis und über Ihre Gefühle mit einer Person Ihres Vertrauens
– Informieren Sie einen Arzt

Wie Sie aggressiven Verhaltensweisen vorbeugen
– Versuchen Sie herauszufinden, was die Situation ausgelöst hat, um sie in Zukunft zu vermeiden

3.3.1.1 Wie Sie mit aggressivem Verhalten umgehen

➤   *Bleiben Sie gelassen und beruhigen Sie den Kranken*

Versuchen Sie, gelassen zu bleiben, so daß Sie die Kontrolle über die Situation in der Hand behalten. Das ist manchmal nicht leicht, vor allem, wenn Sie der Patient anschreit oder sich bedrohlich verhält. Es kann helfen, wenn Sie im Auge behalten, daß die Handlungen und Äußerungen des Kranken nicht gegen Sie persönlich gerichtet sind und durch die Krankheit verursacht werden. So

wie Sie sich wütend oder ängstlich fühlen können, so kann es auch dem Patienten gehen. Aus diesem Grund braucht er Beruhigung. Diese können Sie durch Worte geben, durch sanftes Berühren, und indem Sie erklären, was passiert.

➤   *Versuchen Sie, den Kranken abzulenken*

Manchmal ist es möglich, aggressives Verhalten durch Ablenkung zu beenden. Sie könnten zum Beispiel den Vorschlag machen, gemeinsam etwas zu trinken, irgendwohin zu gehen oder etwas zu tun, was der Kranke gerne mag.

➤   *Vermeiden Sie:*

– Konfrontation und Streit
– sich persönlich beleidigt zu fühlen
– Provokation des Patienten durch körperliche Konfrontation, Necken oder Lachen
– Angst zu zeigen
– den Versuch, den Patienten gewaltsam festzuhalten
– den Kranken in eine Ecke zu treiben oder sich selbst in eine Ecke treiben zu lassen
– dem Patienten keinen Platz zu lassen
– den Versuch sich loszureißen, wenn Sie der Patient festhält
– Bestrafung

➤   *Achten Sie auf Ihre eigene Sicherheit*

Demenzkranke können viel kräftiger sein, als Sie vermuten, besonders wenn Sie sich angegriffen fühlen oder nervös sind. Deshalb sollten Sie sich einen Fluchtweg offenhalten und nötigenfalls davon Gebrauch machen. Wenden Sie sich an eine geübte Person um sich zeigen zu lassen, wie Sie aus einem festen Griff entkommen. Das kann Ihnen Mut geben und es Ihnen ermöglichen, gelassen zu bleiben. Wenn es sanft ausgeführt wird, kann es in eine sorgende Geste umgewandelt werden. Haben Sie keine Schuldgefühle, wenn Sie auf Ihre eigene Sicherheit achten. Wenn Beruhigung und Ablenkung nicht helfen, können Sie nicht viel machen. Wenn Sie den Raum verlassen, geben Sie nicht nur dem Kranken Zeit und Platz, um sich zu beruhigen, sondern Sie stellen auch sicher, daß Sie gesund bleiben, um die Pflege weiterzuführen. Sie könnten das nicht, wenn Sie verletzt würden. Es ist am besten, Leute vor der Möglichkeit aggressiven Verhaltens zu warnen und sie zu versichern, daß sie nicht daran schuld sind, wenn es auftritt.

➤ *Sprechen Sie über den Vorfall und informieren Sie einen Arzt*

Nach einem Vorkommnis von Aggressivität sprechen Sie am besten mit einer Person Ihres Vertrauens. Auch wenn Sie das Gefühl haben, die Situation richtig bewältigt zu haben, können Sie später darunter leiden. Vielleicht geht Ihnen etwas durch den Kopf, was der Demenzkranke gesagt hat, oder Sie fragen sich, wie Sie in Zukunft mit Aggressivität zurechtkommen werden. Der Vorfall kann auch Erinnerungen an nicht damit zusammenhängende persönliche Erlebnisse geweckt haben.

Wenn das Problem nicht mehr zu kontrollieren ist und Sie Angst bekommen, zögern Sie nicht, einen Arzt aufzusuchen. Er kann Sie beraten oder Medikamente verschreiben. Dabei sollten Sie daran denken, daß Medikamente unangenehme Nebenwirkungen haben können.

3.3.1.2 Wie Sie aggressiven Verhaltensweisen vorbeugen können

➤ *Versuchen Sie herauszufinden, was die Situation verursacht hat*

Angst, Unruhe, Nervosität, Wut und Enttäuschung können zu aggressiven Verhaltensweisen führen. Die Ratschläge in den Abschnitten über diese Probleme können hilfreich sein. Wie bei anderen Problemen ist es aber nicht immer möglich, den Demenzkranken von aggressiven Verhaltensweisen abzuhalten, und Sie sollten sich nicht selbst die Schuld geben, wenn sie auftreten.

3.3.2 Unruhe und Nervosität

▬ *Meine Mutter ging im Wohnzimmer auf und ab, ordnete die Kissen, räumte mit Sachen herum und machte die Schubladen der Kommode auf und zu. Sie machte meine Frau nervös. Dann hatte ich eine Idee. Ich ging nach oben und holte alle frischen Handtücher aus dem Schrank. Ich nahm sie mit nach unten und bat meine Mutter, sie zusammenzulegen, weil weder meine Frau noch ich dafür Zeit hätten. Sie machte sich gleich ans Werk und ihre Unruhe ließ allmählich nach.* ▪

Bei innerer Anspannung und Nervosität benehmen sich Demenzkranke meist ruhelos und reizbar. Es kann sein, daß sie auf und ab gehen, oder mit allen möglichen Gegenständen herumfingern, zum Beispiel Küchengeräte umräumen,

Möbel umstellen oder alle Wasserhähne aufdrehen. Dieses Verhalten kann durch Veränderungen im Gehirn hervorgerufen werden und nicht durch irgendetwas, was geschehen ist oder was Sie getan haben. Das Verhalten kann für Sie und für andere Familienmitglieder aber sehr unangenehm sein und Sie genauso nervös machen. Um mit unruhigem Verhalten oder Nervosität zurechtzukommen, versuchen Sie, Ihre Ruhe zu bewahren und vermitteln Sie das dem Demenzkranken.

Wie Sie mit Unruhe und Nervosität umgehen

- Bleiben Sie ruhig und sprechen sie sanft
- Lassen Sie dem Kranken genug Platz, damit er sich nicht in die Enge getrieben fühlt
- Geben Sie dem Patienten irgendetwas zum Spielen in die Hand, zum Beispiel eine Perlenschnur oder ein Taschentuch
- Geben Sie ihm etwas Sinnvolles zu tun, z.B. Kartoffeln schälen oder Servietten falten
- Ein Schluck Wasser kann einen Kranken zur Ruhe bringen
- Geben Sie sich nicht selbst die Schuld

Wie Sie Unruhe und Nervosität vermeiden

- Beschränken Sie den Konsum von koffeinhaltigen Getränken
- Versuchen Sie, die Umgebung einfacher zu gestalten
- Sprechen Sie mit einem Arzt, wenn der Kranke sehr unruhig ist

3.3.2.1 Wie Sie mit Unruhe und Nervosität umgehen

Es ist ratsam, den Demenzkranken nicht am Umhergehen zu hindern, wenn er sich unruhig oder nervös fühlt. Sehen Sie nach, ob ihm irgendetwas weh tut, zum Beispiel ein spitzer Gegenstand im Schuh. In diesem Zustand können die Patienten erstaunliche Kräfte entfalten. Auch wenn sie nur Ihren Arm packen, kann das schon sehr schmerzhaft sein. Deshalb sollten Sie dem Patienten viel Platz lassen und mit einer sanften und ruhigen Stimme zu ihm sprechen. Es kann helfen, wenn Sie ihm etwas zum Spielen in die Hand geben, beispielsweise ein Taschentuch, oder wenn Sie ihm etwas Nützliches zu tun geben, wie Kartoffeln schälen. Manche Angehörige haben auch festgestellt, daß es sinnvoll sein kann, dem Patienten ein Glas Wasser zu trinken zu geben (in einem unzerbrechlichen Gefäß). Schließlich sollten Sie sich nicht schuldig fühlen. Das Problem wurde nicht verursacht durch etwas, was Sie getan oder unterlassen haben.

3.3.2.2   Wie Sie Unruhe und Nervosität vermeiden

Geben Sie weniger Getränke wie Tee, Kaffee oder heiße Schokolade, denn sie enthalten Koffein, sofern nicht anders angegeben. Sie können auch versuchen, die Umgebung zu vereinfachen und zum Beispiel zu viel Lärm, zu viele Menschen, unnötige Veränderungen oder zu viel Aktivität zu vermeiden. Wenn die Unruhe zu einem ständigen Problem wird oder der Kranke extrem ruhelos wird, kann Ihr Arzt als letzten Ausweg Medikamente verschreiben. Achten Sie jedoch auf die Nebenwirkungen.

3.3.3   Wutausbrüche

Als ich ärgerliche Schreie aus der Küche hörte, stand ich auf und ging in die Küche, um herauszufinden, woher der Lärm kam – gerade rechtzeitig um zu sehen, wie meine Enkelin die Tür hinter sich zuschlug und schrie: „Ich habe es satt, ich gehe nach Hause." Mein Mann rief mir etwas zu, was ich nicht ganz verstand und stampfte mit einem wütenden Ausdruck im Gesicht ins Wohnzimmer. Ich sah einen Karton auf der Kommode, mit halb abgerissenem Deckel und Milch überall auf dem Fußboden. Ich machte sauber und ging zurück ins Wohnzimmer, wo mich mein Mann mit einem liebevollen Lächeln begrüßte. ■

Manchmal werden Demenzkranke wütend, werfen Gegenstände herum und schreien. Das kann Sie völlig aus der Fassung bringen. Vielleicht fühlen Sie sich verletzt und traurig darüber, wie sich das Wesen des Kranken verändert hat. Darüber hinaus können Wutausbrüche den ganzen Haushalt durcheinanderbringen. Wenn Sie kleine Kinder haben, fühlen Sie sich möglicherweise dafür verantwortlich. Wutausbrüche sind of übertrieben und fehlgerichtet – eine Überreaktion auf einen geringfügigen Vorfall (siehe auch den Abschnitt zu Überreaktionen). Für den Demenzkranken kann die Wut die einzige Möglichkeit sein, etwas zum Ausdruck zu bringen. Andererseits kann er auch wütend sein, weil er Sie um etwas bitten muß, das er früher allein erledigen konnte. Selbst wenn der Grund für die Wut unklar ist, können Sie einige Maßnahmen ergreifen, um die Häufigkeit von Wutausbrüchen zu verringern.

Wie Sie mit Wutausbrüchen umgehen

– Bleiben Sie gelassen. Nehmen Sie es nicht persönlich
– Machen Sie sich kein Vorwürfe. Der Kranke wird den Vorfall wahrscheinlich rasch vergessen

Wie Sie Wutausbrüchen vorbeugen

– Überlegen Sie, was die wütende Reaktion ausgelöst hat, um sie künftig zu vermeiden
– Intervenieren Sie nicht unnötig und nehmen Sie die Angelegenheit nicht zu ernst
– Versuchen Sie, nicht bevormundend oder herrisch zu klingen

3.3.3.1   Wie Sie mit Wutausbrüchen zurechtkommen

Es kann schwer sein, die Ruhe zu bewahren und die Wut nicht auf sich persönlich zu beziehen. Manchen Menschen hilft es, wenn sie bis 10 zählen, bevor sie reagieren. Halten Sie sich vor Augen, daß der Wutausbruch sehr wahrscheinlich eine Folge der Krankheit ist. Meist sind Demenzkranke wenige Minuten nach einem Wutausbruch wieder ganz freundlich und liebenswürdig. Das kann Ausdruck eines raschen Stimmungsumschwunges sein (siehe den Abschnitt über rasche Stimmungswechsel) oder die Folge davon, daß sie das Ereignis vergessen haben. Wenn Sie also den Demenzkranken ablenken können, vergißt er vielleicht, daß er gerade noch wütend war.

3.3.3.2   Wie Sie Wutausbrüchen vorbeugen

➤   *Überlegen Sie, was die wütende Reaktion ausgelöst hat, um sie künftig zu vermeiden*

Manchmal läßt sich herausfinden, was die Wut ausgelöst hat, wenn man sich vergegenwärtigt, was unmittelbar vor dem Ausbruch geschah. Wenn zum Beispiel der Wutanfall dadurch ausgelöst war, daß der Kranke irgendetwas nicht zustande brachte, könnten Sie die Aufgabe vereinfachen, Hilfe anbieten oder vermeiden, daß der Patient erneut in dieselbe Lage kommt.

➤   *Intervenieren Sie nicht unnötig und nehmen Sie die Angelegenheit nicht zu ernst*

Der Demenzkranke macht vielleicht Dinge, die eigenartig oder nicht ganz richtig sind. Das kann Sie in Versuchung bringen, ihn zu unterbrechen, einzugreifen und die Handlung korrekt ausführen. Es kann aber sein, daß diese Korrektur ganz unnötig ist und nur dazu führt, daß der Patient wütend wird.

➤ *Vermeiden Sie einen bevormundenden oder herrischen Tonfall*

Ohne daß Sie es merken, kann das, was Sie sagen, gelegentlich bevormundend oder herrisch klingen. Der Demenzkranke interpretiert gutgemeinte Anweisungen oder Erinnerungen möglicherweise als einen Versuch, ihn wie ein Kind zu behandeln. Was Sie sagen, kann für einen Außenstehenden völlig richtig klingen, Patienten sind aber bezüglich ihrer eigenen Schwierigkeiten und im Hinblick auf ihre Abhängigkeit von anderen sehr empfindlich. Wenn das ein Problem zu sein scheint, drücken Sie das, was Sie sagen wollten, mit anderen Worten aus. Zum Beispiel könnten Sie statt „Jetzt zieh deinen Mantel an" sagen: „Hier ist dein Mantel. Laß dir hineinhelfen."

3.3.4   Angst und Furcht

▬▬ *Stellen Sie sich vor:* Sie wachen in einem Zimmer auf, das Sie nicht erkennen. Sie sehen faltige und fleckige Hände auf der Bettdecke, ganz anders als Ihre Hände, die jung und kräftig aussehen. Aber es scheinen Hände zu sein, die an Ihren Armen angebracht sind. Das ist sehr rätselhaft. Eine Frau kommt ins Zimmer mit einer Tasse Tee. Sie sagt: „Guten Morgen, Mutter, heute ist Mittwoch, der Tag, an dem du in die Tagesstätte gehst." Sie haben nur eine Tocher, und die ist erst 17. Also wer ist diese Frau um die 50, die Sie Mutter nennt? Und was ist eine Tagesstätte? ▬

Demenzkranke fürchten sich oft oder sind ängstlich. Dafür gibt es viele verschiedene Gründe. Manche Patienten bekommen Angst, weil sie Ereignisse aus der Vergangenheit mit der Gegenwart durcheinanderbringen (beispielsweise wenn sie sich Sorgen machen, ob die Kinder auch sicher von der Schule nach Hause kommen). Andere sind ängstlich oder fürchten sich aufgrund von Sinnestäuschungen oder Wahnvorstellungen (siehe hierzu das Kapitel über Sinnestäuschungen und Wahnvorstellungen) oder auch als Reaktion auf die allgemeine Stimmung im Haus. Die Angst könnte auch ein Ausdruck davon

sein, in einer sich ständig ändernden Welt leben zu müssen. Darüber hinaus teilen die Patienten die Ängste und Befürchtungen, die viele von uns haben, zum Beispiel in Bezug auf die Zukunft.

Leider ist es nicht immer möglich, die Ursache der Angst herauszufinden. Als pflegender Angehöriger setzt es Ihnen vielleicht sehr zu, den Demenzkranken in einem Zustand der Besorgnis oder Angst zu erleben. Vielleicht fühlen Sie sich auch hilflos, weil Sie nicht wissen, was Sie tun sollen. Es ist aber gar nicht nötig, die Ursache der Angst zu kennen, um zu helfen. Sie können trotzdem den Patienten beruhigen, Ihre Zuneigung spüren lassen und Ihre Anteilnahme zum Ausdruck bringen. Wie Sie weiter unten sehen werden, können Sie diese Maßnahmen auch ergreifen, um die Wahrscheinlichkeit zu verringern, daß der Demenzkranke sich ängstigt.

Wie Sie mit Angst und Furcht umgehen

– Beruhigen Sie den Kranken und halten Sie Körperkontakt
– Reagieren Sie auf die Gefühle, die der Kranke zum Ausdruck bringt
– Wenn möglich, lenken Sie den Kranken ab oder beseitigen Sie die Ursache der Aufregung
– Wenn das Problem ausgeprägt ist, suchen Sie einen Arzt auf

Wie Sie Angst und Furcht vermeiden

– Schaffen Sie eine gleichbleibende Umgebung und halten Sie an Routinen fest
– Versuchen Sie, mögliche Quellen der Angst auszuschalten
– Bemühen Sie sich um eine entspannte Atmosphäre im Haus

3.3.4.1   Wie Sie mit Angst und Furcht umgehen

➤ *Beruhigung*

Wenn der Demenzkranke ängstlich oder furchtsam erscheint, können Sie ihn vielleicht dadurch beruhigen, indem Sie ihm erklären, daß Sie verstehen, wie es ihm zumute ist, daß er sich aber keine Sorgen zu machen braucht. Wenn der Patient nicht versteht was Sie sagen, können Sie seine Hand nehmen und sie halten oder den Arm um seine Schulter legen. Im Falle von furchteinflößenden Sinnestäuschungen ist es am besten, nicht vorzugeben, daß Sie diese Dinge auch sehen können. Versuchen Sie auch nicht, den Patienten davon zu überzeugen, daß gar nichts da ist (siehe das Kapitel über Sinnestäuschungen und Wahnphänomene).

➤ *Versuchen Sie auf Gefühle ebenso einzugehen wie auf Worte*

Demenzkranke haben oft Schwierigkeiten damit, sich auszudrücken. Was sie sagen, ist unter Umständen nicht der tatsächliche Grund für die empfundene Angst oder Furcht. Wenn beispielsweise der Patient ängstlich dreinschaut und ständig fragt: „Wie lange?" könnte das bedeuten: „Wie lange ist es noch bis zum Abendessen?" Es könnte aber auch bedeuten: „Wie lange wirst du weg sein?" oder „Wie lange wirst du dich um mich kümmern können?" Je besser Sie den Kranken kennen, um so leichter werden Sie herausfinden können, was er wirklich sagen will. Dennoch können Sie auf das Gefühl reagieren, das der Kranke ausdrückt, indem Sie ihn beruhigen und Ihre Anteilnahme zeigen.

➤ *Lenken Sie den Patienten ab oder beseitigen Sie die Ursache der Angst oder Furcht (falls bekannt)*

Wenn es Ihnen gelingt, den Demenzkranken abzulenken, wird er wahrscheinlich vergessen, daß er furchtsam oder ängstlich war. Es ist oft schwierig herauszufinden, was die Ursache ist. Wenn Sie aber glauben, den Grund für Angst oder Furcht erkannt zu haben, können Sie versuchen, die Ursache zu beseitigen (z.B. einen Gegenstand, ein Plakat oder einen Spiegel entfernen, die Anzahl der Menschen im Raum verringern, die Beleuchtung verbessern, um Schatten zu vermeiden usw.). Eine andere Möglichkeit besteht darin, den Patienten von der Ursache seiner Sorge wegzuführen.

➤ *Sprechen Sie mit einem Arzt*

Medikamente gegen Angst sind manchmal wirksam, sollten aber nur dann eingesetzt werden, wenn die Angst stark ausgeprägt ist und wenn alle anderen Möglichkeiten ausgeschöpft sind. Bei Demenzkranken besteht immer die Gefahr von Nebenwirkungen, zum Beispiel verstärkte Verwirrtheit.

3.3.4.2 Wie Sie Angst oder Furcht vermeiden können

➤ *Erklären Sie regelmäßig, wer die anwesenden Personen sind und was gerade geschieht*

Beruhigen Sie den Patienten und erklären Sie ihm, was vorgeht und wer die anwesenden Personen sind, damit sich der Patient weniger ängstlich fühlt. Auch wenn der Kranke nicht versteht, was Sie sagen, wird Ihr Gesichtsausdruck oder der Tonfall Ihrer Stimme wahrscheinlich beruhigend auf ihn wirken.

➤ *Versuchen Sie, eine gleichbleibende Umgebung zu schaffen und halten Sie an Routinen fest*

Wenn Sie eine gleichbleibende Umgebung und feste Routinen schaffen und aufrechterhalten, wird sich der Kranke in der Welt sicherer fühlen.

Möglicherweise erkennt er vertraute Gegenden oder Menschen immer noch nicht, aber jedenfalls hat er etwas, woran er sich halten kann.

➤ *Denken Sie daran, daß Demenzkranke auf Stimmungen ansprechen*

Obwohl Demenzkranke Schwierigkeiten mit der Verständigung haben, bleiben sie für die Atmosphäre im Haus sehr empfänglich. In einer angespannten Atmosphäre wird sich der Kranke wahrscheinlich unsicher oder unwohl fühlen. Sie können keine dauerhafte harmonische Atmosphäre in der Wohnung sicherstellen. Auch ist es unrealistisch vorzugeben, daß alles in Ordnung ist, wenn das gar nicht zutrifft. Aber es ist wichtig, im Auge zu behalten, daß die Stimmung im Haus dem Demenzkranken etwas ausmachen kann und daß er vielleicht Beruhigung braucht.

3.3.5 Antriebslosigkeit

■■■ *Während des letzten Jahres war es für meine Mutter sehr schwer, sich zu Tätigkeiten aufzuraffen. Sie saß die meiste Zeit des Tages in ihrem Sessel, wenn sie sich selbst überlassen war. Ich habe aber herausgefunden, daß sie manche Sachen immer noch gerne macht, wenn ich ihr den Anstoß dazu gebe, zum Beispiel den Nähkasten aufzuräumen.* ■

Demenzkranke sitzen manchmal lange in einem Stuhl ohne irgendetwas tun zu wollen. Es kann auch sein, daß sie nicht mehr sprechen und sich zurückziehen, vielleicht als Folge ihrer Unfähigkeit, sich zu verständigen. Obwohl Ihnen dieses Verhalten vermutlich keine Schwierigkeiten bereitet, kann es Ihnen unangenehm sein und Sie machen sich Sorgen, ob sich der Kranke wohlfühlt. Er sieht vielleicht unglücklich aus und scheint am Leben keine Freude mehr zu haben. Die Ursachen dieses Verhaltens sind nicht bekannt. Mit Geduld und Ausdauer können Sie aber den Kranken allmählich dazu ermuntern, etwas zu tun und Interesse an seiner Umgebung zu entwickeln. Andererseits müssen Sie sich manchmal mit der Tatsache abfinden, daß der Kranke es tatsächlich vorzieht, in Ruhe gelassen zu werden.

Wie Sie mit Antriebslosigkeit umgehen

– Nötigen Sie den Demenzkranken nicht dazu, etwas zu tun, wenn er deutlichen Widerstand zeigt
– Ermutigen Sie ihn etwas zu machen, das er ausführen kann
– Sprechen Sie ihm Anerkennung für Erreichtes aus
– Halten Sie ihn geistig und körperlich aktiv
– Lassen Sie ihn aufhören, wenn er genug hat
– Versuchen Sie, das Interesse des Kranken anzuregen (angenehme Tätigkeiten, Ausflüge, Musik)

3.3.5.1 Wie Sie mit Antriebslosigkeit umgehen

➤ *Nötigen Sie den Demenzkranken nicht dazu, etwas zu tun, wenn er deutlichen Widerstand zeigt*

Manchmal ist es nicht möglich, einen Demenzkranken dazu zu bringen, etwas zu tun, was er nicht tun will. In diesem Fall sollten Sie nicht darauf beharren, denn der Aufruhr, den Sie erzeugen, könnte die möglichen Vorteile der Beschäftigung überwiegen.

➤ *Ermuntern Sie den Patienten zu Tätigkeiten, die er ausführen kann und die sowohl den Geist als auch den Körper beanspruchen*

Für den Demenzkranken ist der Rückzug möglicherweise ein Bewältigungsversuch, wenn die Dinge zu kompliziert werden. Deswegen ist es wichtig, ihm Tätigkeiten vorzuschlagen, die er auch ausführen kann. Versuchen Sie Beschäftigungen zu finden, die mit einer Bewegung verbunden sind. Zum Beispiel können Sie den Patienten bitten, beim Staubwischen oder beim Versorgen der Blumen zu helfen. Wenn der Kranke einmal in Bewegung gekommen ist, fühlt er sich vielleicht schon ein wenig fröhlicher und lebendiger. Sie werden feststellen, daß es oft nur darauf ankommt, wie man eine Tätigkeit vorschlägt und wie man den Kranken in Schwung bringt (im Kapitel über Erholung, Beschäftigung und Bewegung finden Sie nähere Informationen über Beschäftigung).

➤ *Konzentrieren Sie sich auf das Erreichte und bestehen Sie nicht auf Fortsetzung*

Versuchen Sie sich auf das Positive zu konzentrieren. Beglückwünschen Sie zum Beispiel den Patienten für das, was er gemacht hat, anstatt ihn dafür zu kritisieren, daß er aufgehört hat. Wenn Sie zu stark darauf drängen, daß er weitermacht, könnte sich der Kranke eher weigern, wenn Sie ihm das nächste Mal eine Tätigkeit vorschlagen.

3.3.6 Rasche Stimmungsumschwünge und extreme Traurigkeit oder Fröhlichkeit

Frau Müller kam in die Küche und setzte sich mit einem freundlichen Blick an den Tisch. Als ihre Tochter Kaffee in eine Tasse goß, stand sie plötzlich ohne ersichtlichen Grund auf und begann in der Küche unruhig auf und ab zu gehen. Ihre Tochter war sehr überrascht, lenkte aber die Aufmerksamkeit der Mutter ganz ruhig auf den Kaffee. Dann setzte sich Frau Müller wieder an den Tisch und eine freundliche, entspannte Miene kehrte in ihr Gesicht zurück.

In der Tagesstätte bat Frau Dierks um ein Taschentuch. Nachdem sie es benützt hatte, fand sie keine Tasche um es hineinzustecken. Sie schaute kurz herum und steckte das Taschentuch dann in ihren Büstenhalter. Dann fing sie zu lachen an. Es war recht lustig, aber sie lachte so heftig, daß Tränen in ihre Augen stiegen. Sie konnte gar nicht mehr aufhören. Ein Pfleger unterbrach ihr Lachen indem er ihr sagte, daß der Kaffee fertig sei. Durch diese Ablenkung hörte sie zu lachen auf. ■

Manchmal zeigen Demenzkranke eine extreme Traurigkeit oder Fröhlichkeit aus Anlässen, die normalerweise keine solche Reaktion hervorrufen würden. (Man bezeichnet das manchmal als Stimmungslabilität.) Als Folge davon kann es sein, daß sie unkontrollierbar lachen oder weinen. Das kommt Ihnen sicher eigenartig und störend vor. Sie sollten sich aber keine Sorgen deswegen machen, sondern nur versuchen, den Gefühlsausbruch des Patienten zu beenden.

Sie haben vielleicht auch beobachtet, daß die Stimmung des Patienten plötzlich und ohne erkennbaren Grund umschlagen kann. Dieses Umschlagen kann so dramatisch sein, daß Sie sich darüber beunruhigen. Solche raschen Stimmungsumschwünge werden aber durch die Krankheit hervorgerufen. Es sind keine Reaktionen auf etwas, das geschehen ist, und deswegen sollten Sie diese Verhaltensweisen nicht persönlich nehmen.

Wie Sie mit plötzlichen Stimmungsumschwüngen, extremer Fröhlichkeit oder Traurigkeit umgehen

- Versuchen Sie, ruhig zu bleiben. Nehmen Sie den Vorfall nicht persönlich.
- Versuchen Sie, den Kranken zu beruhigen, den das Erlebnis möglicherweise in Aufregung versetzt hat.

3.3.6.1   Wie Sie mit plötzlichen Stimmungsumschwüngen umgehen

Wenn Sie ruhig bleiben, verringern Sie die Wahrscheinlichkeit, daß der Gefühlsumschwung in eine Überreaktion übergeht (siehe das Kapitel zu Überreaktionen). Es kann aber schwierig sein, die Ruhe zu bewahren, besonders wenn sich der Kranke aggressiv verhält oder herumschimpft. Sie werden dazu neigen, das persönlich zu nehmen. Denken Sie daran, daß so rasche und extreme Gemütsschwankungen durch die Krankheit verursacht werden und nicht gegen Sie persönlich gerichtet sind.

Wenn Sie den Kranken sanft und gelassen beruhigen, ist es vielleicht möglich, die Situation zu entschärfen. Er könnte völlig durcheinander sein, weil er nicht weiß, warum er sich so verhält, dennoch aber starke Emotionen hat. Während gesunde Menschen das Lachen nicht als Problem ansehen, können die eigenen Empfindungen für Demenzkranke belastend oder sogar furchterregend sein. Sie vergessen, was den Gefühlszustand

ausgelöst hat und werden dadurch sehr verwirrt. Aus diesem Grund ist es wichtiger, den Patienten zu beruhigen und zu stützen, als nach dem Grund für den Gefühlsausbruch oder Gefühlsumschwung zu suchen. Darüber hinaus sollten Sie sich nicht für Stimmungsumschwünge oder extrem ausgeprägte Gefühle verantwortlich machen. Sie werden nicht durch etwas verursacht, das Sie getan oder unterlassen haben.

3.3.7   Anklammern und Nachlaufen

▬▬▬   *Manchmal war es schon wirklich sehr schwer. Sie ist mir überall hin gefolgt und hat meine Geduld bis an ihre Grenzen strapaziert. Mein einziger Fluchtweg war, mich im Bad einzuschließen um Zeitung zu lesen. Jetzt besucht sie die Tagesstätte, die sie sehr gerne mag, und ich habe zwei Tage in der Woche für mich.* ▬

Wenn sich der Demenzkranke sehr anklammernd verhält und Ihnen überallhin folgt, kann Sie das an die Grenzen ihrer Geduld bringen. Der Kranke beansprucht nicht nur Ihre ständige Aufmerksamkeit, sondern er raubt Ihnen jede Rückzugsmöglichkeit. Darüber hinaus kann es schwer sein, sich zu entspannen, wenn Sie spüren, daß der Kranke auf Ihren nächsten Schritt wartet. Wie Sie dem Kapitel über Angst und Furcht entnehmen können, lebt der Demenzkranke in einer Welt, in der nichts mehr einen Sinn hat, und wo alles Mögliche passieren kann. Deswegen ist es nicht überraschend, daß der Patient Sie nicht aus den Augen lassen will. Sie sind für Ihn der einzige stabile Bezugspunkt in einer sich ständig verändernden Welt. Dennoch sollten Sie versuchen, etwas an diesem Verhalten zu ändern, bevor Sie völlig erschöpft sind; aber auch, um dem Kranken mehr Sicherheit zu geben.

Wie Sie mit Anklammern und Hinterherlaufen umgehen

- Versichern Sie dem Kranken, daß Sie bald zurückkommen werden
- Holen Sie jemand, der bei ihm bleibt
- Finden Sie für ihn etwas zu tun, während Sie nicht da sind
- Sprechen Sie mit einem Arzt

3.3.7.1 Wie Sie mit Anklammern und Hinterherlaufen umgehen

➤ *Versichern Sie dem Demenzkranken, daß Sie wiederkommen werden*

Der Demenzkranke braucht die Gewißheit, daß Sie wiederkommen werden und wann Sie wiederkommen werden, und zwar auf eine Weise, die er verstehen kann. Unglücklicherweise ist beim Demenzkranken oft das Zeitgefühl gestört und er versteht möglicherweise nicht, was Sie meinen, oder er empfindet fünf Minuten so lang wie fünf Stunden (siehe das Kapitel über Orientierung).

➤ *Sorgen Sie dafür, daß jemand bei dem Kranken ist, während Sie weggehen*

Es kann schwierig sein, dem Kranken zu erklären, wann Sie zurückkommen werden, oder zu erreichen, daß er in einem anderen Raum bleibt, während Sie einen Augenblick für sich haben. Vielleicht finden Sie aber jemand, dem der Kranke vertraut und der bei ihm bleibt. Dann wird er Sie wahrscheinlich eher weggehen lassen ohne Ihnen folgen zu wollen. Sie sollten sich nicht für schuldig oder selbstsüchtig halten, wenn Sie das versuchen. Sie haben ein Anrecht auf etwas Zeit für sich und sollten sicherstellen, daß Sie diese Zeit auch bekommen. Nicht jeder hat die Möglichkeit, den Patienten in eine Tagesstätte zu geben, aber vielleicht stellen Sie fest, daß Bekannte oder Nachbarn ganz gern von Zeit zu Zeit vorbeikommen um Ihnen zu helfen. Vielleicht müssen Sie einfach nur fragen.

➤ *Suchen Sie eine Beschäftigung für den Demenzkranken*

Wenn Sie eine einfache Aufgabe für den Kranken finden, erreichen Sie vielleicht, daß er beschäftigt ist und Ihnen nicht ständig hinterherläuft. Es muß keine Aufgabe sein, die wirklich gemacht werden muß, sie muß auch nicht gut gemacht werden. Das Hauptziel ist, die Aufmerksamkeit des Kranken von der Sorge abzulenken, daß Sie eine Zeitlang nicht da sind, so daß Sie ungehindert dem nachgehen können, was Sie tun wollen. Wenn das Problem sich nicht lösen läßt und Sie merken, daß der Kranke Angst hat, sprechen Sie mit Ihrem Arzt. Vielleicht kann er helfen.

3.3.8 Peinliches und unpassendes Verhalten

▬▬▬ *Eines Tages waren wir in einem Supermarkt. Mein Vater ging auf eine Dame zu, deutete auf ein Glas mit Honig, das sie in der Hand hielt und sagte: „Ah, das ist Honig. Das ist gut!" Ich schämte mich über die distanzlose Art, wie er die Dame angesprochen hatte, die ich nicht kannte. Die Dame antwortete: „Ja, das ist Honig, und er ist so süß wie Sie". In diesem Augenblick wurde mir klar, daß soziale Normen nicht wichtig sind, sondern daß das Gespür für den Patienten zählte und daß ich mit meinem Vater überall hingehen konnte. ▪*

Demenzkranke können sich gelegentlich auf eine Weise benehmen, die völlig unpassend erscheint. Sie machen auch Dinge, die andere sehr eigenartig finden. Manchmal sind ihre Verhaltensweisen einfach nur ungewöhnlich, manchmal sind sie störend oder peinlich für andere Menschen. Das Verhalten kann dadurch zustande kommen, daß die Teile des Gehirns geschädigt worden sind, die für die Hemmung von Verhalten zuständig sind. Die Folge davon ist, daß das Verhalten nicht mehr durch soziale Konventionen kontrolliert wird. Andererseits kann es auch sein, daß der Patient durcheinander ist oder desorientiert, oder daß er erfolglos etwas mitteilen will. Peinliches oder seltsames Verhalten ist meistens ein größeres Problem für den Angehörigen als für den Kranken selbst. Um damit zurechtzukommen, müssen Sie sich also mit Ihren eigenen Gefühlen auseinandersetzen. Sie müssen verhindern, daß der Demenzkranke andere Menschen beleidigt oder schockiert und Sie müssen versuchen, das Verhalten zu verstehen und dafür sorgen, daß es nicht wieder auftritt. Es ist nicht immer möglich, peinliche oder seltsame Verhaltensweisen zu verhindern, aber viele Menschen fühlen sich nicht beleidigt wenn Sie erfahren, daß das Verhalten durch eine Krankheit hervorgerufen wird.

Wie Sie mit peinlichem oder unpassendem Verhalten umgehen

– Versuchen Sie, nicht überzureagieren
– Wenn sich der Demenzkranke unpassend verhält, führen Sie ihn sanft aus der Situation heraus oder lenken Sie ihn ab
– Überlegen Sie, ob das Verhalten unbedingt abgestellt werden muß

– Sprechen Sie über Ihre Gefühle der Peinlichkeit mit anderen, die ähnliche Erfahrungen gemacht haben

Wie Sie peinliches oder unpassendes Verhalten vermeiden

– Suchen Sie nach den Bedingungen, die das Verhalten ausgelöst haben

3.3.8.1   Wie Sie mit peinlichem oder unpassendem Verhalten umgehen

➤ *Bleiben Sie ruhig und versuchen Sie, nicht überzureagieren*

Obwohl Sie bestimmte Verhaltensweisen störend oder eigenartig finden, macht sich der Kranke vielleicht gar nichts daraus. Er ist aber möglicherweise überrascht oder sogar verletzt durch Ihre Reaktion auf sein Verhalten. Das könnte die Situation aufschaukeln und Aggressivität auslösen (siehe die Kapitel über aggressives Verhalten und Überreagieren). Deswegen ist es wichtig, daß Sie die Ruhe bewahren und nicht überreagieren.

➤ *Versuchen Sie, den Kranken ganz ruhig aus der Öffentlichkeit herauszuführen oder sorgen Sie für Ablenkung*

Manchmal ist ein bestimmtes Verhalten besonders peinlich, weil Sie sich in Gesellschaft anderer Menschen befinden. Vielleicht ist es Ihnen peinlich oder Sie befürchten, daß das Verhalten andere Menschen schockieren könnte. In diesem Fall kann es zur Lösung des Problems ausreichen, wenn Sie den Kranken von der Stelle oder aus der Situation wegführen. Achten Sie aber darauf, daß Ihr Vorgehen nicht als Zwang erlebt wird. Wenn der Kranke nicht merkt, daß sein Verhalten eigenartig ist oder nicht versteht, was Sie ihm sagen wollen, dann wehrt er sich womöglich dagegen, weggeführt oder unterbrochen zu werden. Sie können versuchen, ihn abzulenken. Zum Beispiel könnten Sie ihm eine Tätigkeit vorschlagen, die er gerne ausführt, oder Sie schlagen ihm vor, irgendwo mit ihm hinzugehen, etwas gemeinsam zu unternehmen oder etwas zu trinken.

➤ *Überlegen Sie, ob das Verhalten unbedingt abgestellt werden muß*

Auch wenn eine Verhaltensweise peinlich oder seltsam ist, muß sie nicht unbedingt abgestellt werden. Ein Teil der Peinlichkeit kann daher kommen, daß andere Menschen nicht verstehen, weshalb sich der Demenzkranke so benimmt. Wenn Sie ihnen die Situation vorher erklären, fühlen sich vielleicht alle weniger unwohl, wenn das Verhalten eintritt.

➤ *Sprechen Sie über Ihre Gefühle der Peinlichkeit mit anderen, die ähnliche Erfahrungen gemacht haben*

Sie werden feststellen, daß es hilfreich ist, Ihre Beschämung mit anderen Menschen zu besprechen, die ähnliche Erfahrungen gemacht haben und deswegen wissen, wie Sie sich fühlen. Wenn Sie über Ihre Empfindungen sprechen, kann die Peinlichkeit langsam nachlassen. Vielleicht können Sie sogar die heitere Seite der Angelegenheit erkennen.

3.3.8.2   Wie Sie peinliches oder unpassendes Verhalten vermeiden

➤ *Suchen Sie nach den Bedingungen, die das Verhalten ausgelöst haben*

Versuchen Sie sich an Situationen zu erinnern, in denen sich der Demenzkranke in einer offensichtlich seltsamen Art benommen hat. Vielleicht finden Sie heraus, daß es unter ganz bestimmten Umständen war, in Gegenwart bestimmter Menschen oder zu einer bestimmten Tageszeit. Auf diese Weise entdecken Sie vielleicht eine Regelhaftigkeit in dem Verhalten oder finden sogar die Erklärung dafür. Wenn Sie zum Beispiel herausfinden, daß das eigenartige Verhalten oft von Inkontinenz gefolgt wird, könnte das Benehmen des Kranken seine Art sein, mitzuteilen, daß er die Toilette aufsuchen muß. Wenn der Kranke andererseits immer dann seine Habseligkeiten an sich reißt, wenn Besucher kommen und sie die ganze Zeit fest in der Hand hält, befürchtet er vielleicht, daß er bestohlen werden könnte. Schwierigkeiten mit der Verständigung und Gedächtnisstörungen können sonst normale Reaktionen sehr eigenartig aussehen lassen. Wenn Sie die Gründe für eine seltsame Verhaltensweise verstehen, hilft Ihnen das, sich weniger beschämt zu fühlen und es hilft Ihnen auch, das Verhalten zu unterbrechen, sobald es auftritt, oder sein Auftreten ganz zu verhindern.

3.3.9 Nichterkennen von Personen und Gegenständen

████ *Wenn ich meine Frau im Krankenhaus besuche, spricht sie über mich und über Dinge, die wir gemeinsam gemacht haben, als spräche sie mit jemand anderem über mich. Das macht mich traurig, aber gleichzeitig merke ich, daß sie mich nicht vergessen hat. Ich bedeute ihr immer noch viel, aber sie erkennt mich einfach nicht.* ■

Wenn der Patient, für den Sie sorgen, manchmal Schwierigkeiten hat zu erkennen, welche Personen und welche Gegenstände um ihn herum sind, führen Sie das vielleicht auf die Gedächtnisstörungen, auf Verwirrtheit oder auf Sehstörungen zurück. Manchmal trifft das auch zu. Es gibt aber auch noch eine weitere Möglichkeit. Es könnte damit zusammenhängen, daß das Gehirn eines Demenzkranken zwischen Erinnerungen und aktuellen Sinneseindrücken keinen Zusammenhang und keine sinnvolle Beziehung herstellen kann. Dieses Problem wird manchmal als „Agnosie" bezeichnet. Die Folgen davon sind, daß ein Patient vertraute Personen nicht erkennt oder Gegenstände in ungeeigneter Weise gebraucht. Das kann dem Kranken das Leben sehr schwer machen, seine Einsamkeit verstärken und ihm Furcht einflößen, weil er vertraute Menschen als Fremde wahrnimmt. Es kann auch für andere Menschen sehr belastend sein, die das Verhalten des Kranken als seltsam empfinden, und es kann Betrübnis bei Bekannten und Angehörigen hervorrufen, vor allem wenn der Kranke sie nicht mehr erkennt. Vielleicht können Sie dem Patienten aber dabei helfen, zu erkennen, wer die Personen sind, um welche Gegenstände es sich handelt und wie man sie gebraucht.

Wie Sie mit dem Nichterkennen von Personen und Gegenständen umgehen

– Erklären Sie Gegenstände und Personen, falls es nötig ist
– Geben Sie dem Kranken den richtigen Gegenstand, wenn er Fehler gemacht hat
– Respektieren Sie die Auffassung des Kranken, indem Sie unnötige Korrekturen vermeiden
– Ziehen Sie keine unnötige Aufmerksamkeit auf Fehler
– Fassen Sie es nicht als persönliche Zurücksetzung auf, wenn der Kranke Sie nicht erkennt.

3.3.9.1 Wie Sie mit dem Nichterkennen von Personen und Gegenständen umgehen

➤ *Versuchen Sie, Hilfestellungen zu geben ohne unnötige Aufmerksamkeit auf Fehler zu lenken*

Wenn es um Gegenstände geht, ist es vielleicht am einfachsten, dem Kranken das entsprechende Objekt zu geben und zu erklären, oder vorzuführen, wie es gebraucht wird, ohne unnötige Aufmerksamkeit auf die Fehlleistung zu lenken. Wenn der Kranke Ihre Erklärung nicht annehmen will, ist es sinnlos zu streiten. Es kann aber manchmal hilfreich sein, auf die verschiedenen Eigenschaften eines Gegenstandes oder einer Person hinzuweisen, zum Beispiel auf die Stimme.

Wenn der Demenzkranke jemand nicht erkennt oder die Namen von Personen in einer Unterhaltung durcheinander bringt, könnten Sie erklären, wer die betreffenden Personen sind. Vielleicht machen Sie das sogar automatisch. Es ist aber möglicherweise gar nicht nötig und könnte unnötige Aufmerksamkeit auf eine Fehlleistung richten. Weil der Patient den Vorfall nach ein paar Sekunden oder Minuten vergessen hat, kann es Zeitverschwendung sein. Deshalb ist es besser, die Auffassung des Kranken zu akzeptieren, die Fehlleistung zu ignorieren und darauf zu achten, was er sagen will. Wenn der Kranke jemanden nicht erkennt, kann er ängstlich oder verstört reagieren. In diesem Fall ist es wichtig, ihn zu beruhigen. Schließlich fühlt sich ein Kranker, der eine vormals bekannte Person nicht erkennt, von Fremden umgeben, von denen er nicht weiß, ob er ihnen trauen kann.

➤ *Fassen Sie es nicht als persönliche Zurücksetzung auf, wenn Sie der Kranke nicht erkennt, sondern beruhigen Sie ihn*

Obwohl es Sie wahrscheinlich verletzt, wenn Sie nicht mehr erkannt werden, denken Sie daran, daß Sie der Kranke nicht unbedingt vergessen hat und daß seine Reaktion keine Zurückweisung Ihrer Person ist. Wahrscheinlich hat er angenehme Erinnerungen an Sie und vermißt Sie, obwohl Sie anwesend sind.

3.3.10   Niedergeschlagenheit und Depression

Hans hatte es für ganz normal gehalten, daß seine Frau ständig traurig aussah und ihr Interesse am Stricken verloren hatte. Er erklärte sich das mit ihrer Krankheit und mit den Schwierigkeiten, die sie ständig erlebte. Aber das Personal in der Tagesstätte hatte die Vermutung, daß sie vielleicht depressiv war. Das war tatsächlich so und ein paar Monate später, nach einer Behandlung, war sie viel glücklicher und hatte sogar wieder zu stricken begonnen.

Der Arzt fragte Michael nach den Anzeichen einer Depression, wie Appetitlosigkeit und Verlust von Interesse, Schlaflosigkeit und Gefühl der Wertlosigkeit. Michael verneinte alle Fragen, aber ich dachte bei mir: „Das bin ich, den er gerade beschrieben hat." Ich sprach danach mit dem Arzt und er verwies mich an jemand, der mir helfen konnte. ■

Wenn der Demenzkranke traurig ist und kein Interesse daran hat, irgendetwas zu tun, denken Sie vielleicht, das ist natürlich, und bis zu einem gewissen Grad haben Sie auch recht. Schließlich muß der Kranke mit vielen Verlusten fertig werden und er kann sich deprimiert fühlen, weil er so weitgehend auf die Hilfe anderer Menschen angewiesen ist. Auch Sie fühlen sich vielleicht niedergeschlagen angesichts der Veränderungen und Verluste, die als Folge der Krankheit eingetreten sind, sehen möglicherweise pessimistisch in die Zukunft und fühlen sich einsam. Obwohl man mit einem gewissen Maß an Deprimiertheit rechnen kann, muß man sich klar machen, daß dieses allgemeine Gefühl in eine Depression übergehen kann. Depression ist ein Krankheitszustand, der behandelt werden kann. Demenzkranke, die gleichzeitig an einer Depression leiden, zeigen mehr Verhaltensstörungen, wie etwa aggressives Verhalten. Es kann schwierig für Sie sein, den Unterschied zwischen einer Depression und einigen Symptomen der Alzheimer-Krankheit zu erkennen. Es gibt aber Anzeichen, auf die Sie achten können. Wenn diese vorliegen, kann eine Behandlung eingeleitet werden, die unnötiges Leiden behebt. Aus diesem Grund beschreibt dieses Kapitel zuerst, wie Sie mögliche Anzeichen einer Depression erkennen und anschließend, wie Sie damit zurechtkommen. Übersehen Sie auch nicht, daß Sie selbst an einer Depression leiden könnten (siehe den Abschnitt über die Sorge für sich selbst).

Wie Sie eine Depression erkennen

– Achten Sie auf die Anzeichen einer Depression (Näheres siehe unten)
– Suchen Sie nach Gründen, weswegen der Demenzkranke depressiv sein könnte
– Achten Sie auf plötzliche Veränderungen im Verhalten und in der Einstellung sowie auf depressive Äußerungen und depressive Inhalte von Sinnestäuschungen oder Wahnphänomenen

Wie Sie mit einer Depression umgehen

– Suchen Sie einen Arzt auf (und fragen Sie nach den Möglichkeiten einer medikamentösen Behandlung)
– Geben Sie dem Patienten Rückhalt und Verständnis
– Versuchen Sie, den Teufelskreis der Depression zu durchbrechen

3.3.10.1 Wie Sie eine Depression erkennen

Demenzkranke, die gleichzeitig an einer Depression leiden, können Gefühle wie Traurigkeit, Verzweiflung und Wertlosigkeit nur schwer ausdrücken. Sie machen möglicherweise nur einfache Aussagen wie: „Ich bin am Ende" oder „Mir ist alles egal", um ihre Gemütslage zum Ausdruck zu bringen. Wenn der Patient Sinnestäuschungen hat (siehe das Kapitel über Sinnestäuschungen und Wahnphänomene) können sich diese auf die Themen der Schuld oder des Todes beziehen, oder der Kranke hört Stimmen, die ihn als schlecht bezeichnen. Es gibt Anzeichen der Depression (die Kernsymptome), auf die Sie achten können. Jemand muß nicht alle diese Symptome aufweisen, damit man bei ihm eine Depression feststellen kann. Andere Beschwerden wie Weinerlichkeit und Kopfschmerzen können eine Depression begleiten, sie sind aber nicht kennzeichnend für eine Depression. Wenn Sie nach den Anzeichen einer Depression Ausschau halten, achten Sie auf deutliche Veränderungen im Verhalten des Demenzkranken, zum Beispiel auf Veränderungen des Appetits, des Schlafes oder der Energie. Ein plötzlicher Verlust des Interesses an Tätigkeiten, die der Kranke zuvor gerne ausgeführt hat, kann auch Anzeichen für eine Depression sein.

Tab. **5** Wie Sie eine Depression erkennen

Erkennungsmerkmale, auf die Sie achten sollten	Begleitende Symptome	Begünstigende Faktoren
Gedrückte Stimmung, Interesselosigkeit, Freudlosigkeit, veränderter Appetit, Schlafstörung, Denkschwierigkeiten, Konzentrationsschwäche, Erschöpfung, Unruhe oder Verlangsamung, Gefühl der Wertlosigkeit, unbegründete Schuldgefühle, wiederholte Gedanken an Selbstmord oder Tod, Ruhelosigkeit, negative Denkinhalte, herabgesetztes Aktivitätsniveau, zurückgezogenes Verhalten	Weinerlichkeit, Angst, körperliche Symptome (Kopfschmerzen, andere Schmerzwahrnehmungen) anhaltendes Unglücklichsein	Frühere Depression, Verlusterlebnis, Aufgabe des Berufs, Verlust an Verstärkern, soziale Isolation, Gefühl des Verlassenwerdens und der Hilflosigkeit, andere zur Depression führende Krankheiten: kardiovaskuläre (Herz-) Krankheiten, Schlaganfall, Schilddrüsenunterfunktion, Stoffwechselstörungen, Krebserkrankungen, Parkinson-Krankheit

3.3.10.2 Wie Sie mit einer Depression umgehen

➤ *Sprechen Sie mit einem Arzt*

Wenn Ihr Arzt eine Depression feststellt, wird er möglicherweise ein Medikament verschreiben. Der Einsatz eines Medikamentes sollte nicht als „letzter Ausweg" angesehen werden, wenn alles andere versagt hat, aber auch nicht als ein „Allheilmittel". Wenn Medikamente vorsichtig angewandt werden, können sie die Symptome des Demenzkranken deutlich verringern, so daß Sie gemeinsam einige der zugrundeliegenden Ursachen angehen können. Sie brauchen sich auch keine Sorgen wegen antidepressiver Medikamente machen, denn sie erzeugen keine Abhängigkeit. Nebenwirkungen können zwar auftreten, bei den neuesten Medikamenten sind sie aber sehr gering ausgeprägt, wenn das richtige Arzneimittel in der richtigen Dosierung eingesetzt wird. Zu Beginn der Behandlung stellen Sie möglicherweise gar keine Verbesserung fest. Es kann bis zu zwei Monaten dauern, bis sich der volle Behandlungseffekt einstellt. Wenn der Patient auf die Behandlung anspricht, wird Ihnen der Arzt möglicherweise empfehlen, die Behandlung für einen ziemlich langen Zeitraum fortzusetzen, vielleicht sogar für mehrere Jahre.

➤ *Stützen Sie den Kranken und bringen Sie ihm Verständnis entgegen*

Für manche Demenzkranke bedeutet es eine Erleichterung, wenn sie mit jemandem über ihre Probleme sprechen können. Wenn sich der Patient, für den Sie sorgen, in einem frühen Krankheitsstadium befindet, kann ihm eine Gesprächstherapie helfen. Auch wenn er über seine Schwierigkeiten und über sein Befinden spricht, aber nach kurzer Zeit alles vergißt, kann das dennoch vorübergehend eine Erleichterung bringen. Aufgrund der Sprachstörungen werden aber alle Behandlungsformen, die auf einer verbalen Verständigung beruhen, nur für eine kleine Gruppe von Demenzkranken oder für Patienten in frühen Krankheitsstadien geeignet sein.

Weitere Behandlungsformen sind Musik- und Kunsttherapie. Ihr Arzt kann Sie vielleicht an einen Therapeuten weiterverweisen. Es ist aber wichtig, einen Therapeuten zu finden, der die besonderen Bedürfnisse von Demenzkranken kennt und versteht.

➤ *Versuchen Sie, den Teufelskreis der Depression zu durchbrechen*

Menschen, die an einer Depression leiden, geraten nicht selten in einen Teufelskreis. Wenn Sie zusätzlich eine Demenz haben, ist das meist noch schlimmer. Sie verlieren die Fähigkeit, viele Dinge zu tun, die sie zuvor gerne gemacht haben und sie geraten in die Abhängigkeit von anderen. Wenn das nicht bemerkt wird und wenn nichts unternommen wird, Tätigkeiten in Gang zu bringen und aufrechtzuerhalten, setzt sich der Teufelskreis fort. Deswegen kann es Ihre Aufgabe sein, den Patienten zur Teilnahme an Aktivitäten zu ermuntern, die er früher gerne ausgeführt hat, ihm dabei zu helfen, falls es nötig ist, oder sogar neue Möglichkeiten der Beschäftigung und der

Bewegung zu finden (siehe das Kapitel über Erholung, Beschäftigung und Bewegung). Wenn Sie den Kranken dazu ermutigen, bei den Entscheidungen über sein eigenes Leben eine aktivere Rolle zu übernehmen, kann ihm das auch ein Gefühl geben, die Dinge noch in der Hand zu haben, was sich positiv auf die Stimmung auswirkt.

3.3.11   Frustration

Meine Mutter hat immer gerne gebakken. Sie hat uns jeden Freitag Abend einen Kuchen gebracht. Aber seit sie bei uns lebt, gab es einige unangenehme Überraschungen, und sie war immer mehr darüber enttäuscht, daß sie nichts mehr richtig zustande brachte. Sie war sehr verärgert und sagte schließlich, daß sie das Backen aufgebe. Meine Tochter fand aber eine Lösung. Sie sagte meiner Mutter, daß sie das Backen von ihr lernen wolle. Es wurde vereinbart, daß meine Tochter die Arbeit macht und daß meine Mutter als „Expertin" sie dabei anleitet. ■

Viele Symptome der Alzheimer-Krankheit hängen mit Verlusterlebnissen zusammen – Verlust der Organisation von Handlungen, des Gedächtnisses, der Unabhängigkeit, der Verständigung und der Kontrolle über das eigene Leben. Demenzkranke sind ständig mit diesen Verlusten konfrontiert. Wenn die Krankheit fortschreitet, sind sie immer weniger in der Lage, alltägliche Aktivitäten auszuführen wie Führen eines Gespräches, Ankleiden oder Essen. Sie geraten in eine zunehmende Abhängigkeit von anderen Menschen. Das alles kann äußerst frustrierend sein. Auch Sie sind vielleicht manchmal enttäuscht darüber, daß Ihre Versuche, dem Kranken zu helfen, so wenig nützen und so wenig Anerkennung finden, oder daß Sie den Kranken nicht verstehen und er Sie nicht versteht. Ihr Wissen und Ihr Verständnis dafür, was bei dem Patienten das Gefühl der Enttäuschung und des Versagens hervorruft, kann hilfreich sein, um solchen Situationen vorzubeugen.

Wie Sie mit Frustration umgehen

– Gehen Sie mit Humor vor

Wie Sie Frustration vermeiden

– Ermuntern Sie den Demenzkranken, selbständig etwas zu tun
– Geben Sie eine beschränkte Zahl von Auswahlmöglichkeiten vor

3.3.11.1   Wie Sie mit Frustration umgehen

Humor kann in einer unangenehmen Situation Entspannung bringen. Vielleicht können Sie den Demenzkranken vor Enttäuschungen bewahren, wenn Sie die Aufmerksamkeit auf die lustige Seite der Situation lenken (das ist nicht dasselbe, wie den Kranken auszulachen).

3.3.11.2   Wie Sie Frustration vermeiden

Der Verlust von Fähigkeiten und die Abhängigkeit kann nicht nur zu Enttäuschung führen, sondern kann auch die persönliche Würde und das Selbstwertgefühl untergraben und sogar in einen Zustand der Hilflosigkeit führen. Der Demenzkranke fühlt sich um so weniger enttäuscht und um so selbstsicherer, je mehr er allein zustande bringt. Ermutigen Sie den Kranken, eine Aufgabe selbständig auszuführen, bieten Sie Ihre Hilfe an, wenn es nötig ist und sorgen Sie für eine ruhige, entspannte Atmosphäre. Wenn der Kranke Schwierigkeiten hat, eine Packung Kekse zu öffnen, könnten Sie zum Beispiel denken, daß es einfacher und für den Patienten angenehmer ist, wenn Sie das für Ihn erledigen. Das wäre dann aber eine weitere Aufgabe, die der Kranke nicht erfüllen kann, und möglicherweise ein weiterer Grund für Enttäuschung. Es wäre besser, in Zukunft Packungen auszusuchen, die einfacher zu öffnen sind und sie dem Kranken zu geben. Eine weitere Lösung ist, dem Kranken zu erklären oder vorzumachen, wie man die Packung auf andere Weise öffnen kann. Vermeiden Sie jede Herabsetzung in Gegenwart anderer Personen und stellen Sie sicher, daß schwierige Aufgaben nicht unbedingt erledigt werden müssen, wenn Besuch da ist. Wenn Sie den Kranken aktiv halten, arbeiten Sie damit auch der Langeweile entgegen. Soweit wie möglich sollten Sie dem Kranken die Wahl zwischen zwei oder drei Alternativen geben. Mit einer begrenzten Auswahl kommt er wahrscheinlich zurecht. Das kann dabei helfen, potentiell frustrierende Situationen zu vermeiden und vermittelt dem Patienten das Gefühl, sein eigenes Leben noch im Griff zu haben.

3.3.12   Sinnestäuschungen und Wahnphänomene (falsche Überzeugungen)

Wenn mein Mann zu Personen spricht, von denen er glaubt, daß sie neben ihm sitzen, lache ich nicht und sage nicht, daß gar niemand da ist. Ich nehme es gelassen und sage: „Bist du sicher, daß da jemand ist? Ist es nicht das Muster auf dem Vorhang?"

Meine Schwester erzählte mir, daß fast jeden Tag ein Mann an unserem Haus vorbeigeht und versucht, die Haustür zu öffnen. Eines Tages, als der Postbote gerade einen Brief gebracht hatte, sagte sie mir, daß der Mann schon wieder da war und war sehr verängstigt. Ich versicherte sie, daß der Mann kein Dieb war, aber ich konnte sie nicht überzeugen. Weil ich den Postboten gut kenne, war er damit einverstanden, zu läuten und mir die Post in die Hand zu geben, anstatt sie in den Briefkasten zu werfen. Meine Schwester beobachtet ihn immer noch argwöhnisch, aber sie hat weniger Angst. ■

Eine Sinnestäuschung ist eine Wahrnehmung – man hört, sieht, fühlt oder riecht etwas – die keine Entsprechung in der Wirklichkeit hat und im allgemeinen unangenehm ist. Von einem Wahnphänomen spricht man dagegen, wenn jemand eine Überzeugung hat, die in der Wirklichkeit nicht begründet ist und in der Regel unrichtig ist, zum Beispiel daß der Postbote absichtlich wichtige Briefe zurückhält. Unglücklicherweise fühlen sich Demenzkranke wegen der Verständigungsprobleme zunehmend isoliert und haben wenige Möglichkeiten, ihre Überzeugungen zu prüfen und mit anderen Menschen abzustimmen. Demenzkranke leiden oft an wahnhaften Verkennungen. Die häufigsten Formen der Verkennung sind die Überzeugungen, daß die Verwandten oder Bezugspersonen verkleidete Fremde seien oder daß sich Besucher im Hause aufhielten. Zu den Verkennungen gehört auch, wenn ein Patient sein eigenes Spiegelbild nicht erkennt oder es für eine andere Person hält, wenn er beim Anblick eines alten Menschen erschrickt (auch das kann mit dem Spiegel zusammenhängen) und wenn er Personen im Fernsehen für wirklich anwesend hält. Als Folge der Hirnschädigung kommt es auch vor, daß Demenzkranke durcheinanderbringen oder falsch interpretieren, was sie hören, fühlen und schmecken. Zum Beispiel können sie sich darüber beschweren, daß eine süße Nachspeise salzig schmeckt, daß leise Musik zu laut ist oder daß es draußen bei strahlendem Sonnenschein eiskalt ist.

Sinnestäuschungen und Wahnphänomene können starke Furcht auslösen und sogar zu aggressiven Verhaltensweisen führen. Der Demenzkranke sieht sich einer Situation gegenüber, die er nicht versteht und die er nicht beherrschen

kann. Anfangs fühlen Sie sich möglicherweise schockiert und hilflos oder verzweifelt, weil Sie nicht wissen, was Sie tun sollen. Sie können aber durch die Art und Weise helfen, wie Sie mit der Situation umgehen, indem Sie den Patienten beruhigen und indem Sie Maßnahmen ergreifen, damit das Problem nicht wieder auftritt.

Wie Sie mit Sinnestäuschungen und Wahnphänomenen umgehen

– Versuchen Sie, zu erklären und zu beruhigen, ohne die Überzeugungen des Kranken in Frage zu stellen
– Versuchen Sie ihn abzulenken
– Vermeiden Sie körperlichen Zwang
– Halten Sie die Überzeugungen nicht von vorneherein für abwegig: manchmal treffen sie zu

Wie Sie Sinnestäuschungen und Wahnphänomene vermeiden

– Suchen Sie einen Arzt auf
– Versuchen Sie die Ursache herauszufinden und die Umgebung zu ändern

3.3.12.1   Wie Sie mit Sinnestäuschungen und Wahnphänomenen umgehen

➤   *Erklären Sie dem Kranken die Situation und beruhigen Sie ihn, ohne seine Überzeugungen in Frage zu stellen*

Obwohl Sie falsche Überzeugungen nicht einfach hinnehmen sollten, können Sie dem Patienten die Sicherheit geben, daß alles in Ordnung und unter Kontrolle ist. Beispielsweise kann der Wahn, jemand stehle Löffel, den Demenzkranken sehr beunruhigen. Ohne diese Überzeugung in Frage zu stellen, könnten Sie dem Kranken erklären, daß Sie mehr als genug Löffel haben. Wenn der Kranke Sinnestäuschungen hat, ist er fest davon überzeugt, daß das, was er sieht, hört oder fühlt tatsächlich existiert. Es ist sinnlos, ihm das ausreden zu wollen. Wenn Sie darauf beharren, wird das nur zu einer Enttäuschung des Patienten führen und ihn entmutigen, das mitzuteilen, was er erlebt. Sie können ihm helfen, indem Sie ihm Beruhigung und Geborgenheit vermitteln. Wenn Sie ruhig mit ihm sprechen und ihn sanft berühren, kann ihn das zur Wirklichkeit zurückbringen. Achten Sie darauf, daß er Ihre Berührung nicht als eine Form von Zwang oder Gewalt erlebt. Eine andere Möglichkeit besteht darin, dem

Kranken zu erklären, daß Sie nicht dasselbe hören oder sehen wie er, daß Sie aber verstehen können, wie ihm zumute ist.

➤   *Versuchen Sie, den Patienten abzulenken*

Ablenkung ist für Patienten mit Sinnestäuschungen oder Wahnphänomenen eine nützliche Technik, vor allem wenn der Kranke auch starke Gefühlsreaktionen zeigt wie Furcht oder Wut, oder wenn die Beruhigung nicht gewirkt hat. Ablenkung ist aber nicht immer möglich. In diesem Fall sollten Sie dem Kranken genügend Platz lassen, damit Sie sich keiner Gefahr aussetzen.

➤   *Versuchen Sie, körperlichen Zwang zu vermeiden*

Bei einem Demenzkranken mit Sinnestäuschungen sollten Sie möglichst keinen körperlichen Zwang anwenden, weil Sie nicht wissen können, wie er darauf reagiert. Es kann auch sein, daß er heftigen Widerstand leistet, in dem Glauben, daß ihn jemand daran hindern will, aus einer gefährlichen Situation zu entkommen. Das wäre zum Beispiel bei Sinnestäuschungen der Fall, in denen es um Feuer oder um Gasgeruch geht. Vielleicht gelingt es, den Patienen zu vergewissern, daß alles unter Kontrolle ist, und ihn so zur Ruhe zu bringen. Gelegentlich werden Sie aber den Eindruck haben, daß unmittelbarer Zwang notwendig ist. Achten Sie in diesem Fall auf Ihre eigene Sicherheit.

➤   *Halten Sie die Überzeugungen nicht von vornherein für abwegig*

Versuchen Sie, die Überzeugung des Kranken, daß jemand stiehlt, nicht einfach als unsinnig abzutun. Wenn jemand an Sinnestäuschungen und Wahnphänomenen leidet, bedeutet das nicht, daß alles falsch ist, was er sagt. Wie jeder andere Mensch auch könnte er ausgenützt werden. Daher sollten Sie beim Vorwurf des Diebstahls taktvoll Nachprüfungen anstellen. Falls Sie es für erforderlich halten, in Betracht kommende Personen anzusprechen, sollten Sie ihnen erklären (falls der Vorwurf nicht tatsächlich zutrifft), daß die Verdächtigungen des Patienten eine Folge seiner Krankheit sind und auf keinen Fall persönlich genommen werden sollen.

3.3.12.2 Wie Sie Sinnestäuschungen und Wahnphänomenen vorbeugen

➤   *Sprechen Sie mit einem Arzt*

Sinnestäuschungen können durch eine Infektion hervorgerufen werden, sie können auch die Nebenwirkung eines Medikaments sein. Es ist wichtig, einen Arzt aufzusuchen, um diese beiden Möglichkeiten auszuschließen. Der Arzt kann gegebenenfalls das Medikament absetzen oder die Behandlung ändern. Arzneimittel gegen Sinnestäuschungen sollten nur als letzter Ausweg eingesetzt werden, weil sie ausgeprägte Nebenwirkungen haben.

➤   *Versuchen Sie die Ursache herauszufinden und verändern Sie die Umgebung*

Manchmal sind es gewisse Umstände in der Umgebung des Kranken, die zu Sinnestäuschungen führen, zum Beispiel ein Spiegel, dunkle Ecken, Schatten, Tierfiguren oder Bilder. Wenn Sie herausfinden, was die Sinnestäuschung ausgelöst hat, kann dies dabei helfen, künftig Sinnestäuschungen vorzubeugen. Es kann zweckmäßig sein, alle Gegenstände, die nicht unbedingt nötig sind, zu entfernen. Führen Sie aber nicht zuviele Veränderungen auf einmal ein. Es könnte sonst nämlich sein, daß der Demenzkranke persönliche Dinge vermißt, oder glaubt, daß sie gestohlen worden sind, oder sich desorientiert fühlt, weil der Raum oder das Gebäude ihm nicht mehr vertraut vorkommen. Andererseits ist es vielleicht möglich, Spiegel zu verdecken und Vorhänge zu öffnen. Eine ausreichende Beleuchtung kann verhindern, daß der Kranke Dinge sieht, die gar nicht da sind, zum Beispiel wenn er Schatten als Löcher im Boden deutet.

3.3.13 Verstecken oder Verlieren von Gegenständen und falsche Anschuldigungen

▬   *Meine Mutter verliert oft ihre Schlüssel und regt sich immer sehr darüber auf. Ich weiß nicht, ob sie die Schlüssel wirklich verliert oder nur versteckt und das dann vergißt, weil ich die Schlüssel manchmal an ungewöhnlichen Stellen gefunden habe. Ein Bekannter riet mir, für alle Fälle Nachschlüssel anfertigen zu lassen. Das habe ich gemacht, und ich habe auch einen gleich aussehenden Schlüsselring gefunden. Wenn ich also die*

Schlüssel meiner Mutter nicht finde, gebe ich ihr die Ersatzschlüssel und sie braucht sich keine Sorgen zu machen.

Eines Tages sagte ich mit ruhiger Stimme zu meiner Großmutter: „Niemand in diesem Haus würde irgendetwas stehlen. Du meinst das immer, weil dein Gedächtnis nicht gut ist. Es kann aber sehr ärgerlich für jemand sein, wenn du ihm vorwirfst, daß er stiehlt." Sie stimmte zu und wiederholte: „Niemand in unserer Familie stiehlt". ■

Demenzkranke glauben manchmal, daß sie etwas verloren haben und ärgern sich darüber. Sie vergessen, wo sie einen Gegenstand hingelegt haben oder daß sie ihn jemandem gegeben haben. Vielleicht haben sie den Gegenstand zuvor versteckt, aus Angst, er könnte gestohlen werden, und haben das dann vergessen. Wenn der Kranke beispielsweise an Inkontinenz leidet, kann er versuchen, verschmutzte Wäsche aus Scham zu verstecken. Es kann sogar sein, daß es den vermeintlich verlorenen Gegenstand gar nicht gibt. Es könnte eine bleibende Erinnerung aus der Vergangenheit sein, oder ein symbolischer Ausdruck für Verluste, die durch die Krankheit bedingt sind. Versteckte oder verlorene Gegenstände können eine große Sorge für den Demenzkranken sein, aber auch ein großer Ärger für andere Menschen, vor allem für jene, die des Diebstahls bezichtigt werden. Es kann ein ziemlicher Schlag sein, von Vater oder Mutter, vom Ehemann oder von einem nahen Bekannten als Dieb bezeichnet zu werden. Deshalb ist es wichtig, nicht nur nach dem verlorenen Gegenstand zu suchen und den Demenzkranken zu beruhigen, sondern auch mit den eigenen Empfindungen zurechtzukommen und mit den Gefühlen jener Personen, die durch falsche Anschuldigungen verärgert oder betrübt sind.

Wie Sie mit dem Verlieren oder Verstecken von Gegenständen und mit falschen Anschuldigungen umgehen

– Beruhigen Sie den Demenzkranken und helfen Sie ihm, die vermißten Gegenstände zu finden
– Nehmen Sie Anschuldigungen nicht persönlich

Wie Sie Probleme mit dem Verlieren und Verstecken von Gegenständen vermeiden

– Versuchen Sie einen Überblick zu behalten, wo der Kranke Gegenstände aufbewahrt und wo er sie bevorzugt versteckt

– Machen Sie Duplikate von wichtigen Dingen (Schlüssel, Brille, Dokumente usw.)
– Beschränken Sie die Anzahl möglicher Verstecke und sehen Sie vor dem Ausleeren in Papierkörben nach
– Suchen Sie nach gehorteten Nahrungsmitteln
– Bereiten Sie andere darauf vor, Anschuldigungen nicht persönlich zu nehmen

3.3.13.1 Wie Sie mit dem Verlieren oder Verstecken von Gegenständen und mit falschen Anschuldigungen umgehen

➤   *Beruhigen Sie den Kranken und helfen Sie ihm*

Der Demenzkranke ist vielleicht ganz außer sich vor Sorge und beschuldigt andere, etwas gestohlen zu haben. Er braucht die Vergewisserung, daß Sie finden werden, was er verloren glaubt, und daß es keine Diebe im Haus gibt. Wenn Sie den Gegenstand finden, wird das wahrscheinlich ausreichen, um das Problem zu lösen. Es ist aber auch wichtig, ruhig zu bleiben, um eine Überreaktion zu vermeiden.

➤   *Nehmen Sie Anschuldigungen nicht persönlich*

Es kann schwer sein, eine Anschuldigung nicht persönlich zu nehmen und sich nicht verletzt zu fühlen. Denken Sie aber daran, daß der Demenzkranke Sie nicht verletzen will und daß sein Verhalten lediglich ein Ausdruck der Krankheit ist. Falsche Verdächtigungen können verständlich sein – der Kranke weiß, daß etwas an einer bestimmten Stelle war, hat aber vergessen, daß er es woanders hingetan oder weggegeben hat. Jemand muß es also weggenommen oder gestohlen haben. Der Kranke ist möglicherweise mißtrauischer gegenüber anderen Personen als er es vor der Krankheit war, und neigt deswegen dazu, sich bestohlen zu fühlen (siehe das Kapitel über Sinnestäuschungen und Wahnphänomene).

3.3.13.2 Wie Sie Probleme aufgrund des Verlegens oder Versteckens von Gegenständen und aufgrund von falschen Anschuldigungen vermeiden

➤   *Versuchen Sie den Überblick zu behalten, wo der Kranke Gegenstände aufbewahrt und bevorzugt versteckt*

Versuchen Sie herauszufinden, wo der Demenzkranke seine persönliche Habe hinlegt oder versteckt. Vielleicht stellen Sie fest, daß die Gegenstände immer an denselben Stellen auftauchen. Wenn sich dann der Patient darüber beschwert, daß wieder einmal etwas gestohlen oder verlorengegangen ist, haben Sie eine Vorstellung davon, wo es sein könnte. Wenn Sie Schubladen und Schränke zusperren vermindern Sie die Zahl möglicher Verstecke und beschleunigen den Suchvorgang, wenn etwas verlegt worden ist. Denken Sie daran, daß der Demenzkranke Gegenstände auch an ungewöhnlichen Stellen versteckt. Sehen Sie daher auch in Papierkörben und im Wäschekorb nach, bevor Sie diese ausleeren.

➤   *Machen Sie Kopien von wichtigen Gegenständen*

Von Zeit zu Zeit kann es vorkommen, daß der Kranke wirklich etwas verliert. Um weitere Schwierigkeiten und noch mehr Ärger zu vermeiden, können Sie im voraus versuchen, Duplikate von wichtigen Gegenständen anfertigen zu lassen, wie Schlüssel, Lesebrille oder Dokumente.

➤   *Suchen Sie nach gehorteten Lebensmitteln*

Es ist nicht ungewöhnlich, daß ein Demenzkranker Lebensmittel versteckt und hortet. Das kann dadurch verursacht sein, daß er befürchtet, jemand könnte den Vorrat stehlen. Es ist nützlich, wenn Sie regelmäßig in seinen Lieblingsverstekken nachsehen, weil Lebensmittel verderben oder zu riechen beginnen und ein mögliches Gesundheitsrisiko darstellen.

➤   *Bereiten Sie andere darauf vor, Anschuldigungen nicht persönlich zu nehmen*

Personen, die mit der Krankheit und ihren Folgen nicht vertraut sind, können entsetzt darauf reagieren, wenn sie des Diebstahls bezichtigt werden, vor allem wenn sie Familienmitglieder oder enge Bekannte des Kranken sind. Deswegen ist es sinnvoll, sie vorher zu warnen, damit sie Anschuldigungen nicht persönlich nehmen. Auf diese Weise werden sie es dem Kranken weniger übel nehmen und durch das Verhalten des Demenzkranken weniger schockiert sein.

3.3.14   Überreaktionen

▬▬▬   *Alle hatten schon ihre Plätze für den Ausflug eingenommen, als Frau Bucher zu dem Minibus ging. Plötzlich fing sie zu schreien an und warf ihre Handtasche wütend auf den Boden. Der Fahrer gab sein Bestes, aber sie wollte sich nicht beruhigen. Nach einigen Minuten sagte er: „Möchten Sie, daß wir zurückgehen und uns die Fotos ansehen?" Sie ließ sich von ihm in die Tagesstätte zurückführen und die anderen Patienten folgten. Der Ausflug war geplatzt, aber allen schien es zu gefallen, die Fotoalben durchzusehen.* ▬

Es überrascht Sie vielleicht, daß Demenzkranke manchmal übermäßig stark auf belanglose Ereignisse oder Mißerfolge reagieren. Es kann sein, daß sie schimpfen, schreien, unruhig werden, unsinnige Anschuldigungen machen oder sich hartnäckig weigern, sich zu bewegen. Eine solche Reaktion kann sehr besorgniserregend sein, vor allem wenn Sie keine Ahnung haben, was der Auslöser war. Vielleicht zittern Sie sogar ein wenig, besonders wenn Sie von der Reaktion überrascht worden sind. Überreaktionen oder Katastrophenreaktionen, wie sie manchmal genannt werden, sind aber ein Teil der Krankheit. Weder Sie noch irgendjemand sonst ist daran schuld. Lassen Sie sich daher nicht allzu sehr verunsichern oder ärgern. Möglicherweise können Sie nicht völlig verhindern, daß solche Reaktionen vorkommen. Es gibt aber einige Vorkehrungen, die Sie treffen können, um ihre Häufigkeit zu vermindern.

Wie Sie mit Überreaktionen umgehen

- Bleiben Sie ruhig. Nehmen Sie die Reaktion nicht persönlich
- Beruhigen Sie den Kranken und lenken Sie ihn ab
- Verlassen Sie den Raum, wenn der Kranke gewalttätig wird
- Vermeiden Sie unnötigen Zwang
- Suchen Sie ärztliche Hilfe und Unterstützung von außen, wenn Sie die Situation nicht beherrschen können

Wie Sie Überreaktionen vermeiden

- Stellen Sie keine Anforderungen an den Kranken, die er nicht erfüllen kann
- Achten Sie auf Zeichen der Überforderung und vermeiden Sie es, eine Überreaktion auszulösen
- Versuchen Sie, eine einfache, vertraute und entspannte Umgebung aufrechtzuerhalten

3.3.14.1   Wie Sie mit Überreaktionen umgehen

➤   *Kontrollieren Sie die Situation*

Wenn es zu einer Überreaktion kommt, können Sie wenig tun, um sie zu bremsen, aber Sie können verhindern, daß sich die Situation zuspitzt. Bleiben Sie gelassen und sprechen Sie mit sanfter Stimme zu dem Kranken, dadurch wird er vielleicht allmählich zur Ruhe kommen. Sie können auch versuchen, seine Hand zu nehmen oder den Arm um ihn zu legen. Das kann natürlich sehr schwierig sein, wenn er herumschreit und Sie beschimpft. Nicht nur, daß Sie das verletzt: er hört Sie vielleicht einfach nicht. Wenn Sie die Ruhe bewahren, vermeiden Sie, in einen Streit zu geraten oder sich provozieren zu lassen. Es kann auch geschehen, daß der Demenzkranke für kurze Zeit gewalttätig wird. In diesem Fall wenden Sie keine Gegengewalt an. Verlassen Sie den Raum, um sich selbst zu schützen und lassen Sie ihm Zeit, sich zu erholen (im Kapitel über aggressives Verhalten finden Sie weitere Hinweise). Wenn die Erregung des Patienten abgeklungen ist, können Sie versuchen, ihn zu beruhigen.

➤   *Ärztlicher Rat und Hilfe von außen*

Wenn Sie mit einer Überreaktion nicht mehr zurechtkommen, könnten Sie einen Nachbarn oder einen Bekannten zu Hilfe rufen. Auch wenn Sie sich darüber im klaren sind, daß die Reaktion als Folge der Krankheit entsteht und nicht persönlich gemeint ist, reißt Ihnen möglicherweise doch die Geduld und Sie geraten in Wut. Wenn das passiert, grübeln Sie nicht lange darüber nach oder fühlen sich schuldig. Der Demenzkranke wird den Vorfall wahrscheinlich bald vergessen haben. Wenn es aber regelmäßig zu Überreaktionen kommt oder Sie den Eindruck haben, dies könnte geschehen, sprechen Sie am besten mit Ihrem Arzt, mit einem Sozialpädagogen oder mit einer örtlichen Alzheimer-Angehörigengruppe. Ihr Arzt kann nachprüfen, ob es eine körperliche Ursache für die Reaktion gibt wie Schmerz, Infektion oder Unwohlsein, die vielleicht behoben werden kann. Er kann auch eine medikamentöse Behandlung durchführen oder Sie beraten, wie Sie die Situation beherrschen. Beruhigende Arzneimittel sollten vermieden werden – sie können die Verwirrung des Kranken noch verstärken und zu weiteren Ausbrüchen beitragen.

3.3.14.2   Wie Sie Überreaktionen vermeiden

➤   *Vermeiden Sie es, dem Demenzkranken Aufgaben zu stellen, die zu schwer für ihn sind*

Meist kommen Überreaktionen völlig überraschend. Sogar scheinbar einfache Aufgaben, wie Zucker in eine Tasse zu geben oder ein Buch herüberzureichen, können zu schwierig sein und zu einer Überreaktion führen. Deswegen sollten Sie versuchen, Situationen zu vermeiden, die der Kranke nicht bewältigen kann. Beispiele dafür sind: zu viele Menschen sprechen zur gleichen Zeit, zu viele Fragen, Verständnisprobleme, von zu vielen Menschen umgeben sein, einer schwierigen Aufgabe gegenüberstehen, körperliche Probleme.

➤   *Achten Sie auf Zeichen der Überforderung und vermeiden Sie es, eine Überreaktion auszulösen*

Oft gibt es eine Warnzeit von wenigen Minuten vor einem Ausbruch, in der der Kranke unruhig wird. Vielleicht können Sie ihn in dieser Zeit erfolgreich ablenken oder ihn beruhigen und auf diese Weise die Reaktion vermeiden.

➤   *Versuchen Sie, eine einfache, vertraute und entspannte Umgebung aufrechtzuerhalten*

Überreaktionen, wie auch andere Probleme, etwa Desorientierung oder Enttäuschung, können oft dadurch vermieden werden, daß man eine einfache, vertraute und entspannte Umgebung aufrechterhält. Wenn der Demenzkranke oft überreagiert, könnte sein, daß für ihn das Leben zunehmend schwierig oder verwirrend wird. Wenn Sie die Umgebung vereinfachen und mehr Hilfestellungen anbieten, werden die Überreaktionen möglicherweise seltener. Zum Beispiel können Sie für den Patienten eine ruhigere Ecke zum Sitzen finden, den Geräuschpegel verringern und öfter nachfragen, ob er etwas braucht.

3.3.15   Wiederholtes Fragen

▬   *Er fragte mich dasselbe immer wieder und manchmal wurde es mir einfach zuviel. Normalerweise ging es darum, wann denn der Bus zur Tagesstätte komme, wann es Zeit zum Abendessen sei und ähnliches. Jetzt erinnere ich ihn an diese*

Dinge während ich spreche und ich klebe Notizzettel an die Kühlschranktür. Er fragt immer noch, aber nicht mehr so oft. Ich kann entweder darauf antworten oder zum Kühlschrank zeigen. Das hilft mir, länger geduldig zu sein. ∎

Wenn Ihnen jemand immer wieder dieselben Fragen stellt, werden Sie den Eindruck gewinnen, daß er Sie bewußt ärgern will. Das ist aber bei einem Demenzkranken sehr wahrscheinlich nicht der Fall. Er hat einfach vergessen, daß er eine Frage schon einmal gestellt hat und daß sie beantwortet worden ist. Die Frage kann Ausdruck einer Sorge sein, die ihn beschäftigt und bei der er Vergewisserung braucht. Das wiederholte Fragen kann für Sie außerordentlich ermüdend und aufreizend sein, aber auch frustrierend für den Kranken, der ständig auf eine Antwort wartet und sich ängstlich oder unsicher fühlt.

Wie Sie mit wiederholten Fragen umgehen

– Falls Sie die Frage nicht beantworten, widmen Sie dem Kranken anderweitig mehr Aufmerksamkeit
– Versuchen Sie, die Frage zu beantworten
– Schreiben Sie die Antwort auf und richten Sie die Aufmerksamkeit des Kranken darauf
– Geben Sie nicht nur eine Antwort, sondern auch Beruhigung
– Ignorieren Sie die Frage (der Kranke merkt vielleicht, daß er keine Antwort bekommen wird)
– Unterbrechen Sie die Situation

3.3.15.1 Wie Sie mit wiederholten Fragen umgehen

➤ *Schreiben Sie die Antwort auf und machen Sie den Kranken darauf aufmerksam, wenn er fragt*

Sie können selbst herausfinden, ob das Beantworten der Fragen hilft. Anstatt immer wieder dieselbe Frage zu beantworten, kann es besser sein, die Antwort aufzuschreiben und sie dem Demenzkranken zu zeigen. Denken Sie aber daran, daß sich die Fähigkeit zu lesen mit der Zeit verschlechtert und daß der Kranke irgendwann einmal die Notizen nicht mehr lesen kann. Auch sollten Sie bedenken, daß wiederholtes Fragen oft ein Anzeichen von Angst oder Unsicherheit ist, und daß das Aufschreiben der Antwort nicht

die nötige Vergewisserung bietet, auch wenn es für Sie leichter ist.

➤ *Geben Sie nicht nur eine Antwort, sondern auch Beruhigung*

Es kann sein, daß der Kranke Sie wiederholt nach der Zeit fragt. Der Grund dafür ist vielleicht, daß er sich Sorgen macht, zu einer Verabredung zu spät zu kommen. Die genaue Zeit zu wissen ist weniger wichtig als die Beruhigung, nicht zu spät zu kommen. Daher kann es wirksamer sein, dem Kranken zu versichern, daß Sie sich darum kümmern werden, daß er nicht zu spät kommt, als ihm ständig mitzuteilen, wie spät es ist.

➤ *Ignorieren Sie die Frage und machen Sie eine Pause*

Wenn keiner der oben genannten Vorschläge durchführbar ist, kann es am besten sein, wenn Sie die Frage einfach ignorieren. Der Kranke wird irgendwann merken, daß er keine Antwort bekommt und wird aufhören, die Frage zu stellen. Das wird bei einigen Patienten funktionieren, andere werden möglicherweise mit Verärgerung reagieren. Wenn gar nichts hilft, sollten Sie um Ihrer eigenen seelischen Verfassung willen den Raum verlassen, wenn auch nur für wenige Minuten.

3.3.16 Sexuelles Verhalten

∎ *Mein Vater denkt manchmal, ich sei meine Mutter und steigt in mein Bett. Als das zum ersten Mal passierte, habe ich mich sehr darüber aufgeregt. Ich habe es nicht verstanden. Aber ich habe mit der Gemeindeschwester gesprochen und dann ging es mir ein bißchen besser. Wenn er es jetzt macht, verlasse ich das Bett und mein Schlafzimmer, komme dann zurück und sage: „Hallo Papa", um ihn daran zu erinnern, wer ich bin, ohne ihn zu beschämen.*

In Gesellschaft nahm meine Schwester ihren Rocksaum und zog ihn über die Schulter. Sie schämte sich nicht im geringsten. Ich wollte gerade etwas sagen, als ich bemerkte, daß sie fröstelte. Deswegen reichte ich ihr einen Schal. Sie ließ ihren Rock los und legte den Schal um ihre Schulter. ∎

Sexuelles Verhalten ist bei Demenzkranken nicht besonders häufig. Wenn es aber vorkommt, haben Sie möglicherweise Angst, daß es zunehmen wird. Das ist meist nicht der Fall. Es kann für das

Verhalten sogar einen Grund geben, der gar nicht sexueller Natur ist, zum Beispiel Verwirrung oder Desorientiertheit. Auch Verhaltensweisen, die eindeutig sexuell sind, können verursacht sein durch den Verlust von Hemmungen, durch den Mangel an Ausdrucksmöglichkeiten für sexuelle Wünsche, durch das Verwechseln von Personen oder durch das Bedürfnis nach Berührung, Geborgenheit und Nähe. Dennoch können Sie darüber beschämt sein und es kann Ihnen schwer fallen, damit umzugehen. Für viele Menschen ist es ein Tabuthema. Unangemessenes sexuelles Verhalten ist oft ein Problem für den pflegenden Angehörigen, während sich der Demenzkranke selbst meist gar nicht darüber im klaren ist, daß sein Verhalten unangemessen oder unerwünscht ist. Damit umzugehen erfordert daher auch, daß Sie sich über Ihre eigenen Gefühle klar werden und dafür sorgen, daß der Kranke andere Personen nicht verärgert.

Wie Sie mit sexuellem Verhalten umgehen

- Versuchen Sie nicht zu zeigen, daß Sie entsetzt oder verärgert sind, weil das zu einer Überreaktion führen könnte
- Wenn der Kranke sich selbst befriedigt: Versuchen Sie ihn zu einer anderen Tätigkeit zu bewegen, geben Sie etwas zum Herumfummeln, lenken Sie ihn ab oder führen Sie ihn aus der Öffentlichkeit oder der Gesellschaft anderer Menschen weg
- Wenn der Kranke eine unangemessene sexuelle Annäherung versucht: Versuchen Sie ruhig zu bleiben, geben Sie ihm sanft zu verstehen, daß seine Annäherung nicht erwünscht ist oder daß er etwas falsch gemacht hat, nehmen Sie es nicht persönlich oder geben sich die Schuld. Sprechen Sie später mit einer Person Ihres Vertrauens
- Suchen Sie nach einer möglichen Erklärung für das Verhalten, weil es unter Umständen gar nicht sexueller Art war

3.3.16.1 Wie Sie mit sexuellem Verhalten umgehen

➤ *Bleiben Sie ruhig und zeigen Sie nicht, daß Sie entsetzt oder verärgert sind*

Sie sollten unbedingt versuchen, angesichts unangemessenen sexuellen Verhaltens ruhig zu bleiben. Auch wenn Sie über das Verhalten entsetzt sind, sollten Sie daran denken, daß es sich um eine Folge der Krankheit handelt und daß es nicht die Absicht des Patienten ist, jemand zu schockieren. Er ist sich wahrscheinlich nicht darüber im klaren, daß sein Verhalten unangebracht ist, weil er seine Hemmungen und das Empfinden dafür, wie man sich in Gesellschaft anderer Menschen benimmt und wie nicht, verloren hat.

➤ *Wie Sie mit Selbstbefriedigung in der Öffentlichkeit umgehen*

Demenzkranke, die sich in der Öffentlichkeit selbst befriedigen, haben wahrscheinlich ihre Hemmungen verloren oder sie haben einfach die sozialen Normen vergessen, die es gebieten, daß man das nur tun darf, wenn man allein ist. Der Kranke macht einfach, was ihm wohltut. Um zu verhindern, daß andere Menschen dadurch schockiert werden, können Sie versuchen, den Kranken zu überreden, etwas anderes zu machen, ihn ablenken oder ihm etwas zum Befummeln in die Hand geben wie zum Beispiel ein Taschentuch. Wenn das nicht funktioniert, sollten Sie versuchen, den Patienten aus dem öffentlichen Bereich herauszuführen. Achten Sie darauf, daß er das nicht als einen Zwang erlebt, denn das könnte zu einer Überreaktion führen (siehe das Kapitel zu Überreaktionen).

➤ *Was Sie im Fall von unangemessenen sexuellen Annäherungen des Kranken tun können*

Versuchen Sie ruhig zu bleiben und machen Sie dem Kranken auf sanfte Weise klar, daß seine Annäherung nicht erwünscht ist. Nehmen Sie die Annäherung nicht persönlich und fühlen Sie sich dafür nicht verantwortlich. Es ist durch die Krankheit bedingt und nicht durch etwas, was Sie gemacht haben. Möglicherweise hat Sie der Demenzkranke mit jemandem verwechselt. Beispielsweise kann es vorkommen, daß ein demenzkranker Mann seine Tochter mit seiner Frau verwechselt, weil seine Tochter so aussieht wie seine Frau, als sie jünger war, und er hat eine bleibende Erinnerung an seine Frau in ihrer Jugend. Wenn ein Demenzkranker einen unangemessenen Annäherungsversuch macht, sollten Sie den Vorfall mit einer Person Ihres Vertrauens besprechen. Auch wenn Sie den Eindruck haben, gut mit der Situation zurechtgekommen zu sein, hat es Ihnen vielleicht doch mehr ausgemacht, als Sie zunächst bemerken.

➤   *Suchen Sie nach einer möglichen*
      Erklärung für das Verhalten

Oft gibt es eine ganz unschuldige Erklärung für Verhaltensweisen, die sexuell anmuten. Manchmal kann es der einzige Weg sein, einen Wunsch auszudrücken oder mit einer bestimmten Situation umzugehen. Wenn Sie sich durch die Art des Verhaltens nicht ablenken und durcheinanderbringen lassen, können Sie vielleicht verstehen, was der Demenzkranke braucht. Zum Beispiel kann Herumfummeln, das wie Selbstbefriedigung aussieht, dadurch hervorgerufen werden, daß der Patient Kleidungsstücke ausziehen will, um zur Toilette zu gehen. Das kann auch ein Grund sein, daß eine Frau ihren Rock hochhebt oder daß ein Mann seinen Hosenschlitz öffnet. Das Ausziehen von Kleidungsstücken könnte wie eine schamlose Entblößung aussehen, obwohl es in Wirklichkeit dem Kranken nur zu warm ist und er Abkühlung sucht. Jucken kann durch eine Infektion der Harnwege verursacht sein oder durch ein schlecht sitzendes Wäschestück. Intime Berührungen können das Bedürfnis nach Geborgenheit, Nähe, oder menschlichen Kontakt ausdrücken.

Entnommen aus dem Activities Book, veröffentlicht vom Dementia Services Development Centre, Stirling

3.3.17   Schlafstörungen und nächtliches Herumlaufen

▮▮▮▮   *Meine Mutter kann nachts nicht schlafen. Sie geisterte of nachts durchs Haus, verirrte sich manchmal zwischen Schlafzimmer und Bad, einmal verließ sie sogar das Haus. Ich habe mir große Sorgen gemacht und wußte nicht, was ich tun sollte. Dann hat mir ein Bekannter geraten, ein Sicherheitsgitter am oberen Ende der Treppe anbringen zu lassen, was ich auch gemacht habe. Ich bin immer noch beunruhigt, aber wenigstens weiß ich, wo sie ist.* ▪

Manchmal können Demenzkranke nachts nicht schlafen. Man nennt das „Insomnie". Das ist für sie nicht nur sehr langweilig, sondern sie wecken wahrscheinlich andere Personen auf, die ihren Schlaf brauchen. Während der Kranke aber den Schlaf irgendwann am nächsten Tag nachholen kann, haben andere, die zur Arbeit oder zur Schule gehen müssen, dazu keine Gelegenheit. Das beschwört die Gefahr herauf, daß die Gesundheit und das Wohlbefinden der ganzen Familie darun-

ter leidet; das kann die Qualität der Pflege beeinflussen, die Sie geben können.

Mit Schlafstörungen und nächtlichem Herumlaufen zurechtzukommen heißt, einen Weg zu finden, daß Sie und Ihre Familie ausreichend Schlaf bekommen und daß auch der Kranke besser schläft. Weil sich das aber nicht immer erreichen läßt, müssen Sie auch Wege finden, potentielle Gefahren auszuschalten und das Wohlbefinden des Kranken in den Stunden zu erhöhen, in denen er wach und alleine ist.

Wie Sie mit Schlafstörungen und nächtlichem Herumlaufen umgehen

– Sorgen Sie dafür, daß der Demenzkranke sicher in der Nacht herumwandern kann

Wie Sie Schlaflosigkeit und nächtliches Herumlaufen vermeiden

– Beschränken Sie den Schlaf tagsüber und halten Sie den Demenzkranken aktiv
– Versuchen Sie herauszufinden, ob es einen bestimmten Grund für die Schlaflosigkeit gibt (zu viel Licht, Verwechslung von Nacht und Tag, Schlafen während des Tages, Unbequemlichkeit usw.)
– Suchen Sie einen Arzt auf, wenn Sie vermuten, daß der Kranke depressiv ist (siehe das Kapitel über Depression)
– Geben Sie dem Kranken etwas Milch oder Alkohol zu trinken. Das kann den Schlaf anstoßen

3.3.17.1   Wie Sie mit Schlafstörungen und nächtlichem Herumlaufen umgehen

➤   *Versuchen Sie, eine sichere Umgebung*
      zu schaffen

Das Kapitel über Sicherheit vermittelt Ihnen brauchbare Informationen, wie Sie Ihre Wohnung oder Ihr Haus zu einer sicheren Umgebung für einen Demenzkranken machen können. Wenn aber der Demenzkranke nachts herumgeistert, sollten Sie ein paar zusätzliche Sicherheitsvorkehrungen treffen.

➤   *Sicherheitsgitter anbringen und*
      den Zugang zur Küche sperren

Wenn das Schlafzimmer des Kranken in einem oberen Stockwerk liegt, ist es ratsam, ein Sicherheitsgitter anbringen zu lassen. Es wird den Demenzkranken davon abhalten, mitten in der Nacht allein die Treppe hinunterzusteigen. Auch werden Sie den Patienten eher herumgehen und vielleicht um Hilfe rufen hören, wenn er sich nicht zu weit von Ihrem Schlafzimmer wegbewegt. Wenn Sie kein Sicherheitsgitter anbringen lassen können (oder wenn die Küche auf demselben Stockwerk liegt wie das Schlafzimmer des Kranken), sollten Sie die Küche nachts zusperren. Die Küche ist ein sehr gefährlicher Ort für einen Demenzkranken, besonders wenn er ohne Aufsicht ist.

➤ *Schlösser, Lampen und Bewegungsmelder*

Vergewissern Sie sich, daß alle Türen, die ins Freie führen, verschlossen sind. Durch das Anbringen von Schlössern an der Außenseite von Türen können Sie den Zugang zu bestimmten Zimmern versperren. Zum Beispiel könnten Sie alle Türen mit Ausnahme der Toilette und des Wohnzimmers verschließen und in diesen Zimmern das Licht brennen lassen, außerdem in den Bereichen, die vom Schlafzimmer des Kranken dorthin führen. Wenn diese Zimmer aber in einem anderen Stockwerk liegen als das Schlafzimmer des Kranken, ist das möglicherweise keine gute Lösung, denn es besteht das Risiko, daß der Patient die Treppe hinunterstürzt.

➤ *Bewegungsmelder*

Es gibt verschiedene Arten von Bewegungsmeldern, die Ihnen anzeigen, wenn der Kranke das Bett oder sein Zimmer verläßt. Solche Vorrichtungen sorgen dafür, daß Sie nicht unnötig wach werden und beeinträchtigen die Privatsphäre des Kranken nicht. Im allgemeinen sind sie nicht teuer und einfach zu installieren. Die meisten entdecken Bewegung durch Druck, Magnetismus, oder Licht. Andere reagieren auf Schallquellen.

3.3.17.2 Wie Sie Schlafstörungen und nächtliches Herumlaufen vermeiden

➤ *Begrenzen Sie den Schlaf tagsüber und halten Sie den Demenzkranken beschäftigt*

Nickerchen während des Tages verringern die Wahrscheinlichkeit, daß man nachts schläft. Manche Demenzkranke schlafen mehr während des Tages als in der Nacht, weil ihnen langweilig ist, weil sie nichts zu tun haben oder weil sie in

der Nacht nicht geschlafen haben. Eine sinnvolle Weise zu helfen ist daher, den Kranken tagsüber zu beschäftigen und ihn vom Schlafen abzuhalten. Einfacher ist es, wenn Sie eine Tagesstätte in Anspruch nehmen können, wo das Personal den Kranken während des ganzen Tages beschäftigt. Körperliche Aktivität und frische Luft sind weitere Möglichkeiten, den Schlaf während der Nacht zu fördern. Das Kapitel über Erholung, Beschäftigung und Bewegung enthält einige Vorschläge, wie Spazierengehen, Tanzen und einfache Bewegungsübungen.

➤ *Mögliche Ursachen von Schlafstörungen und nächtlichem Wandern*

Beruhigungsmittel: Wenn der Demenzkranke Beruhigungsmittel einnimmt, können diese zum nächtlichen Herumlaufen beitragen. Bei einer zu niedrigen Dosis kann der Patient nämlich in einem dösenden Zustand herumgeistern, weder voll wach noch schlafend. Eine zu hohe Dosis kann zu Benommenheit und vermehrter Verwirrtheit tagsüber führen, und sogar die richtige Dosis kann die Wahrscheinlichkeit einer nächtlichen Inkontinenz erhöhen. Wenn Sie unbedingt Schlaf brauchen, müssen Sie mit Ihrem Arzt über die Möglichkeit der Verordnung von Beruhigungsmitteln sprechen.

Störung des Tag-Nacht-Rhythmus: Viele Demenzkranke verlieren die Fähigkeit, zwischen Tag und Nacht zu unterscheiden. Es kann helfen, wenn Sie dafür sorgen, daß das Schlafzimmer nachts dunkel ist, zum Beispiel indem Sie schwere dunkle Vorhänge anbringen. Wenn Sie die tagsüber getragene Kleidung entfernen, kann dies den Kranken davon abhalten, mitten in der Nacht aufzustehen.

Unbequemlichkeit: Der Demenzkranke wird wahrscheinlich besser schlafen, wenn er sich wohlfühlt. Sorgen Sie daher dafür, daß er es weder zu warm noch zu kalt hat, daß das Bett hergerichtet ist, die Matratze bequem und das Fenster nach Wunsch entweder offen oder geschlossen.

➤ *Sprechen Sie mit einem Arzt, wenn Sie den Eindruck haben, daß der Demenzkranke eine Depression hat*

Bei einer Depression ist der Schlaf oft gestört. Wenn Sie den Eindruck haben, daß der Demenzkranke zusätzlich an einer Depression leidet (siehe hierzu das Kapitel über Niedergeschlagenheit und Depression), sollten Sie mit einem Arzt sprechen. Er kann vielleicht helfen.

➤   *Bieten Sie dem Demenzkranken ein*
     Milchgetränk oder ein alkoholisches
     Getränk an

Ein wenig Alkohol oder Milch können dem Demenzkranken helfen, einzuschlafen und rufen wahrscheinlich keine Inkontinenz hervor. Vermeiden Sie aber Getränke, die Koffein enthalten, wie heiße Schokolade, Kaffee und Tee.

3.3.18   Wandern

▬   *Wenn er zu einem nahegelegenen Geschäft gegangen ist und nicht zurückkommt, muß ich ihn suchen. Ich versuche gelassen zu bleiben, wenn ich ihn finde. Manchmal lächelt er und sagt: „Schön dich zu sehen, ich bin lange spazierengegangen." Es kann aber auch sein, daß er nicht ins Auto einsteigen will, dann muß ich ihn in Ruhe lassen. Aber ich behalte ihn im Auge, bis er müde wird und sich nach Hause mitnehmen läßt.*
     Meine Schwester ging zu allen möglichen und unmöglichen Zeiten aus dem Hause. Ich machte mir Sorgen, weil sie nicht mehr weiß, wie man die Straße sicher überquert. Ich habe einen großen Notizzettel an der Innenseite der Haustür angebracht, um sie daran zu erinnern, daß sie nicht alleine weggehen soll. Das funktioniert meistens. ▬

Wandern ist bei Demenzkranken ziemlich häufig. Manche Patienten gehen einfach im Haus herum, während andere versuchen, das Haus zu verlassen, wenn alle anderen schlafen (siehe das Kapitel über Schlafstörungen und nächtliches Wandern). Im Gegensatz zu der üblichen Auffassung, ist das Wandern selten ziellos, aber Demenzkranke vergessen, wo sie hinwollen und was sie sich vorgenommen haben, oder sie können es nicht erklären. Manchmal gehen die Patienten weg und bekommen Angst, wenn sie merken, daß sie sich verirrt haben. Es gibt viele Gründe für das Wandern, wie Langeweile, Unbequemlichkeit, Orientierungslosigkeit und Gedächtnisstörungen. Für Sie ist es belastend und körperlich anstrengend, ständig ein Auge auf den Demenzkranken zu haben und sich über seine Sicherheit Sorgen zu machen. Wie groß die Gefahr ist, hängt zum Teil davon ab, ob Sie in einer ruhigen, sicheren Umgebung leben oder in einer geschäftigen und gefährlichen Stadt. Aber wo immer Sie woh-

nen, haben Sie das Problem, dem Patienten seine Unabhängigkeit nicht zu nehmen, während Sie gleichzeitig dafür sorgen müssen, daß er keiner Gefahr ausgesetzt ist.

Wie Sie mit Wandern umgehen

-   Vermeiden Sie Konfrontation, körperlichen Zwang und Schimpfen
-   Versuchen Sie den Kranken abzulenken
-   Geraten Sie nicht in Panik
-   Nehmen Sie Verbindung mit der örtlichen Polizeistation auf
-   Vermeiden Sie Medikamente

Wie Sie Wandern vermeiden (oder dafür sorgen, daß es nicht zum Problem wird)

-   Treffen Sie Vorkehrungen, daß der Kranke sicher herumlaufen kann und geben Sie ihm eine Beschäftigung
-   Forschen Sie nach den Bedingungen des Wanderns
-   Halten Sie eine gleichbleibende Umgebung aufrecht
-   Helfen Sie dem Kranken in unvertrauter Umgebung
-   Holen Sie Hilfe von Bekannten und Nachbarn
-   Stellen Sie sicher, daß der Kranke immer etwas dabei hat, woran man ihn identifizieren kann

3.3.18.1 Wie Sie mit Wandern umgehen

➤   *Vermeiden Sie eine Konfrontation,*
     körperlichen Zwang und Schimpfen

Wenn der Demenzkranke versucht, das Haus zu verlassen, ist es am besten, Konfrontation oder körperlichen Zwang zu vermeiden. Ein solches Vorgehen könnte bei dem Patienten aggressives Verhalten oder eine Überreaktion auslösen. Als Alternative dazu könnten Sie es mit einer Ablenkung versuchen. Sie könnten dem Patienten zum Beispiel vorschlagen, etwas anderes zu machen, zum Beispiel gemeinsam eine Tasse Kaffee zu trinken. Wenn der Patient darauf besteht, hinauszuziehen, begleiten Sie ihn und wenn Sie draußen sind, versuchen Sie ihn mit einer Ablenkung zur Rückkehr nach Hause zu bewegen.

➤   *Geraten Sie nicht in Panik*

Wenn Sie feststellen, daß der Kranke das Haus unbemerkt verlassen hat, geraten sie nicht in Panik und machen Sie sich keine Vorwürfe. Man kann nicht von Ihnen erwarten, daß Sie 24 Stunden am Tag auf den Patienten aufpassen. Suchen Sie in der unmittelbaren Umgebung und beziehen Sie dabei Bekannte und Nachbarn nach Möglichkeit ein. Wenn Sie den Kranken nicht finden, wenden Sie sich an die nächstgelegene Polizeistation.

➤ *Vermeiden Sie Medikamente*

Vermeiden Sie Medikamente, wenn es irgend geht. Die Dosis, die nötig ist, um das Wandern zu unterbinden, ruft sehr wahrscheinlich Nebenwirkungen wie Schwindel, vermehrte Verwirrtheit und möglicherweise auch Inkontinenz hervor. Ein Arzt kann aber vielleicht Ursachen von Unwohlsein oder Schmerz herausfinden, die dazu führen können, daß der Patient ständig auf und ab geht. Viele Menschen machen das, wenn sie Schmerzen haben.

3.3.18.2 Wie Sie Wandern vermeiden (oder dafür sorgen, daß es nicht zu einem Problem wird)

➤ *Treffen Sie Vorkehrungen, daß der Kranke gefahrlos herumlaufen kann und geben Sie ihm eine Beschäftigung*

Sorgen Sie für eine sichere Umgebung, in der der Demenzkranke frei herumlaufen kann. Wenn Sie einen abgeschlossenen Garten haben, könnte der Kranke darin frische Luft schöpfen. Andererseits könnten Sie in Ihrem Haus oder in Ihrer Wohnung einen Bereich suchen, wo er gefahrlos herumlaufen kann (siehe das Kapitel über Sicherheit). Wandern kann durch überschüssige Energie hervorgerufen werden. Wenn das der Fall ist, kann ein sicherer Platz zum Herumlaufen die Häufigkeit des Wanderns vermindern. Eine weitere Lösung besteht darin, den Patienten auf regelmäßigen Spaziergängen zu begleiten oder einen Bekannten oder einen Helfer einzuschalten. Sie können das auch mit einer täglichen Aufgabe verbinden, zum Beispiel mit dem Einkaufen oder mit dem Ausführen des Hundes. Viele Demenzkranke wandern aus Langeweile herum. Sorgen Sie deswegen dafür, daß der Patient etwas hat, mit dem er seine Zeit ausfüllen kann (siehe das Kapitel über Erholung, Beschäftigung und Bewegung).

➤ *Forschen Sie nach den Bedingungen des Wanderns*

Schreiben Sie sich die Umstände und die Zeiten auf, wenn der Patient wandert. Daraus können Sie unter Umständen eine Regelhaftigkeit dieses Verhaltens ableiten. Wenn Sie so eine Regelhaftigkeit finden, können Sie dem Wiederauftreten des Wanderns vielleicht vorbeugen, durch Ablenkung, Beruhigung oder durch Hilfestellungen. Einige mögliche Ursachen für das Wandern sind:

Bleibende Erinnerungen aus der Vergangenheit: Erinnerungen an alte Gewohnheiten können in die Gegenwart hereinspielen. Zum Beispiel macht sich der Kranke vielleicht Sorgen, daß der Hund hinauswill (auch wenn Sie keinen Hund mehr haben). Oder er sucht nach Freunden oder nach einem früheren Zuhause.

Verirren: Der Kranke sucht möglicherweise nach einem bestimmten Zimmer, zum Beispiel nach der Toilette (siehe das Kapitel über Desorientierung).

Verwirrtheit: Als Folge von Verwirrtheit geht der Demenzkranke vielleicht herum, um etwas zu suchen (zum Beispiel einen Koffer oder ein Buch), das tatsächlich vorhanden ist oder nicht.

Hunger, Durst, Unwohlsein oder Schmerzen: Demenzkranke sind sich ihrer eigenen Empfindungen nicht immer bewußt. Manchmal können sie auch ihre Gefühle anderen nicht mitteilen. Sie sind vielleicht hungrig oder durstig, haben Schmerzen oder müssen auf die Toilette, verstehen aber nicht, um was für eine Empfindung es sich handelt. Sie werden möglicherweise feststellen, daß der Patient schon eine ganze Zeit Schmerzen hat, ohne das zu merken oder es mitzuteilen. Wenn Sie für das Wandern keine Erklärung finden und vermuten, daß Unwohlsein oder Schmerz eine Rolle spielen könnten, sollten Sie einen Arzt aufsuchen.

➤ *Schaffen Sie eine gleichbleibende Umgebung und helfen Sie dem Kranken in unvertrauter Umgebung*

Vermeiden Sie es, in der Wohnung des Kranken zu viele Veränderungen vorzunehmen. Auch scheinbar kleine Veränderungen können dazu führen, daß der Demenzkranke den Raum oder das Gebäude nicht mehr erkennt. Herumgehen ist eine normale Reaktion, wenn man sich mit einer neuen Umgebung vertraut machen will, zum Beispiel in einer fremden Wohnung oder in einer

Tagesstätte. Unmittelbar nach einem Umzug durchleben Demenzkranke nicht selten eine Übergangszeit, in der sie sich verwirrt, unsicher und desorientiert fühlen. Sie brauchen Beruhigung und Hilfe, um sich zurechtzufinden. Mit der Zeit geht das Herumwandern aber normalerweise zurück.

➤   *Holen Sie Hilfe von Bekannten und Nachbarn*

Bekannte und Nachbarn sollten Sie darüber informieren, daß der Demenzkranke die Neigung hat, wegzugehen und Sie können Bekannte und Nachbarn bitten, ein Auge auf ihn zu haben. Das wird die Wahrscheinlichkeit verringern, daß sich der Kranke zu weit von zu Hause entfernt.

➤   *Erkennungsmerkmale und Fotos*

Sorgen Sie dafür, daß der Demenzkranke ein Erkennungsmerkmal bei sich trägt (zum Beispiel eine Mitteilung oder Ihre Adresse). Das ist äußerst nützlich, wenn der Kranke herumwandert und jemand ihm helfen will. Solche Erkennungsmerkmale können Sie bei einer Dame in der Handtasche, bei einem Herrn in der Jackentasche unterbringen. Es kann aber sein, daß eine Frau ohne ihre Handtasche und ein Mann ohne sein Jackett weggeht. Eine mögliche Lösung sind eingenähte Namensschilder in der Kleidung. Sie können für den Kranken auch ein Armband besorgen, auf dem sein Name, seine Adresse und seine Telefonnummer eingraviert sind (oder Ihre Adresse und Telefonnummer, wenn der Patient in Ihrem Hause lebt). Stellen Sie sicher, daß Sie immer ein aktuelles Foto des Demenzkranken haben. Das brauchen Sie, wenn Sie sich einmal an die zuständige Polizeistation wenden müssen oder wenn Sie Leute in der Nachbarschaft fragen, ob sie den Patienten gesehen haben.

3.4   Medizinische und körperliche Probleme

3.4.1   Verstopfung

▬   *Meine Mutter litt an Verstopfung, lehnte es aber ab, Abführmittel einzunehmen. Glücklicherweise konnte Dr. Pauls sie immer dazu überreden, wenn er das für nötig hielt. Trotzdem folgte ich seinem Rat, die Ernährung umzustellen. Jetzt hat sie nur noch selten ein Problem.* ■

Zu gewissen Zeiten kann der Demenzkranke an Verstopfung leiden. Das kann Schmerzen verursachen, den Appetit verringern und sogar Inkontinenz hervorrufen (wegen des erhöhten Druckes). Der Kranke kann aber möglicherweise nicht erkären, was ihm fehlt oder das Problem gar nicht bemerken. Es ist nicht günstig, zu häufig Abführmittel bei älteren Demenzkranken einzusetzen. Dafür gibt es drei hauptsächliche Gründe. Erstens können die Patienten das Erlebnis als würdelos und beschämend empfinden. Zweitens können Sie Schwierigkeiten haben zu verstehen, was sie machen sollen und drittens besteht die Gefahr von unangenehmen Nebenwirkungen. Wenn Abführmittel zu oft angewandt werden, können sie Magenschmerzen und Appetitverlust hervorrufen, in einigen Fällen das Problem sogar verschlimmern. Deswegen sollten Sie auf Anzeichen für Verstopfung achten. Der beste Weg, mit diesem Problem umzugehen ist aber, dem Auftreten von Verstopfung vorzubeugen.

Wie Sie mit Verstopfung umgehen

– Machen Sie sich Notizen, wie oft der Demenzkranke die Toilette aufsucht und achten Sie darauf, ob es seltener ist als sonst
– Vermeiden Sie Abführmittel
– Suchen Sie einen Arzt auf

Wie Sie Verstopfung vermeiden

– Ändern Sie die Ernährung des Kranken und fügen Sie mehr Ballaststoffe hinzu

3.4.1.1   Wie Sie mit Verstopfung umgehen

Es kann nützlich sein, wenn Sie diskret darüber Buch führen, wann und wie häufig der Demenzkranke zur Toilette geht. So können Sie feststellen, daß er nicht so regelmäßig geht wie früher und daß er sich nicht wohlfühlt, Schmerzen hat oder nicht mehr ißt. Auch wenn er zur Toilette geht, kann er ein Problem haben. Sie sollten versuchen, das herauszufinden, obwohl Sie damit bei einigen Personen ein Tabuthema berühren. Wenn Sie nicht ganz sicher sind, ob der Kranke unter einer Verstopfung leidet, gehen Sie mit ihm zum Arzt. Es ist besser, kein Abführmittel zu geben, bevor Ihnen ein Arzt dazu geraten hat.

3.4.1.2 Wie Sie einer Verstopfung vorbeugen können

Die Vorbeugung gegen eine Verstopfung hilft vor allem den Gebrauch von Abführmitteln zu verringern. Sie können das durch Umstellungen in der Ernährung des Kranken erreichen. Es ist nicht nötig, die Art der Speisen völlig umzustellen, die Sie zubereiten. Erhöhen Sie nur den Anteil an Ballaststoffen und Flüssigkeit. Das bedeutet: mehr Getreideprodukte, Früchte, Gemüse und Suppen sowie mehr Getränke zu und zwischen den Mahlzeiten. Ihr Arzt kann Ihnen Hinweise auf Lebensmittel geben, die zu einem solchen Ernährungsplan gehören. Bewegung wie Spaziergänge kann auch helfen (siehe das Kapitel über Erholung, Beschäftigung und Bewegung)

3.4.2 Zahnprobleme

Früher mußte ich meinen Vater ans Zähneputzen erinnern, aber dann bekam er Schwierigkeiten, das selbst zu machen. Jetzt läßt er mich seine Zähne putzen, meist aber nur die vorderen, weil er den Mund nicht weit genug aufmacht, daß ich die hinteren Zähne reinigen kann.

Als Folge der Gedächtnisstörung vergessen Demenzkranke manchmal, sich die Zähne zu putzen oder ihre Prothese zu reinigen. Es kann auch sein, daß sie Schwierigkeiten haben, mit der Zahnbürste und der Zahnpasta umzugehen, ihre künstlichen Zähne herauszunehmen oder sich an die Reihenfolge zu erinnern, in der sie das normalerweise machen. Das kann Beschämung hervorrufen und manche Patienten sogar dazu veranlassen vorzugeben, daß sie es schon gemacht haben, obwohl das tatsächlich nicht so ist. Im Laufe der Zeit kann das zu Zahnproblemen führen wie Druckstellen, schmerzhafte Karieslöcher oder schlecht sitzender Zahnersatz. Das wiederum kann die Ursache sein, daß die Kranken weniger sprechen und ihr Interesse am Essen verlieren. Darüber hinaus sind sich manche Demenzkranke des Problems nicht bewußt oder können es nicht erklären. Aus diesem Grund müssen Sie die Verantwortung für die Zahnpflege übernehmen.

Wie Sie mit Zahnproblemen umgehen

- Erinnern Sie den Demenzkranken ans Zähneputzen oder ans Reinigen des Zahnersatzes
- Helfen Sie ihm beim Zähneputzen oder beim Reinigen des Zahnersatzes
- Wenn das Gedächtnis immer schlechter wird, putzen Sie ihm die Zähne oder reinigen den Zahnersatz

Wie Sie Zahnproblemen vorbeugen

- Sorgen Sie dafür, daß der Kranke regelmäßig zum Zahnarzt geht (vielleicht läßt sich auch ein Hausbesuch einrichten)

3.4.2.1 Wie Sie mit Zahnproblemen umgehen

Jeder Patient braucht ein unterschiedliches Maß an Hilfestellung, und dieses Maß wird sich wahrscheinlich während der Zeit ändern. Anfangs kann es ausreichen, daß Sie den Kranken gelegentlich daran erinnern. Solche Erinnerungen werden immer häufiger nötig, je weiter sich das Gedächtnis verschlechtert. Es kann auch sein, daß der Demenzkranke praktische Hilfe braucht (zum Beispiel Zahnpasta auf die Bürste geben). Eine Form, Hilfestellung zu geben, ohne daß dies zu sehr auffällt, besteht darin, daß Sie sich zur gleichen Zeit die Zähne putzen oder ihren Zahnersatz reinigen. Indem Sie den Vorgang in kurze, einfach nachzumachende Schritte einteilen und sich dabei Zeit lassen, kann es Ihnen der Kranke vielleicht nachmachen und die Tätigkeit länger alleine ausführen. Eines Tages kann das aber nicht mehr ausreichen und Sie müssen unmittelbare Hilfestellung geben, also die Bürste führen, dem Kranken die Zähne putzen oder ihm helfen, den Zahnersatz herauszunehmen. Hilfe in dieser Form kann für den Patieten peinlich sein. Möglicherweise fühlt er sich wie ein Kind behandelt. Sei müssen vorsichtig und taktvoll vorgehen.

3.4.2.2 Wie Sie Zahnproblemen vorbeugen

Sorgen Sie dafür, daß der Demenzkranke regelmäßig zum Zahnarzt geht. Das trägt ganz erheblich dazu bei, künftigen Problemen mit den Zähnen vorzubeugen. Am besten ist es, einen Zahnarztbesuch so früh wie möglich zu vereinbaren, so daß der Kranke die vorhandenen Probleme besser erklären, an den Entscheidungen über die Behandlung mitwirken und den Anweisungen des Zahnarztes besser folgen kann. Es gibt Zahnärzte, die auch Hausbesuche machen oder Ihnen einen Zahnarzt empfehlen können, der dazu bereit ist.

3.4.3   Sehstörungen

Als meine Mutter anfing, Gegenstände umzuwerfen und an Möbelstücken anzustoßen, dachte ich zuerst, sie sei unsicher auf den Beinen. Ich machte mir schon Gedanken, wie ich damit zurechtkomme, wenn es noch schlimmer wird. Eines Tages fiel mir auf, daß sie zögerte, die Treppe nach oben zu gehen. Mein Bruder meinte, daß sie vielleicht schlecht sieht und veranlaßte einen Sehtest. Er hatte recht. Jetzt trägt sie eine Brille und es geht ihr viel besser. Sie ist immer noch unsicher beim Treppensteigen, aber ich helfe ihr und wir werden einen Handlauf gegenüber dem Treppengeländer anbringen. ■

Der Demenzkranke kann an Weitsichtigkeit, Kurzsichtigkeit, an grauem Star oder an Doppelbildern leiden. Vielleicht haben Sie bemerkt, daß er an Gegenstände stößt oder Schwierigkeiten hat, die Höhe von Stühlen oder Treppenstufen einzuschätzen. Das kann daher kommen, daß er die Ecken der Möbel nicht erkennt, im Weg liegende Gegenstände nicht bemerkt oder die Tiefe nicht beurteilen kann. Die Patienen können auch Probleme damit haben, Gegenstände voneinander zu unterscheiden, wenn die Farben zu ähnlich sind.

Demenzkranke können auch Probleme mit dem Sehen haben, obwohl die Augen in Ordnung sind. Zum Beispiel kann es sein, daß es ihnen schwer fällt, den Blick auf etwas zu richten oder die Blickrichtung zu ändern. Dazu kommt, daß viele Demenzkranke an einer „Agnosie" leiden. Das bedeutet, daß sie zwar richtig sehen können, daß aber ihr Gehirn die empfangene Information nicht richtig verarbeitet (siehe das Kapitel über Nichterkennen von Personen oder Gegenständen).

Schlechtes Sehen kann zusätzliche Probleme für einen Demenzkranken erzeugen, weil sie nicht verstehen, was vorgeht und dadurch verwirrt oder ängstlich werden. Wenn man das Problem erkennt, geeignete Sehhilfen verwendet und einige Vorkehrungen trifft, kann man die Gefahr von Unfällen verringern und es dem Demenzkranken ermöglichen, einen gewissen Grad der Unabhängigkeit zu behalten.

Wie Sie mit Sehstörungen umgehen

– Lassen Sie das Sehvermögen des Kranken durch einen Augenarzt untersuchen
– Helfen Sie dem Kranken beim Herumgehen und beim Treppensteigen
– Bringen Sie an der Brille ein Kettchen an und halten Sie eine Zweitbrille bereit

Wie Sie Probleme aufgrund von Sehstörungen vermeiden

– Gestalten Sie die Umgebung des Patienten so, daß durch Sehstörungen möglichst wenig Probleme entstehen können
– Erhöhen Sie die Helligkeit der Beleuchtung
– Verwenden Sie kontrastreiche Farben, um die Aufmerksamkeit auf Gegenstände zu lenken

3.4.3.1   Wie Sie mit Sehstörungen umgehen

Am besten ist es, wenn Sie so früh wie möglich und in regelmäßigen Abständen für den Demenzkranken einen Sehtest bei einem Augenarzt vereinbaren. Er kann dann vorhandene Probleme erklären und eine neue Brille verordnen wenn sie nötig ist. In den frühen Krankheitsstadien sind sich die Patienten über Gesundheitsprobleme bewußt und können besser erkären, worum es sich handelt. Wenn die Krankheit fortschreitet, müssen Sie oder andere Menschen erkennen, ob ein Problem vorliegt.

Wenn der Demenzkranke schlecht sieht, können Sie sein Leben vereinfachen. Helfen Sie ihm zum Beispiel, im Haus herumzulaufen oder die Treppen auf- und abzugehen. Vielleicht hat er es gerne, vorgelesen zu bekommen oder darüber informiert zu werden, wer da ist. Eine wichtige Form der Hilfe ist einfach sicherzustellen, daß der Kranke seine Brille aufsetzt. Sie können die Brille an einem Kettchen befestigen, damit sie nicht verloren geht und vielleicht sogar eine Zweitbrille anfertigen lassen.

3.4.3.2   Wie Sie Probleme aufgrund von Sehstörungen vermeiden

Einige Veränderungen in Ihrer Wohnung können die Gefahr von Unfällen reduzieren. Die Art der Veränderungen, die Sie vornehmen können, hängen vom Zuschnitt Ihrer Wohnung ab. Vielleicht sind folgende Anregungen hilfreich.

– Wenn der Demenzkranke in Gefahr ist, über Gegenstände zu stolpern und an Möbelstücke anzustoßen, kann von allen Objekten, die auf dem Boden herumliegen, eine Gefahr ausgehen, ebenso von Möbelstücken mit scharfen Kanten. Wahrscheinlich lassen sich die Möbel nicht einfach austauschen, aber Sie könnten versuchen, Veränderungen im Zimmer vorzunehmen, um das Risiko zu verringern.

- Durch eine hellere Beleuchtung im ganzen Haus kann der Kranke Gegenstände besser erkennen und stolpert nicht so leicht darüber.
- Auffallende Farbkontraste können dem Kranken helfen, Gegenstände voneinander zu unterscheiden. Zum Beispiel könnten Sie ein rotes Handtuch über die Ecke einer weißen Badewanne legen oder Handläufe in einer kontrastierenden Farbe an einer Wand anbringen.

3.4.4   Anfälle

▬▬▬ *Letzten Monat hatte mein Bruder einen Anfall. Ich wußte nicht, was geschah, hatte Angst und geriet in Panik. Es war aber alles in Ordnung. Danach habe ich die Ärztin gerufen. Sie erklärte, daß es eine Folge der Krankheit ist und daß ich mir deswegen keine Sorgen machen soll. Sie sagte mir auch, was ich tun kann, um zu helfen und ich glaube beim nächsten Mal werde ich besser damit klar kommen.* ▬

Ein Anfall wird hervorgerufen durch eine gemeinsame elektrische Entladung zahlreicher Nervenzellen. Anfälle können in allen Stadien der Alzheimer-Krankheit auftreten, besonders häufig sind sie jedoch im mittleren und im späten Stadium. Sie sind eine Folge der Schädigung, die im Gehirn eingetreten ist und nicht der Anfang einer weiteren Krankheit. Anfälle sind nicht schön anzusehen, wie Sie vielleicht schon gemerkt haben, aber sie sind selten gefährlich und stellen kein Zeichen des Verrücktwerdens dar. Manche Anfälle verlaufen dramatischer als andere. Ein Anfall kann in der wiederholten Bewegung einer Hand oder eines Arms bestehen, oder in einer vorübergehenden Starre, Zähneknirschen, in ruckartigen Bewegungen, in einem Anhalten des Atems und in einem Verlust des Bewußtseins. Wenn Sie einen solchen Anfall mitbekommen, fühlen Sie sich wahrscheinlich hilflos und fragen sich, was Sie am besten tun sollen. Viele Menschen bekommen Angst. Wenn Sie aber wissen, worum es sich handelt und sich darüber klar sind, wie Sie helfen können, haben Sie die Situation besser im Griff und machen sich weniger Sorgen.

Wie Sie mit Anfällen umgehen

- Versuchen Sie, ruhig zu bleiben. Geraten Sie nicht in Panik
- Lassen Sie den Anfall ablaufen und versuchen Sie nicht, ihn zu unterbrechen
- Legen Sie den Kranken langsam auf den Boden, räumen Sie Gegenstände in seiner Nähe weg
- Lockern Sie die Kleidung
- Wenn der Kranke zu atmen aufhört, heben Sie das Kinn und neigen Sie die Stirn nach rückwärts um die Atemwege frei zu machen
- Beruhigen Sie den Patienten nach dem Anfall
- Rufen Sie einen Arzt, wenn es der erste Anfall des Patienten ist, wenn Anfälle in frühen Krankheitsstadien oder wiederholt auftreten, um die Diagnose zu überprüfen

3.4.4.1   Wie Sie mit Anfällen umgehen

➤   *Was zu tun ist, wenn der Kranke einen Anfall hat*

Wie schon gesagt, ist ein Anfall nichts, worüber Sie sich Sorgen machen müssen. Wenn es Ihnen gelingt, ruhig zu bleiben, werden Sie klarer denken können und die notwendigen Schritte unternehmen, um zu verhindern, daß der Kranke Schaden erleidet. Versuchen Sie nicht, den Anfall zu unterbrechen. Auch ist es nicht nötig, dem Kranken einen Löffel in den Mund zu stecken. Lassen Sie den Anfall einfach ablaufen. Er hört von ganz alleine auf. Wegen der unkontrollierten Bewegungen von Armen und Beinen besteht aber die Gefahr, daß sich der Kranke an den herumstehenden Möbeln verletzt. Versuchen Sie den Patienten sanft auf den Boden zu legen. Räumen Sie alle Gegenstände aus seiner Nähe weg, an denen er sich verletzen könnte und lockern Sie seine Kleidung, falls sie leicht herankommen.

➤   *Was nach einem Anfall zu tun ist*

Wenn der Anfall abgelaufen ist, prüfen Sie, ob der Kranke atmet. Falls er nicht zu atmen scheint, heben Sie sein Kinn und neigen Sie seine Stirn nach hinten um die Atemwege frei zu machen. Wenn Sie sehen, daß Speichel aus dem Mund herausläuft, drehen Sie den Kopf sanft zur Seite und wischen Sie den Mund ab. Nach dem Anfall ist der Kranke möglicherweise durcheinander und muß beruhigt werden. Einige Demenzkranke sind gereizt oder aggressiv, andere verwirrt. Es kann sein, daß der Kranke den Anfall selbst gar nicht mitbekommt. Er wird aber durch das Ereignis aber sehr aufgeregt sein, vor allem wenn es zum ersten Mal passiert. Wenn Sie sich nach dem Anfall wieder einigermaßen gefaßt haben, sollten Sie einen Arzt rufen, damit er die Ursache des Anfalls feststellen kann. Der Arzt wird möglicherweise eine medikamentöse Behandlung verordnen, um die Gefahr weiterer Anfälle zu vermindern, und er wird Sie beraten, was Sie künftig tun können. Sie sollten Ihren Arzt auch aufsuchen, um die Diagnose zu überprüfen, wenn Anfälle in einem frühen Krankheitsstadium auftreten oder wenn sie sich häufig wiederholen.

3.4.5   Schwerhörigkeit

Seit ich meinen Onkel Alfons kenne, mußte ich immer laut sprechen, weil er schwerhörig war. Als ich ihn besuchte, schien er aber auch schwer zu verstehen, was ich sagte. Er schaute mich mit einem ratlosen Ausdruck im Gesicht an. Ich versuchte ihm klarzumachen, was ich ihm mitteilen wollte, aber es war nicht einfach. Dann kam eine weitere Verwandte zu Besuch, zeigte sofort auf das Hörgerät von Onkel Alfons und sagte ihm, daß er es einschalten soll. „Das macht er immer", sagte sie, und wir mußten alle lachen. Es stellte sich heraus, daß er viel mehr verstand, als ich gedacht hatte, sobald sein Hörgerät eingeschaltet war. ■

Demenzkranke haben häufig Schwierigkeiten sich auszudrücken und andere Menschen zu verstehen. Das kann dazu führen, daß Hörprobleme nicht bemerkt werden. Sie haben vielleicht den Eindruck, daß der Kranke nicht verstand, was Sie sagten, obwohl er Sie einfach nicht hörte. Wenn sich auch der Patient nicht über das Problem klar ist, meint er vielleicht, daß die Leute absichtlich nur flüstern.

Sobald Sie herausbekommen, wo das Problem liegt, können Sie die nötigen Schritte unternehmen um zu vermeiden, daß der Kranke frustriert, verwirrt, oder mißtrauisch wird oder sich sogar von Unterhaltungen ganz zurückzieht.

Wie Sie mit Schwerhörigkeit umgehen
- Sprechen Sie langsam mit klarer tiefer Stimme
- Sprechen Sie die Wörter deutlich aus, um das Ablesen von den Lippen zu erleichtern (ohne zu übertreiben)
- Geben Sie Hinweise, wo die Stimme herkommt
- Verringern Sie Hintergrundgeräusche

Wie Sie Problemen aufgrund von Schwerhörigkeit vorbeugen
- Lassen Sie das Gehör und gegebenenfalls das Hörgerät des Patienten prüfen

3.4.5.1   Wie Sie mit Schwerhörigkeit umgehen

Sobald Sie feststellen, daß der Demenzkranke nicht gut hört, werden Sie wahrscheinlich ganz automatisch lauter sprechen. Es kann auch helfen, wenn Sie mit einer tieferen Stimme sprechen (falls das möglich ist, ohne zu eigenartig zu klingen), weil man das besser hören kann. Eine deutliche Aussprache ist wichtig, achten Sie aber darauf, daß Sie nicht übertreiben, weil Sie das wieder schwerer verständlich macht. Viele Menschen, die schlecht hören, lesen von den Lippen ab, ohne es selbst zu bemerken. Setzen Sie sich deshalb dem Kranken gegenüber, so daß er Ihren Mund sehen kann und möglichst viel von Ihren Bemühungen um eine bessere Verständigung hat.

Sie können auch Hinweise geben, wo eine Stimme herkommt und Hintergrundgeräusche vermindern wie Fernseher, Radio oder elektrische Geräte, so daß der Kranke Ihre Stimme von anderen Geräuschen leichter unterscheiden kann. Sie sollten auch dafür sorgen, daß nicht mehrere Personen zugleich sprechen.

3.4.5.2   Wie Sie Problemen aufgrund von Schwerhörigkeit vorbeugen

Versuchen Sie das Gehör des Kranken so frühzeitig wie möglich und in regelmäßigen Abständen untersuchen zu lassen, damit Hörprobleme nicht unentdeckt bleiben. Wenn der Patient ein Hörgerät hat, lassen Sie es gelegentlich prüfen und sorgen Sie dafür, daß es eingeschaltet ist.

3.4.6   Inkontinenz (Einnässen und Einkoten)

Meine Mutter kam manchmal von der Tagesstätte zurück und hatte eingenäßt. Zu Hause passiert ihr das nicht. Sie konnte die Toilette in der Tagesstätte nicht finden und wollte nicht fragen, weil sie dachte, das müsse sie eigentlich wissen. Ich sprach mit dem Personal und jetzt wird sie immer wieder mal zur Toilette geführt.

Meine Mutter suchte die Toilette und probierte alle Türen durch. Also habe ich ein Schild an der Tür angebracht, darauf steht „Damen" und sie hat keine Probleme, die Tür zu finden. Ein Be kannter, der das auch versuchte, meinte das Bild einer Toilette sei für seine Mutter am besten. ■

Irgendwann im Verlauf der Krankheit kann der Patient an Urin-Inkontinenz (Einnässen) leiden. Stuhl-Inkontinenz (Einkoten) kommt gelegentlich vor, ist aber in den fortgeschrittenen Stadien der Krankheit häufiger. Für den Kranken ist jede Form der Inkontinenz äußerst unangenehm. Er fühlt sich dadurch beschämt und gedemütigt. Auch für Sie kann es schwer sein, damit umzugehen. Vielleicht empfinden Sie Ekel oder Scham und fragen sich, ob Sie jemals damit zurechtkommen werden. Inkontinenz hat aber nicht immer nur körperliche Gründe. Sie kann auch durch andere Probleme bedingt sein wie Gedächtnisstörungen, Desorientiertheit, Verständigungsschwierigkeiten oder durch eine begleitende körperliche Störung. Durch sorgfältige Beobachtung des Kranken und durch bestimmte Veränderungen in der Wohnung gelingt es normalerweise, die Zahl der „Mißgeschicke" zu vermindern und die unangenehmen Folgen zu begrenzen.

3.4.6.1 Wie Sie mit Inkontinenz umgehen

➤ *Scham und Ekel*

Machen Sie sich keine Gedanken, wenn es Ihnen schwer fällt, mit einer Inkontinenz umzugehen. Vielen Menschen geht es so. Das Aufsuchen der Toilette ist in vielen Familien ein Tabuthema. So unangenehm Sie die Angelegenheit empfinden, vielleicht können Sie sich vorstellen, was für ein erniedrigendes Erlebnis es für den Demenzkranken ist. Anstatt eine große Affäre aus der Inkontinenz zu machen, versuchen Sie lieber eine sachliche Haltung einzunehmen und vergewissern Sie den Kranken, daß er sich nicht zu schämen braucht. Ihre Einstellung ist äußerst wichtig, wenn sich nämlich der Patient schuldig fühlt und spürt, daß Sie ihm die Verantwortung geben, könnte er versuchen, Anzeichen für ein Mißgeschick zu verbergen und das wird Ihre Aufgabe auf lange Frist noch schwieriger machen. Es wird Ihnen leichter fallen, Mitgefühl zu zeigen und keine Kritik zu üben, wenn Sie sich klar machen, daß die Inkontinenz durch die Krankheit verursacht wird und nicht absichtlich geschieht. Die Aussprache mit anderen pflegenden Angehörigen, die Erfahrung im Umgang mit Inkontinenz haben, kann Ihnen helfen, mit Ihren eigenen Empfindungen klarzukommen und mit Ihrem inneren Widerstand gegen eine so intime Pflege.

➤ *Hygiene*

Inkontinenz kann zu Hautreizungen und zum Wundsein führen. Deswegen sollten Sie darauf achten, daß sich der Demenzkranke nach einem Mißgeschick gründlich wäscht. Warmes Wasser und Seife reicht meistens aus, der Patient sollte sich aber gründlich abtrocknen und saubere Kleidung anziehen. Wenn Wundstellen entstehen, sollten Sie einen Arzt aufsuchen, weil sie manchmal schwer zu behandeln sind (siehe das Kapitel über Druckstellen). Danach haben Sie die Aufgabe, sauberzumachen. Wenn Sie die verschmutzten Kleidungsstücke nicht gleich waschen können, stecken Sie sie in einen Behälter mit einem verschließbaren Deckel, damit es im Raum nicht riecht. Zur Bekämpfung des Geruchs sind Deodorants besser geeignet als Lufterfrischer, weil diese zu dem, was Sie verbergen wollen, nur noch etwas hinzufügen. Um den Geruch von Urin auf Teppichen zu neutralisieren, ist heller Essig recht gut wirksam. Lüften Sie den Raum außerdem gründlich und – vor allem – schämen Sie sich nicht oder geben sich selbst die Schuld wenn ein leichter bleibender Geruch bleibt – Sie können nur Ihr Bestes tun!

3.4.6.2 Wie Sie Inkontinenz vermeiden oder ihre Folgen begrenzen

➤ *Suchen Sie einen Arzt auf*

In manchen Fällen ist eine Inkontinenz behandelbar. Deswegen sollten Sie sich an Ihren Arzt wenden. Bereiten Sie sich darauf vor, daß er Fragen nach der Häufigkeit und der Art des Problems stellen wird. Möglicherweise findet der Arzt heraus, daß die Inkontinenz durch ein medizinisches Problem hervorgerufen wird, das behandelt werden kann, zum Beispiel durch eine Harnwegsinfektion. Eventuell stellt er auch fest, daß sie durch bestimmte Medikamente bedingt ist, die bei dem Patienten eine Verwirrtheit hervorrufen.

➤ *Machen Sie die Toilette leicht erkennbar, gut zugänglich und einfach zu benützen*

Manchmal kommt es zu einem Mißgeschick, weil der Demenzkranke die Toilette nicht rechtzeitig findet, sogar in der eigenen Wohnung. Deswegen ist es wichtig, daß die Toilette eindeutig gekennzeichnet ist (siehe Abschnitt 3 im Kapitel über

Verständigung). Manchen Patienten hilft es, wenn die Toilettentür in einer besonderen Farbe gestrichen ist. Wenn die Toilette bequem, einfach zu benützen und angenehm warm ist, wird der Kranke eher bereit sein, so lange wie nötig sitzen zu bleiben. Handgriffe und ein leicht erhöhter Toilettensitz kann den Zugang und den Gebrauch der Toilette vereinfachen. Für Männer, die sich schwer daran erinnern, wohin sie urinieren sollen, kann es hilfreich sein, das Wasser in der Toilette anzufärben, damit der Kontrast stärker wird und es einfacher zu erkennen ist. Es kann einem Mann auch helfen, den Urinstrahl zu lenken, wenn ein Urinbecken in der richtigen Höhe angebracht ist. Halten Sie den Eingang der Toilette frei, sorgen Sie dafür, daß die Tür nicht zu schwergängig und der Türgriff nicht zu schwer handzuhaben ist, und lassen Sie ein Licht brennen. Je näher die Toilette ist, um so höher ist die Wahrscheinlichkeit, daß sie der Kranke rechtzeitig erreicht.

➤   *Schaffen Sie einen gleichbleibenden Tagesrhythmus*

Machen Sie sich Notizen, wann der Kranke zur Toilette geht und wann er inkontinent ist. So können Sie zum Beispiel feststellen, daß er einige Male eine halbe Stunde nach dem Frühstück inkontinent war. In diesem Fall könnten Sie veranlassen, daß er unmittelbar nach dem Frühstück zur Toilette geht. Sie können auch beobachten, welche Anzeichen der Patient dafür gibt, daß er zur Toilette muß, so daß sie diese Signale in anderen Situationen deuten können. Das Einhalten eines gleichbleibenden Tagesrhythmus kann dazu beitragen, daß der Kranke die Toilette regelmäßig aufsucht, auch wenn es nicht immer nötig ist. Für manche Patienten sind geringe Erinnerungshilfen oder Hinweise ausreichend. Andere müssen zur Toilette geführt werden und brauchen sogar Unterstützung, sie zu benützen.

➤   *Verschlimmern Sie das Problem nicht*

Es ist wichtig darauf zu achten, daß der Demenzkranke ausreichend Wasser trinkt (ungefähr 8 Tassen oder 1½ Liter pro Tag). In der Stunde vor dem Zubettgehen sollten Sie ihm aber nichts mehr zu trinken geben. Auch müssen Sie vorsichtig bei der Anwendung von Beruhigungsmitteln sein, weil sie Benommenheit hervorrufen können, so daß der Kranke weiterschläft, obwohl sein Körper Signale aussendet, daß es Zeit ist,

zur Toilette zu gehen. Wenn nächtliches Einnässen ein Problem ist, kann es nötig sein, den Patienten nach der Hälfte der Nacht aufzuwecken und ihn zur Toilette zu schicken. Es gibt Kleidungsstücke, die dem Kranken im Weg sein können, wenn es eilt. Im Kapitel über Kleidung finden Sie Einzelheiten über Kleidungsstücke, die schwer auszuziehen sind.

➤   *Schützen Sie Bettzeug und Matratze*

Trotz all Ihrer Bemühungen wird es fast sicher von Zeit zu Zeit zu Mißgeschicken kommen. Deswegen ist es empfehlenswert, die Möbel zu schützen. Bringen Sie Plastikabdeckungen unter Kissen und losen Decken an. Es gibt wasserdichte Abdeckungen für Matratzen zu kaufen. Achten Sie aber darauf, daß das Plastik nicht mit der Haut in Berührung kommt, weil das zu Wundsein führen kann (siehe das Kapitel über Druckstellen). Es gibt spezielle Feuchtigkeit aufsaugende Unterzüge sowie wiederverwendbare aber auch einmal zu gebrauchende Bettwindeln. Steppdecken vereinfachen das Bettenmachen. Dafür gibt es Schutzabdeckungen, ebenso wie für Kissen. Wenn Inkontinenz ein regelmäßiges Problem ist, sollten Sie Teppiche durch Kunststoffböden oder Linoleum ersetzen, weil sie einfacher zu reinigen sind und das Problem des Geruches verringern. Die Verwendung von normalen elektrischen Heizdecken kann für Personen mit Inkontinenz gefährlich sein. Es gibt spezielle elektrische Heizdecken, aber sie sind teurer.

➤   *Die Verwendung von Kontinenzhilfen*

Wenn das Problem der Inkontinenz zunimmt, sollten Sie an die Verwendung von Kontinenzhilfen denken. Es kann schwierig sein, darüber mit dem Kranken zu sprechen und Sie müssen sehr vorsichtig sein, um ihn nicht zu verletzen. Kontinenzhilfen sind nicht nur für Sie eine Lösung, sondern auch für den Patienten selbst, weil sie das Problem der Inkontinenz für andere Menschen weniger sichtbar machen. Die Einlagen unterscheiden sich hinsichtlich ihrer Saugfähigkeit, der Befestigung und der Eignung für den Gebrauch tagsüber oder in der Nacht. Die richtige Art und Größe der Einlage ist wichtig, weil eine zu große Einlage auffallen und beim Gehen hinderlich sein kann, während eine zu kleine Einlage unbequem ist. Urinflaschen können nützlich sein, vor allem in der Nacht. Nachttöpfe und Bettpfannen sind eine weitere Alternative, manche finden sie aber schwer zu benutzen. Weitere Möglichkeiten sind Urinale für Männer und Katheter für Männer und Frauen. Katheter sollten nur von einem Arzt oder einer Schwester gelegt werden. Sie sind als letzter Ausweg anzusehen. Auf jeden Fall sollten Sie die verschiedenen Möglichkeiten mit Ihrem Arzt besprechen.

3.4.7   Ruckartige Bewegungen

▭▭▭▭ *Die Haushaltshilfe meiner Mutter beklagte sich eines Tages darüber, daß meine Mutter sie getreten habe. Ich entschuldigte mich für meine Mutter und sie hatte Verständnis. Eines Tages passierte mir dasselbe. Ich war sehr überrascht, aber als ich meine Mutter anschaute, merkte ich, daß sie genauso überrascht war und wir mußten beide lachen.* ▪

Gelegentlich leiden Demenzkranke an unwillkürlichen ruckartigen Bewegungen der Arme, der Beine oder des Körpers. Das sind keine Anfälle, weil es keine wiederholten Bewegungen sind, sondern nur in einer einzigen Bewegung des Armes oder des Beins bestehen. Zum Beispiel kann jemand plötzlich ohne erkennbaren Grund einen Arm zur Seite schleudern. Probleme können nur entstehen, wenn sich jemand verletzt, entweder jemand, der in der Nähe steht oder der Kranke selbst. Machen Sie sich keine Sorgen, wenn es geschieht, aber beruhigen Sie den Patienten und versuchen Sie ihn davor zu schützen, daß er sich oder anderen eine Verletzung zufügt.

Wie Sie mit ruckartigen Bewegungen umgehen

- Machen Sie sich darüber keine Sorgen
- Beruhigen Sie alle davon Betroffenen
- Versuchen Sie die Wohnung so anzuordnen, daß sich der Kranke nicht verletzen kann

3.4.7.1   Wie Sie mit ruckartigen Bewegungen umgehen

Obwohl ruckartige Bewegungen der Arme, der Beine oder des Körpers nichts Gefährliches sind, sollten Sie einige Vorkehrungen treffen um die Verletzungsgefahr zu verringern. Der Kranke kann sich an einem niedrigen Tisch eine Quetschung oder eine Platzwunde am Bein zuziehen, oder er kann mit dem Arm gegen eine Wand schlagen. Durch eine plötzliche ruckartige Bewegung können auch Gegenstände herunterfallen.

Das Ausschütten einer Tasse mit heißer Flüssigkeit wie Kaffee oder Tee wäre besonders gefährlich. Unglücklicherweise läßt sich nicht vorhersehen, wann eine ruckartige Bewegung kommen wird und es gibt keine wirksame Behandlung. Wenn ruckartige Bewegungen im frühen Krankheitsstadium auftreten, wenn die Demenz leichtgradig ist, sollte Ihr Arzt die Diagnose überprüfen.

Sie können allgemeine Sicherheitsvorkehrungen treffen. Zum Beispiel können Sie dafür sorgen, daß in der Nähe des Sessels, in dem sich der Kranke tagsüber aufhält, keine Gegenstände sind, an denen er sich verletzen kann. Sie können auch darauf achten, daß der Kaffeetisch nicht an einer Stelle steht, wo er umgeworfen werden kann und daß keine zerbrechlichen oder scharfkantigen Gegenstände auf Regalen oder Kommoden in der Nähe des Sessels herumstehen. Auch können Sie Familienmitglieder und Bekannte warnen, vorsichtig zu sein, wenn sie sich dem Kranken mit Tabletts oder Getränken nähern und Sie könnten auf Möglichkeit von plötzlichen ruckartigen Bewegungen aufmerksam machen, wenn diese häufig vorkommen. Es kann auch notwendig sein, den Patienten zu beruhigen, der vermutlich genauso überrascht und betroffen ist, daß er jemand unabsichtlich verletzt hat.

3.4.8   Heben und Bewegen eines Demenzkranken

▭▭▭▭ *Vor ein paar Monaten bekam meine Mutter Schwierigkeiten, aus ihrem Sessel aufzustehen und herumzugehen. Wenn ich sie ließ, blieb sie den ganzen Tag sitzen, obwohl ich wußte, daß ihr sehr langweilig war. Jetzt hat sie eine Gehstütze. Ich habe auch gelernt, wie ich ihr aus dem Sessel heraushelfen kann und ich habe einiges in der Wohnung verändert. Ich bitte sie, mir bei einfachen Aufgaben zu helfen, damit sie sich bewegt und nützlich fühlt. Sie sieht jetzt fröhlicher aus und ich denke es ist gut, wenn sie jeden Tag ein wenig Bewegung hat.* ▪

Wenn er frei herumgehen kann, hat der Demenzkranke die Möglichkeit sich zu bewegen, fit zu bleiben und ein gewisses Maß an Unabhängigkeit zu behalten. Gehen und andere Formen der Bewegung verbessern den Blutkreislauf und vermitteln ein allgemeines Wohlbefinden. Bewegung kann auch der Versteifung von Gelenken, dem Schwund von Muskeln und der Erweichung von Knochen vorbeugen. Es kann sein, daß der

Kranke kein Interesse hat, sich zu bewegen und sogar dann, wenn Sie ihm eine Tätigkeit vorschlagen, nur schwer versteht, was Sie meinen. Es können auch körperliche Probleme sein, die seine Beweglichkeit einschränken. Aber durch Beharrlichkeit und Ermunterung gelingt es Ihnen vielleicht, die Aktivität und Unabhängigkeit des Kranken aufrechtzuerhalten. Für Sie wird dadurch die Pflege körperlich weniger anstrengend und gefühlsmäßig weniger ermüdend.

Wie Sie mit Heben und Bewegen umgehen

– Halten Sie den Kranken dazu an, daß er sich bewegt
– Teilen Sie eine Tätigkeit oder Bewegung in einzelne Abschnitte
– Erklären Sie ruhig was Sie tun wollen und versuchen Sie zu erreichen, daß der Kranke mitmacht

Wie Sie Probleme beim Heben oder Bewegen vermeiden

– Lesen Sie den Abschnitt „Über Heben und Helfen beim Gehen" durch
– Sorgen Sie dafür, daß die Wohnung aufgeräumt und sicher ist
– Montieren Sie Handläufe und bringen Sie Veränderungen an, um das Gehen zu erleichtern

3.4.8.1 Wie Sie mit dem Bewegen und Heben umgehen

Es kann sein, daß der Demenzkranke keinen Antrieb hat, sich zu bewegen oder daß es ihm schwer fällt, aus einem Sessel aufzustehen. Deswegen müssen Sie ihn ermutigen und ihm helfen. Der Kranke braucht möglicherweise auch die Anregung, eine begonnene Tätigkeit zu Ende zu bringen. Es kann helfen, gelegentlich zu sagen: „So ist es richtig, halte dich am Geländer fest" oder „Du bist fast schon dort". Wenn der Kranke Schwierigkeiten hat, sich frei zu bewegen oder eine bestimmte Tätigkeit auszuführen, können Sie versuchen, die Aufgabe in leichter zu bewältigende Schritte zu teilen. Das kann länger dauern, achten Sie also darauf, den Kranken nicht zu hetzen.

Es überrascht nicht, daß sich manche Demenzkranke unkooperativ verhalten, wenn die Angehörigen ihnen beim Gehen helfen wollen. Es kann sein, daß sie nicht verstehen, was die Angehörigen von ihnen wollen oder sie haben es nicht gerne, wenn sie wie ein Gegenstand behandelt werden. Wenn Sie dem Kranken ruhig, entspannt und mit einem Lächeln entgegentreten, und wenn Sie sich die Zeit nehmen, ihm zu erklären, was Sie vorhaben, wird er sich wahrscheinlich kooperativer verhalten. Auch wenn er nicht versteht, was Sie sagen, wird er den Klang Ihrer Stimme und Ihren Gesichtsausdruck als beruhigend empfinden. Vielleicht können Sie ihm auch auf andere Art klar machen, was Sie vorhaben – zum Beispiel indem Sie die Handlung vormachen, oder indem Sie seine Bewegungen sanft führen. Manchmal ist dem Patienten einfach nicht danach, herumzugehen. In diesem Fall ist es besser, ihn eine Zeitlang in Ruhe zu lassen und es später noch einmal zu versuchen. Jemand beim Gehen zu helfen, der gar nicht gehen will, ist wahrscheinlich eine unnötig anstrengende Aufgabe.

3.4.8.2 Wie Sie Probleme für den Kranken beim Gehen vermeiden

Achten Sie darauf, daß keine unbefestigten Teppiche, lose Kabel, wackelige Möbel oder Hindernisse herumstehen, die dem Kranken beim Gehen im Weg sind oder einen Unfall verursachen könnten. Sorgen Sie auch dafür, daß der Boden nicht rutschig ist. Demenzkranke sind oft unsicher auf den Beinen und haben manchmal Sehschwierigkeiten wie Doppeltsehen. Weder Sie noch der Kranke sollten glatte Schuhe tragen. Handläufe entlang der Wände, Geländer an beiden Seiten der Treppe und Haltegriffe im Bad und in der Toilette können sinnvoll sein. Gehhilfen sind auch oft zweckmäßig. Vielleicht können Sie an der Einrichtung Veränderungen vornehmen, zum Beispiel den Toilettensitz, den Sessel oder das Bett erhöhen. Im nachfolgenden Abschnitt finden Sie einige brauchbare Informationen, wie man jemanden hebt und ihm beim Gehen hilft.

3.4.8.3 Über Heben und Helfen beim Gehen

Versuchen Sie nie, jemand alleine zu tragen, weil Sie damit sich selbst und dem Kranken schweren Schaden zufügen können. Sogar der Versuch, jemand zu stützen, der sehr schwer oder sehr schwach ist, kann riskant sein, wenn Sie nicht gut aufpassen. Deswegen sollten Sie sich von einer Beschäftigungstherapeutin oder Krankengymnastin darüber beraten lassen, wie man jemanden am sichersten hebt und stützt. Die folgenden Hinweise können hilfreich sein, aber Sie sollten sicherstellen, daß Sie Hilfe bekommen können.

- Stellen Sie sich breitbeinig fest auf den Boden, wenn Sie jemand heben wollen. Beugen Sie die Knie und die Hüfte. Bleiben Sie nahe bei dem Kranken und sagen Sie ihm, was Sie vorhaben. Nehmen Sie sich Zeit und lasten Sie sich nie das Gewicht des anderen auf, solange Sie nicht völlig sicher stehen. Heben und gleichzeitiges Drehen kann Ihren Rücken schädigen, deshalb vermeiden Sie Drehbewegungen durch Umstellen von Möbeln oder durch Aufteilen des Manövers in einfache Schritte. Ziehen Sie den Kranken nie an den Armen hoch, weil das seine Schultern schädigen kann. Sorgen Sie dafür, daß Sie genügend Platz haben und daß nichts im Weg steht. Wenn Sie merken, daß das Gewicht für Sie oder für den Kranken zu schwer ist und daß Sie sich überlasten, hören Sie auf und holen Sie jemand zu Hilfe.

Wie Sie dem Kranken beim Aufstehen aus einem Sessel helfen

Es ist schwerer, aus einem niedrigen Sessel aufzustehen. Wenn der Sessel für den Kranken zu niedrig ist, kann ein Kissen nützlich sein. Sessel mit festen Armlehnen helfen dem Kranken, länger alleine aufstehen zu können. Die Füße sollten den Boden fest berühren und möglichst weit nach hinten gestellt sein. Eine Möglichkeit beim Aufstehen zu helfen besteht darin, sich an die Seite des Sessels zu stellen und die Hand des Kranken zu ergreifen, Handfläche zu Handfläche. Mit Ihrer anderen Hand fassen Sie fest um den Körper des Patienten, unter den Arm auf der anderen Seite. Sie können ihn dann beim Aufstehen unterstützen. Wenn der Kranke dazu nicht imstande ist, stellen Sie sich vor ihn hin und legen Sie seine Arme um Ihre Schultern (nicht um Ihren Hals) und legen Ihre Hände um sein Kreuz. Ihre Knie sollten seine Knie berühren, während Sie mit Ihren Füßen seine Füße am Wegrutschen hindern. Wenn Sie nicht klarkommen, machen Sie nicht weiter. Es ist besser, Sie lassen den Kranken sitzen und holen Hilfe.

Wie Sie dem Kranken aus dem Bett helfen

Helfen Sie dem Kranken, sich zu der Seite des Bettes zu bewegen, an der Sie stehen. Lassen Sie ihn seine Beine über die Bettkante schieben und

aufsetzen, wobei seine Füße den Boden fest berühren müssen. Dann helfen Sie dem Kranken aufstehen wie aus einem Sessel.

Wie Sie dem Kranken vom Boden aufhelfen

Wenn der Kranke gestürzt ist, stellen Sie zunächst fest, ob er sich verletzt hat. Wenn Sie den Eindruck haben, daß er verletzt ist, machen Sie es ihm bequem und holen Hilfe. Wenn er nicht verletzt ist, können Sie ihm helfen aufzustehen, indem Sie einen festen Stuhl an seine Seite stellen. Helfen Sie ihm zuerst dabei, sich hinzuknien und eine Hand auf den Stuhl zu legen und sich darauf abzustützen. Nehmen Sie die Hand des Kranken und fassen Sie ihn mit Ihrer freien Hand unter dem Arm. Dann lassen Sie ihn das Gewicht auf den Stuhl verlagern, während Sie ihm auf die Beine helfen. Falls das für Sie schwierig ist, fahren Sie am besten nicht fort, weil Sie mehr schaden als nützen könnten. Wenn der Kranke nicht mitmachen kann oder wenn er zu schwer ist (und wenn der Boden warm und einigermaßen bequem ist), geben Sie ihm eine Decke und ein Kissen und lassen Sie ihn liegen, bis Sie Hilfe bekommen.

3.4.9   Verlust der Koordination und des praktischen Geschicks

Für meinen Vater ist es schwer, mit Gegenständen umzugehen, aber er ist hartnäckig. Wenn er sich Zeit läßt, kommt er normalerweise zurecht, sofern er nicht den Eindruck hat, daß andere Menschen darauf warten oder ihn beobachten. Ich sporne ihn manchmal an oder lasse ihn etwas anderes machen, wenn die Aufgabe offensichtlich zu schwer ist. ◼

Sie werden festgestellt haben, wie schwer es für einen Demenzkranken sein kann, einen Knopf zu schließen, eine Lampe anzuschalten oder einen Gegenstand aufzuheben. Er kann sogar Schwierigkeiten mit dem Gehen haben. Dieses Problem bezeichnet man manchmal als „Apraxie". Solche Schwierigkeiten mit der Koordination und der Handhabung von Gegenständen wirken sich im täglichen Leben aus, sie erschweren das Ankleiden und Waschen. In manchen Fällen verliert ein Demenzkranker völlig die Fähigkeit zu stehen und zu gehen, obwohl keine körperliche Störung vorliegt. Das liegt daran, daß zwar mit den Armen, Händen und Beinen alles in Ordnung ist, das Hirn aber nicht mehr die richtigen Signale zu den Gliedmaßen schickt. Es kann schwer sein zu unterscheiden, ob dieses Problem vorliegt oder ob die Schwierigkeiten auf die Gedächtnisstörung oder auf eine Verwirrtheit zurückgehen. Auch wenn Sie die Ursache des Problems nicht genau kennen, können Sie dem Kranken helfen und möglicherweise weitere Schwierigkeiten vermeiden.

Wie Sie mit dem Verlust der Koordination und des praktischen Geschicks umgehen
- Geben Sie Hilfestellungen ohne den Demenzkranken völlig abhängig zu machen
- Sorgen Sie für eine entspannte Atmosphäre und lassen Sie dem Kranken genügend Zeit
- Beruhigen Sie den Kranken und achten Sie darauf, daß er sich nicht unfähig und ungeschickt fühlt

---

3.4.9.1 Wie Sie mit dem Verlust der Koordination und des praktischen Geschicks umgehen

➤   *Geben Sie Hilfestellungen ohne den Demenzkranken völlig abhängig zu machen*

Manchmal wird der Demenzkranke Hilfe annehmen. Sie können ihn unterstützen, indem Sie die Aufgabe in Abschnitte teilen oder indem Sie einzelne Teile selbst übernehmen. Nehmen Sie dem Kranken die Aufgabe aber nicht völlig ab, denn das kann zu einem Verlust der Motivation führen. Manche Handlungen werden im Laufe der Jahre automatisch. In diesem Fall kann es ausreichen, die Hand des Kranken zu führen oder ihn anfangen zu lassen. Wenn der Kranke die Fähigkeit zu gehen oder aufzustehen verloren hat, können körperliche Hilfestellungen notwendig sein (siehe den Abschnitt über Heben und Bewegen eines Kranken). Überlasten Sie sich aber nicht und riskieren Sie keinen Unfall. Ein Rollstuhl kann die beste Lösung sein.

➤   *Sorgen Sie für eine entspannte Atmosphäre; lassen Sie dem Patienten Zeit*

Manchmal sehen Sie, wie sich der Kranke anstrengt, etwas zu erreichen, und wollen ihm helfen. Es könnte aber sein, daß er nur ein wenig mehr Zeit braucht. Das Gefühl, unter Druck zu stehen und etwas schnell erledigen zu müssen

wird den Kranken wahrscheinlich belasten und führt eher zum Mißerfolg.

➤   *Beruhigen Sie den Kranken und achten Sie darauf, daß er sich nicht unfähig und ungeschickt fühlt*

Demenzkranke sind sich ihrer Einschränkungen oft bewußt. Außer der Frustration darüber, eine Aufgabe nicht bewältigen zu können, schämen sie sich möglicherweise über ihr Versagen und fühlen sich unfähig und ungeschickt. In Gegenwart anderer Menschen ist die Beschämung noch größer. Eine Folge davon kann sein, daß sie ihre Schwierigkeiten dadurch zu verbergen versuchen, daß sie die Tätigkeit oder Aufgabe gar nicht mehr ausführen. Deswegen sollten Sie über Fehler und erfolglose Versuche hinwegsehen. Sie können Situationen vermeiden, in denen ein Mißerfolg wahrscheinlich oder besonders beschämend ist.

3.4.10 Druckstellen (Wundliegen)

▬▬▬   *Mein Nachbar machte mich eines Tages darauf aufmerksam, daß meine Mutter hinten am Hals und am Arm rote Flecken hatte, bei denen es sich möglicherweise um Druckstellen handelte. Ich hatte keine Ahnung, was Druckstellen sind, aber er klärte mich darüber auf und schlug mir vor, bestimmte Vorsichtsmaßregeln zu ergreifen und einen Arzt aufzusuchen, wenn sie nicht in ein paar Tagen weggehen. Glücklicherweise war das so und ich passe jetzt besser auf.* ▬

Ein roter Fleck auf der Haut des Kranken, der nach einigen Stunden nicht verschwindet, könnte eine Druckstelle sein. Eine Druckstelle ist ein Bereich der Haut, der als Folge von Druck oder Reibung geschädigt ist. Bei Demenzkranken besteht die Gefahr von Druckstellen, wenn sie lange im Bett liegen oder in einem Sessel sitzen ohne sich zu bewegen. Druckstellen können überall am Körper entstehen, aber sie sind häufiger an Körperteilen, die mit dem Bett oder Sessel in Berührung kommen. Man kann sie behandeln, sie können aber sehr schmerzhaft und unangenehm für den Kranken sein. Deshalb muß man ihnen möglichst vorbeugen.

Wie Sie mit Druckstellen umgehen

- Entfernen Sie Ursachen von Reibung oder Druck
- Verbinden Sie die Wunde, wenn die Haut offen ist
- Rufen Sie einen Arzt, wenn die Wunde infiziert ist

Wie Sie der Entstehung von Druckstellen vorbeugen

- Stellen Sie sicher, daß sich der Demenzkranke im Bett alle zwei Stunden umdreht oder sich ein wenig bewegt
- Sorgen Sie für eine ausgewogene Ernährung und für Bewegung, um die Durchblutung anzuregen
- Achten Sie darauf, daß der Kranke sauber und trocken ist nach einem Bad oder nachdem er inkontinent war
- Halten Sie ihn nötigenfalls zum Gebrauch von Einlagen an
- Vermeiden Sie enge Kleidung oder enges Bettzeug, zu viel Wärme und Feuchtigkeit

3.4.10.1 Wie Sie mit Druckstellen umgehen

Wenn Sie vermuten, daß ein roter Fleck auf der Haut eine Druckstelle sein könnte, versuchen Sie herauszufinden, was die Ursache ist. Zum Beispiel könnte er durch eine Falte im Bettlaken hervorgerufen worden sein oder durch ein reibendes Kleidungsstück. Das können Sie sofort beheben. Zur Lösung des Problems reicht es meist aus, die Ursache von Druck oder Reibung auszuschalten und die Druckstelle zu schützen. Druckentlastende Kissen können helfen, die Druckstelle oder knochige Teile des Körpers zu schützen. Es gibt verschiedene Formen, und Sie fragen am besten Ihren Arzt, welche sich für den Demenzkranken eignen. Falls sich die Druckstelle entzündet hat, ist es äußerst wichtig, medizinische Hilfe zu suchen, denn es kann schwierig für Sie sein, die Wunde richtig zu verbinden. Wenn die Wunde sich infiziert hat, wird der Arzt möglicherweise sogar einen kurzen Krankenhausaufenthalt vorschlagen. Es ist aber sehr unwahrscheinlich, daß Sie in diese Lage kommen, wenn Sie Druckstellen bekämpfen, sobald sie auftreten.

3.4.10.2 Wie Sie der Entstehung von Druckstellen vorbeugen

➤ *Bewegung, Aktivität und gesunde Ernährung*

Auch wenn der Demenzkranke nicht mehr in der Lage ist, das Bett oder den Sessel zu verlassen, können Sie ihn dazu anregen, seine Stellung alle zwei Stunden zu wechseln. Achten Sie dabei besonders auf die Körperpartien, die mit dem Bett oder dem Stuhl in Berührung kommen, aber auch auf Körperteile die nicht gut durch Muskeln gepolstert sind. Versuchen Sie, den Patienten dazu zu bewegen, daß er alle zwei Stunden aufsteht und ein wenig herumgeht. Wenn das nicht möglich ist, könnte sich der Patient im Sessel von einer Seite auf die andere neigen oder langsame Bewegungen zu Musik machen. Regelmäßige Bewegung verbessert die Durchblutung und kann der Ausbildung von Druckstellen vorbeugen (im Kapitel über Erholung, Beschäftigung und Bewegung finden Sie Beispiele für einfache Übungen). Die Haut wird im Alter meist spröder. Eine gesunde, ausgewogene Ernährung kann die Haut aber in gutem Zustand halten und sie gegen Druckstellen widerstandsfähiger machen.

➤ *Persönliche Hygiene und Inkontinenz*

Wenn Sie dem Demenzkranken beim Waschen und Anziehen helfen, können Sie nachsehen, ob er irgendwo rote Flecken hat, die wie Druckstellen aussehen. Achten Sie darauf, daß sich der Patient nach dem Waschen gründlich abtrocknet und daß seine Haut sanft trocken getupft aber nicht trocken gerieben wird. Reiben oder Massieren irgendeiner Körperstelle, wo die Haut rot ist, kann weiteren Schaden anrichten. Wenn der Kranke inkontinent ist, kommt es darauf an, daß er nicht in nassen Kleidungsstücken herumsitzt oder in einem feuchten Bett liegt. Wenn der Urin längere Zeit mit der Haut in Berührung kommt, wird die Haut aufgeweicht und ist anfälliger für Druckstellen. Wenn der Kranke inkontinent ist und das Bett oder den Sessel nicht verlassen kann, sollten Sie an den Gebrauch von Kontinenzhilfen denken (im Kapitel über Inkontinenz finden Sie weitere Einzelheiten).

➤   *Ursachen von Druck und Reibung*
    ausschalten

Alles was die Durchblutung herabsetzt oder Reibung oder Druck erzeugt, kann zur Entwicklung
von Druckstellen führen. Auch ein Übermaß von
Wärme und Feuchtigkeit kann sie hervorrufen.
Deswegen sind folgende Vorsichtsmaßnahmen
ratsam:

- Vermeiden Sie enge Kleidung und Bettzeug,
  das zu stark gespannt ist, besonders über den
  Füßen
- Vermeiden Sie, daß der Kranke es zu warm hat
  und schwitzt
- Vermeiden Sie Kleidungsstücke, die Reibung
  erzeugen könnten (z.B. halterlose Strümpfe,
  enge Hüftgürtel usw.)
- Achten Sie darauf, daß das Bettlaken nicht zuviele Falten wirft
- Prüfen Sie, daß in den Taschen des Patienten
  keine Gegenstände sind, die Reibung hervorrufen könnten.

4 Die Pflege bewältigen

4.1 Selbsthilfe-Organisationen

▰▰▰ *Als ich herausfand, daß meine Frau die Alzheimer-Krankheit hat, wußte ich nicht, was ich tun sollte. Ich hatte nicht alles verstanden, was mir der Arzt erklärt hatte. Es war zuviel auf einmal. Ein paar Wochen später gab mir ein Bekannter die Telefonnummer einer Alzheimer-Selbsthilfe-Organisation. Dort bekam ich Informationsschriften und Erklärungen, die ich verstehen konnte. Seither besuche ich Angehörigengruppen. Wir haben viel gemeinsam. Am Anfang hatte ich den Eindruck, daß ich nicht viel beitragen konnte, merkte aber bald, daß es für die anderen genauso wie für mich selbst wichtig war, daß jemand zuhörte, daß man sich ausweinen, aber auch einmal mit jemand lachen konnte.*

Die Leute sollen wissen, daß es Angehörigengruppen gibt, die ihnen durch schwere Zeiten helfen können. Es gibt Menschen, die verstehen, was sie durchmachen (Nancy Reagan). ▪

Selbsthilfe-Organisationen, wie die Alzheimer-Gesellschaft in Ihrer Nähe, werden meist von Menschen gegründet und geleitet, die über die Krankheit Bescheid wissen und in den meisten Fällen auch persönliche Erfahrungen haben. Auf direktem oder indirektem Weg versuchen die Mitglieder solcher Initiativen, Information und Hilfestellungen hauptsächlich für pflegende Angehörige von Demenzkranken zur Verfügung zu stellen, aber auch für andere Interessierte wie Journalisten, Studenten oder Wissenschaftler.

Vermitteln von Information

Für viele Menschen kommt die Verantwortung für die Pflege eines Demenzkranken plötzlich und überraschend. Sie fühlen sich unsicher darüber, was die neue Rolle eines Pflegenden mit sich bringt, wollen so viel wie möglich über die Krankheit wissen und versuchen, an Information heranzukommen. Das kann viel Zeit und Kraft kosten, weil die Information nicht immer an derselben Stelle zu finden ist. Es ist nicht in jedem Fall klar, wer bestimmte Informationen geben kann, und manche Menschen wissen nicht, welche Art von Information ihnen am meisten nützt. Deswegen vermitteln Alzheimer-Organisationen nicht nur die Information, nach der Sie fragen, sondern bleiben auch mit Ihnen in Kontakt durch Zeitschriften, sie informieren über Tagungen und nützliche Veröffentlichungen und bringen Sie in Kontakt mit Fachleuten, die spezielle Informationen und Ratschläge geben können.

Angehörigen-Beratungsgruppen

Angehörigen-Gruppen geben Ihnen die Möglichkeit, andere Menschen zu treffen, die in einer ähnlichen Situation sind. Sie haben ähnliche Probleme erlebt und haben Lösungen gefunden, die für Sie nützlich sein können. Andererseits kann es Ihnen helfen einfach zu wissen, daß Sie nicht allein sind und daß andere Menschen verstehen, was Sie durchmachen. Sie werden feststellen, daß es leichter ist, über die Probleme mit Menschen zu sprechen, die persönliche Erfahrungen mit derartigen Schwierigkeiten haben. Nicht immer werden Sie eine Lösung finden, aber ein mitgeteiltes Problem ist oft ein halbes Problem. Wenn Sie nicht daran gewöhnt sind, von sich aus mit anderen Menschen Kontakt aufzunehmen, gibt Ihnen ein Gruppentreffen eine ideale Gelegenheit, andere Leute zu treffen, an gemeinsamen Veranstaltungen teilzunehmen oder bei Werbeaktionen mitzumachen. Manche Organisationen führen Veranstaltungen für Angehörige und Patienten gemeinsam durch. Die Teilnahme an den Gruppentreffen verpflichtet Sie zu nichts. Gehen Sie einfach zu dem nächsten Treffen, das in Ihrer Nähe stattfindet, und verschaffen Sie sich einen Eindruck.

Die Bekanntheit der Alzheimer-Krankheit und anderer Formen der Demenz erhöhen

Eines der Ziele von Selbsthilfe-Organisationen ist es, die Alzheimer-Krankheit und andere Formen der Demenz in der Öffentlichkeit, aber auch bei Gesundheitsdiensten und bei den politischen Entscheidungsträgern bekannter zu machen. Um dieses Ziel zu erreichen, ist es wichtig, einen engen Kontakt zu den pflegenden Angehörigen zu haben und ihre Bedürfnisse zu kennen. Mit dem Wissen um die Erfahrungen und Meinungen der Angehörigen können diese Organisationen zur Information und Beratung beitragen. Sie sind auch in einer besseren Ausgangsposition, um sich für geeignete Dienstleistungen und Einrichtungen einzusetzen. Selbst wenn Sie nicht an Gruppentreffen teilnehmen möchten, können Sie eine solche Initiative dennoch unterstützen, indem Sie Mitglied werden und sich gleichzeitig über alles auf dem laufenden halten, was Ihnen helfen könnte.

4.2   Sorgen Sie für sich selbst

▬▬▬   *Ich habe meinen Beruf aufgegeben, um meine Frau versorgen zu können. Als ich dann auch keine Zeit mehr für meine Hobbys hatte, gab ich sie ebenfalls auf. Wir besuchten keine Bekannten mehr und sie kamen nicht mehr zu uns.*
Zwei Damen kommen jeden Dienstagabend von der Sozialstation und passen auf meine Mutter auf. Ich besuche meist eine Freundin am anderen Ende der Stadt und und gehe dann einkaufen. Wenn schönes Wetter ist, laufe ich manchmal durch den Park zurück. Wenn ich zu Hause ankomme, fühle ich mich erfrischt und freue mich, meine Mutter zu sehen. Die beiden Damen sind wirklich nett und sie erschrecken nicht, wenn sich meine Mutter ein wenig eigenartig benimmt oder gelegentlich kreischt. ▬

Die Versorgung eines Demenzkranken kann sowohl körperlich als auch seelisch zermürbend sein. Von den Hilfestellungen abgesehen, die Sie den ganzen Tag geben müssen, bekommen Sie vielleicht nicht genug Schlaf, vor allem wenn der Kranke nachts herumwandert. Das kann Sie körperlich völlig auslaugen. Weil die Pflege eine so anstrengende Tätigkeit ist, geraten Sie möglicherweise auch in eine zunehmende Isolation von Ihren Bekannten. Ein paar Augenblicke am Tag für sich selbst zu haben, kann Ihnen wie ein Luxus aus der Vergangenheit vorkommen. Möglicherweise entstehen in Ihnen auch widersprüchliche Gefühle gegenüber dem Kranken, für den Sie sorgen und Sie haben niemand, mit dem Sie darüber sprechen können. Diese Dauerbelastung kann Ihre Abwehrkräfte gegenüber Krankheiten schwächen und zu Streßreaktionen führen, eventuell sogar zu einer Depression. Deswegen müssen Sie auch für sich selbst sorgen. Das ist nicht egoistisch, sondern im Gegenteil, es ist notwendig, wenn Sie sicherstellen wollen, daß sich die

Qualität der Pflege, die Sie geben können, aber auch Ihre persönliche Gesundheit und Ihr Wohlbefinden nicht verschlechtern.

Wie Sie die Pflege bewältigen und für sich selbst sorgen

- Erkennen Sie Ihre eigenen Grenzen und setzen Sie sich realistische Ziele
- Achten Sie auf Warnzeichen
- Holen Sie sich die Information und den Rat, den Sie brauchen
- Nehmen Sie sich Zeit für sich selbst
- Nehmen Sie sich Kritik nicht zu Herzen
- Suchen Sie Kontakt zu anderen Menschen, um Ihre Isolation zu durchbrechen
- Lernen Sie mit Streß umzugehen

4.2.1   Wie Sie die Pflege bewältigen und für sich selbst sorgen

➤   *Erkennen Sie Ihre eigenen Grenzen und setzen Sie sich realistische Ziele*

Wenn Sie versuchen, dem Demenzkranken die bestmögliche Pflege zu geben, müssen Sie herausfinden, was Sie tun können und was nicht. Sie müssen Prioritäten festlegen und sich daran halten. Vermeiden Sie es, sich unrealistische Ziele zu setzen, die entweder nicht zu erreichen sind oder nicht auf Dauer gehalten werden können. Wenn Sie die Dinge mit einem gewissen Abstand betrachten, kann Ihnen das helfen, die Belastung zu vermindern, unter der Sie stehen. Der deutsche Theologe Dr. Reinhold Niebuhr schrieb 1934: „Gott, gib mir die Gelassenheit, die Dinge hinzunehmen, die ich nicht ändern kann; den Mut, die Dinge zu ändern, die ich ändern kann; und die Weisheit, das eine von dem anderen zu unterscheiden."

➤   *Achten Sie auf Warnzeichen*

Wenn Sie merken, daß Sie den Demenzkranken gelegentlich anschreien, ist das kein Grund sich aufzuregen und die Dinge zu übertreiben. Sie sind auch nur ein Mensch und wie andere Menschen haben Sie Ihre Grenzen. Wenn solche Vorfälle sich aber häufen, ist es ein Zeichen dafür, daß Sie mit der Pflege nur noch schwer zurechtkommen und Hilfe suchen sollten, bevor die Situation noch schlimmer wird. Vielleicht haben Sie schon das Stadium erreicht, wo Sie zu körperlicher Gewalt Zuflucht nehmen und den Demenzkranken schlagen oder herumstoßen. Falls das so ist, werden Sie über Ihr Verhalten ohne Zweifel beunruhigt sein und sich dafür schämen. Nachgrübeln wird aber nicht helfen. Ihr Handeln war sehr wahrscheinlich auf das Verhalten des Kranken und nicht auf seine Person gerichtet. Wie alle Fachleute wissen, können Demenzkranke zwar ihr Verhalten nicht steuern und machen nichts mit Vorsatz, sie können einen aber gelegentlich wütend machen. Dennoch ist es äußerst wichtig, daß Sie den Vorfall als ein Warnzeichen für den enormen Druck erkennen, unter dem Sie stehen und unverzüglich Unterstützung suchen. Ihre Alzheimer Gesellschaft (Näheres in Abschnitt 5) kann Ihnen jemand nennen, der helfen kann.

➤   *Holen Sie sich die Information und*
      den Rat, den Sie brauchen

Lassen Sie sich durch die Menschen, die Ihnen Unterstützung und Rat geben können, nicht verunsichern. Äußern Sie klar Ihre Wünsche und, falls Sie eine Erklärung nicht verstehen, lassen Sie es den Betreffenden genauer wiederholen und vielleicht sogar aufschreiben. Auch wenn Sie in dem Augenblick keine bestimmte Dienstleistung brauchen, ist es immer zweckmäßig herauszufinden, welche Hilfen verfügbar sind, falls einmal der Bedarf entsteht.

➤   *Nehmen Sie sich Zeit für sich selbst*

Es ist absolut nötig, daß Sie sich einige freie Zeit für sich reservieren – zumindest einen Tag und eine Nacht pro Woche. Sie können die Mitglieder Ihrer Familie und Bekannte bitten, in Ihrer Abwesenheit nach dem Demenzkranken zu sehen. Weil sie wahrscheinlich die Belastung nicht einschätzen können, unter der Sie stehen und auch nicht wissen, wie sie am besten helfen können, ist es an Ihnen, darum zu bitten. Es gibt auch die Möglichkeit von institutionellen Hilfen, zum Beispiel Tagesstätten und Kurzzeitpflege (wobei der Demenzkranke für eine kurze Zeit in ein Heim aufgenommen wird) oder Heimpflege (wobei er für einen längeren Zeitraum in einem Pflegeheim aufgenommen wird). Laienhelfer und Mitglieder von wohltätigen oder religiösen Organisationen können Ihnen ebenfalls helfen. Ihre Alzheimer Gesellschaft kann Sie eingehend darüber beraten, welche Hilfsmöglichkeiten es an Ihrem Wohnort gibt und an wen Sie sich wenden müssen. Dort erfahren Sie auch Einzelheiten über die

Treffen von Angehörigengruppen (Genaueres im vorhergehenden Kapitel und in Abschnitt 5). Sie sollten den Patienten in einem frühen Krankheitsstadium daran gewöhnen, daß sich verschiedene Personen um ihn kümmern werden. Vielleicht sträubt er sich dagegen und die Personen, die Ihnen helfen, führen möglicherweise manches nicht genau so aus, wie Sie es gerne hätten, aber jeder muß ein wenig nachgeben, damit die Konstruktion funktioniert.

➤   *Nehmen Sie sich Kritik nicht zu Herzen*

Es kann sein, daß bestimmte Mitglieder Ihrer Familie, aber auch Bekannte Kritik an der Art und Weise üben, wie Sie den Demenzkranken versorgen. Vielleicht bemerken sie, daß das Haus nicht sauber ist oder daß der Demenzkranke nicht richtig angezogen ist. Der Grund dafür kann darin liegen, daß sie darauf reagieren, was sie im Augenblick sehen aber die gesamte Situation nicht überblicken und die allmählichen Veränderungen im Gesundheitszustand des Kranken nicht bemerken. Ihre Kritik kann auch ihre eigenen Schuldgefühle darüber ausdrücken, daß sie sich nicht intensiver an der Pflege beteiligen. Nehmen Sie sich deswegen eine solche Kritik nicht zu Herzen. Wenn Sie und der Demenzkranke mit der Art und Weise der Pflege zurechtkommen, fahren Sie so fort. Manchmal verstehen Familienmitglieder und Bekannte besser, wenn Sie stärker in die Pflege einbezogen werden.

➤   *Suchen Sie Kontakt zu anderen*
      Menschen und durchbrechen Sie
      Ihre Isolation

Wenn Sie etwas Zeit für sich selbst reserviert haben, können Sie damit machen, was Sie wollen und Ihre Sorgen vorübergehend ablegen. Vielleicht versuchen Sie zuerst, eine Nacht ruhig durchzuschlafen und danach gar nichts zu tun. Sie sollten aber die freie Zeit dazu nutzen, die Isolation zu durchbrechen, in die Sie durch die Pflege möglicherweise geraten sind – gehen Sie aus dem Haus, schnappen Sie frische Luft, genießen Sie einen Wechsel der Umgebung, treffen Sie sich mit Menschen, die Sie lange nicht gesehen haben, denken und sprechen Sie über etwas anderes als die Krankheit und verschaffen Sie sich etwas Bewegung. Sie könnten einen früheren Zeitvertreib wieder aufgreifen und alte Freunde treffen. Wenn Sie immer als Paar zu anderen Leuten gegangen sind und es Ihnen schwer fällt, das als Einzelperson zu tun, können Sie neue Aktivitäten aufgreifen, die Sie sowohl mit anderen alleinstehenden Menschen als auch mit Paaren zusammenbringen. Dazu gehört zum Beispiel Kartenspielen, Vereine oder Abendkurse. Sport in Gemeinschaft bietet eine gute Möglichkeit, körperlich in Form und gesund zu bleiben, dabei aber gleichzeitig Leute zu treffen. Sogar ein Sport, den Sie alleine ausüben, kann Sie mit anderen Menschen zusammenbringen.

Aber sondern Sie sich nicht unnötig von dem Kranken ab. Menschen, die Sie als Teil eines Paares kennen, sind vielleicht ein wenig unsicher wegen der Krankheit, gewöhnen sich aber bald daran. Sie müssen Besuche nicht abwehren. Demenz ist nichts, dessen man sich schämen muß. Wenn Sie Ihren Bekannten die Krankheit ein wenig erklären und über Verhaltensweisen informieren, die sie überraschen und abstoßen könnten, sollte es kein Problem geben. Wenn Leute im Haus sind, haben Sie die Möglichkeit mit jemand zu sprechen, und es kann für den Demenzkranken eine willkommene Abwechslung sein. Abgesehen davon, daß Sie Gäste zu sich einladen können, ist es auch möglich, weiterhin in Restaurants essen zu gehen. Viele Restaurants haben eine ruhige Ecke, die Sie im voraus reservieren können. Auch wenn der Demenzkranke beim Essen Schwierigkeiten hat, wird das Personal verständnisvoll reagieren, wenn Sie die Situation erklären.

➤ *Lernen Sie mit Streß umzugehen und sich zu entspannen*

Es kann sehr nützlich sein zu lernen, wie man mit Streß umgeht und sich entspannt. Es gibt verschiedene Methoden, die Sie sich aneignen können, etwa das „Autogene Training" (dabei versetzt man sich in einen tiefen, kontrollierten Schlaf von 3 bis 5 Minuten Dauer, aus dem man erfrischt aufwacht), Yoga, positives Denken und andere Entspannungstechniken. Bei einigen Verfahren lernen Sie selbst etwas zu tun, andere sind eher auf den Kontakt mit anderen Menschen bezogen. Das Ausüben irgendeiner Sportart ist eine weitere Möglichkeit, Spannung abzubauen, gleichzeitig aber Ihren allgemeinen Gesundheitszustand zu verbessern. Schließlich ist das Lachen ein guter Weg, sich von Streß zu entlasten. Vielleicht haben Sie im Laufe der Pflege schon die Erfahrung gemacht, wie eine angespannte Situation durch ein wenig Humor verwandelt werden kann.

4.3 Die fortgeschrittenen Stadien der Demenz

Die Alzheimer-Krankheit hat voll zugeschlagen. Meine Frau ist nur noch ein Körper, ihr Verstand ist gestorben. Ob ihre Seele noch lebt, weiß ich nicht. Ich kümmere mich jetzt um sie und mache den ganzen Haushalt. Aber werde ich das bis zum bitteren Ende tun können? Gott sei Dank bin ich trotz meiner 78 Jahre ziemlich fit. Auch helfen mir einige Leute, sowohl körperlich als auch emotional. Ich muß weitermachen. Maria braucht mich mehr als je zuvor.

Mir einzugestehen, daß ich nicht mehr für meinen Partner sorgen konnte, war sehr hart. Ich weiß heute, daß ich zu lange weitergekämpft habe, weil ich so große Schuldgefühle hatte, die Pflege an andere Menschen abzugeben. Jetzt ist sie in einem Pflegeheim ganz in der Nähe und sie bekommt dort eine bessere Pflege als ich sie jemals hätte geben können. Ich fühle mich viel entspannter. Ich besuche sie oft und weil ich nicht mehr alle Routineaufgaben erledigen muß, kann ich die Zeit genießen, die wir miteinander verbringen. ■

Während die Krankheit fortschreitet, verändern sich die Bedürfnisse des Patienten. Manche Verhaltensweisen werde weniger problematisch, andere Bedürfnisse und Verhaltensweisen entstehen neu. In den fortgeschrittenen Stadien der Krankheit sind die Bedürfnisse des Kranken etwas anders als in den vorherigen Abschnitten des Verlaufs. Sie sind mehr körperlicher Art, das heißt es geht um Probleme mit dem Essen und Gehen. Es ist nicht ungewöhnlich, daß die Kranken in den späteren Stadien der Krankheit an Gewicht verlieren und Gefahr laufen, sich wundzuliegen. Auch nimmt die Gefahr einer Lungenentzündung zu. Es kann sein, daß der Kranke nicht während der gesamten Dauer seiner Krankheit zu Hause bleiben kann. Ihr Arzt wird Ihnen möglicherweise ein Pflegeheim empfehlen, wenn er den Eindruck hat, daß der Demenzkranke Einrichtungen und professionelle Pflege braucht, die er zu Hause nicht bekommen kann. Andererseits können Sie auch an den Punkt gelangen, wo Sie sich eingestehen müssen, daß Sie nicht mehr weiterkönnen. Es gibt auch Demenzkranke, die selbst über die Aufnahme in einem Pflegeheim entscheiden. Der folgende Abschnitt ist in zwei Teile gegliedert. Der erste Teil beschreibt die Art der Pflege, die im fortgeschrittenen Krankheitsstadium erforderlich ist, im zweiten Teil geht es um die Heimpflege.

Wie Sie die Pflege im fortgeschrittenen Stadium bewältigen

– Rufen Sie einen Arzt, wenn der Kranke Schmerzen hat oder wenn Sie im Zweifel darüber sind
– Klären Sie, welche Art der Hilfestellung nötig ist und welche Probleme vermutlich entstehen werden:
  – Bewegen
  – Essen
  – Trinken und Austrocknung
  – Inkontinenz
  – Behaglichkeit des Demenzkranken
– Sorgen Sie dafür, daß Sie Hilfe bekommen
– Beruhigen Sie den Kranken und geben Sie sanften Körperkontakt
– Sprechen Sie mit einer ruhigen und sanften Stimme

4.3.1   Wie Sie die Pflege im fortgeschrittenen Stadium bewältigen

➤   *Rufen Sie einen Arzt, wenn der Demenzkranke Schmerzen hat oder wenn Sie im Zweifel darüber sind*

Wenn die Krankheit fortschreitet und die Bedürfnisse des Patienten sich ändern, werden Sie möglicherweise unsicher, wie Sie mit ihm umgehen sollen. Die Fähigkeit der Verständigung kann im fortgeschrittenen Stadium schwer betroffen sein, so daß der Kranke vielleicht unfähig ist zu erklären, wie es ihm geht. Deswegen wissen Sie unter Umständen nicht genau, ob er Schmerzen hat. Wenn Sie daher im Zweifel sind, was Sie tun sollen, ob der Kranke leidet und ob er Hilfe braucht, zögern Sie nicht, einen Arzt zu rufen, der Medikamente gegen Übelkeit oder Erbrechen verschreiben, Schmerzmittel geben oder erforderlichenfalls für Sauerstoffzufuhr sorgen kann.

➤   *Körperliche Hilfestellungen, die nötig sein können*

Gehen

Wahrscheinlich braucht der Demenzkranke viel körperliche Hilfe im späten Krankheitsstadium (siehe das Kapitel über Heben und Bewegen eines Demenzkranken). Möglicherweise kann er das Bett oder den Sessel nicht verlassen und hat vielleicht sogar Schwierigkeiten, den Kopf zu heben, zu schlucken oder zu lächeln. In diesem Stadium

kann es für Sie leichter sein, wenn Sie das Bett nicht im Schlafzimmer aufstellen (besonders wenn das Schlafzimmer auf einem anderen Stockwerk als der hauptsächliche Wohnbereich liegt).

Essen

Manche Demenzkranke verlieren den Appetit vollständig, während andere recht eigenartige Vorlieben entwickeln. Es besteht die Gefahr eines Gewichtsverlustes aufgrund des Nichtgebrauchs der Muskulatur, obwohl der Patient normal ißt. Darüber sollten Sie sich keine allzu großen Sorgen machen, aber mit Ihrem Arzt darüber sprechen. Das Essen wird besonders schwierig, wenn der Patient Schluckstörungen hat (im Kapitel über Essen und Trinken finden Sie Hinweise, wie Sie einem Kranken mit Schluckstörungen helfen können).

Trinken und Austrocknung

Ob der Demenzkranke reichlich oder spärlich ißt, Sie sollten darauf achten, daß er eine ausreichende Flüssigkeitsmenge zu sich nimmt. Ein Mensch kann viel länger ohne Nahrung auskommen als ohne Wasser. Viele Demenzkranke leiden an einer Trockenheit des Mundes und der Augen. Auch die Haut kann stark austrocknen und schmerzhaft werden. Sie können helfen, indem Sie ein wenig Wasser in den Mund des Patienten sprühen, Augentropfen anwenden (künstliche Tränen) und eine alkoholfreie Feuchtigkeitscreme für die Haut nehmen. Tragen Sie die Creme sehr vorsichtig auf und massieren sie die Creme nicht ein, weil die Haut sehr empfindlich ist.

Inkontinenz

Der Kranke kann schon länger an Harninkontinenz gelitten haben (Einnässen). Im Endstadium der Krankheit können sie aber vollständig inkontinent werden. Sie müssen dafür sorgen, daß er gewaschen und abgetrocknet wird, wenn das geschieht. Das Bett sollte mit einer Schutzabdeckung versehen werden, aber achten Sie darauf, daß das Plastik nicht mit der Haut des Kranken in Berührung kommt.

Bequemlichkeit des Kranken

Mit großer Wahrscheinlichkeit wird der Kranke in diesem Stadium bettlägerig sein. Deswegen ist es wichtig, auf Druckstellen zu achten (siehe das Kapitel über Druckstellen). Die Verlangsamung des Blutkreislaufs kann zu einem Anschwellen der Beine und der Füße führen, so daß sie kalt und steif werden. Es kann helfen, wenn Sie ein Kissen unter die Füße legen.

➤ *Sorgen Sie dafür, daß Sie Hilfe bekommen*

Um dem Kranken im fortgeschrittenen Stadium der Krankheit die Pflege geben zu können, die er braucht, sind Sie unter Umständen auf Hilfe angewiesen. Ständig auf die Bedürfnisse des Kranken aufzupassen, wird Sie viel Zeit kosten. Als Folge davon brauchen Sie Hilfe bei Aufgaben, die Sie normalerweise während dieser Zeit erledigen (zum Beispiel Einkaufen, Kochen, Saubermachen). Außerdem brauchen Sie möglicherweise jemand, der auf den Kranken aufpaßt, während Sie schlafen. Es ist selbstverständlich, daß Sie nicht alles machen können. Ihre Alzheimer Gesellschaft und Ihr Arzt können Ihnen Personen zu Ihrer Unterstützung nennen (zum Beispiel Sozialpädagogen, Haushaltshilfen, Krankenschwestern).

➤ *Beruhigen Sie den Patienten und halten Sie sanften Körperkontakt*

Es kann sein, daß Sie im Endstadium der Krankheit nur noch wenig tun können, außer es dem Demenzkranken so angenehm wie möglich zu machen und ihn zu beruhigen. Der Kranke ist vielleicht ängstlich und verwirrt, aber weil sein Sprachvermögen stark eingeschränkt ist, kann er sich vermutlich nicht ausdrücken. In diesem Stadium kommt es häufig vor, daß die Kranken denselben Satz oder dasselbe Wort ständig wiederholen, ohne zu verstehen, was sie sagen oder was andere Menschen ihnen mitteilen wollen. Andererseits behalten manche Patienten ihr Hörvermögen bis zuletzt. Deswegen sollten Sie nicht über den Kranken sprechen, als sei er nicht anwesend. Auch wenn der Kranke nicht versteht, was die Leute um ihn herum reden oder wie sie reagieren, wird er sich durch eine sanfte und vertraute Stimme beruhigen lassen.

Eine weitere Möglichkeit, dem Demenzkranken zu zeigen, daß Sie sich um ihn kümmern und daß er nicht alleine ist, ist die Berührung. Halten Sie einfach sanft seine Hand ohne irgendetwas zu sagen oder legen Sie sanft den Arm um seine Schultern. Achten Sie aber darauf, daß Sie ihm dabei keine Schmerzen zufügen. Der körper-

liche Kontakt kann eine beruhigende Wirkung haben.

Wie Sie mit der Unterbringung des Kranken in einem Pflegeheim zurechtkommen

- Besprechen Sie die Frage der Heimpflege frühzeitig mit dem Kranken und mit anderen Familienmitgliedern
- Machen Sie keine Versprechungen, die Sie möglicherweise nicht halten können
- Machen Sie sich mit den verschiedenen Möglichkeiten der Heimpflege so früh wie möglich vertraut
- Bereiten Sie den Kranken auf den Umzug in ein Pflegeheim vor
- Versuchen Sie mit Ihren eigenen Gefühlen ins reine zu kommen

4.3.2   Die Aufnahme in einem Pflegeheim vorbereiten

➤ *Sprechen Sie über die Möglichkeit der Heimpflege im frühen Stadium der Krankheit*

Sie sollten frühzeitig die Möglichkeit in Betracht ziehen, daß Sie in einem bestimmten Stadium der Krankheit den Patienten nicht mehr zu Hause versorgen können. Es ist sinnvoll, über diese Frage mit dem Patienten schon in einem frühen Krankheitsstadium zu sprechen, wo er noch besser versteht und sprechen kann. Sie sollten auch die übrige Familie in diese Entscheidung einbeziehen, zum Beispiel auf einem Familientreffen (siehe Abschnitt 2 über den Beginn der Krankheit).

➤ *Machen Sie keine Versprechungen, die Sie möglicherweise nicht halten können*

Behaupten Sie nie, daß Sie es nicht zulassen werden, daß der Demenzkranke in ein Heim kommt. Es kann sein, daß Sie einfach nicht in der Lage sind, die Art der medizinischen Versorgung und der erforderlichen Vorrichtungen zu gewährleisten, die in einem bestimmten Stadium der Krankheit erforderlich sind. Es kann natürlich schwer sein, eine solche Aussage zu vermeiden, vor allem wenn Sie der Kranke darum bittet zu versprechen, daß Sie ihn immer zu Hause pflegen werden. Sie können dem Kranken aber versichern, daß Sie mit der Pflege zurechtkommen und auf die Sorge reagieren, die er zum Ausdruck bringt, ohne irgendwelche Behauptungen für die Zukunft aufzustellen. Auf diese Weise vermeiden Sie die Qual und die Schuld, die Sie empfinden könnten, wenn die Zeit kommt, wo Sie über die Aufnahme in einem Pflegeheim entscheiden müssen.

➤   *Machen Sie sich mit den verschiedenen Möglichkeiten der Heimpflege so früh wie möglich vertraut*

Die Entscheidung, daß der Demenzkranke in ein Pflegeheim aufgenommen werden soll, ist sehr schwer zu treffen. Deswegen schieben Sie diese Entscheidung vielleicht so lange wie möglich hinaus, vielleicht so lange, bis sie unvermeidbar geworden ist. Dann haben Sie aber nicht mehr die Zeit, sich mit den verschiedenen Formen und Ihren Wahlmöglichkeiten vertraut zu machen. Deshalb sollten Sie so früh wie möglich Erkundigungen einziehen, auch dann, wenn Sie der Auffassung sind, daß sie niemals wirklich gebraucht werden. Ihr Arzt und Ihre Alzheimer Gesellschaft können Sie über die verschiedenen Arten der Heimpflege beraten. Auch können Sie die Verbin-

dung zu den entsprechenden Stellen knüpfen, falls Sie finanzielle Unterstützung brauchen. Am besten suchen Sie die verschiedenen Einrichtungen auf, um zu sehen, wie sie geleitet werden, um das Personal kennenzulernen und um zu entscheiden, welches Heim am besten geeignet ist. Es kann sein, daß Sie einen ganzen Tag dort verbringen müssen. Machen Sie sich eine Liste von Punkten, die zu berücksichtigen sind und von Fragen, die Sie stellen wollen. Nehmen Sie eine Kontroll-Liste mit, wenn Sie sich umsehen, und achten Sie darauf, daß Sie nichts Wichtiges übersehen oder vergessen. Zu den wichtigen Punkte könnte gehören:

➤   *Bereiten Sie den Kranken auf den Umzug in ein Pflegeheim vor*

Sie können nicht viel tun, um den Übergang in ein Pflegeheim angenehmer zu machen. Auch wenn Sie nicht genau wissen, wieviel der Kranke versteht, versuchen Sie ihm zu erklären, was geschieht und beteiligen Sie den Kranken an den Vorbereitungen ein (z. B. Kleidung einpacken, Entscheidungen über mitzunehmende Möbel

Tab. **6**   Hinweise für die Wahl eines Pflegeheims

Bewohner	Personal
– Sehen die Patienten zufrieden und wohlversorgt aus?	– Wie ist das Verhältnis von Personal zu Patienten?
– Können Sie an Entscheidungen mitwirken, die sie betreffen?	– Hat das Personal eine spezifische Ausbildung?
– Kümmert sich jemand sofort um die Patienten, wenn sie inkontinent sind?	– Ist während der Nacht genügend Personal vorhanden?
– Haben die Patienten denselben kulturellen Hintergrund?	– Wie ist die Einstellung des Personals gegenüber den Patienten?
– Werden ihre Glaubensüberzeugungen und Gebräuche respektiert?	– Wird die Individualität und die Würde der Patienten respektiert?
– Können sich die Patienten frei bewegen, wenn sie wollen?	– Wie geht das Personal mit schwierigen Verhaltensweisen um?
– Können die Patienten Haustiere haben?	– Wird die Mithilfe von Angehörigen akzeptiert?
	– Werden Fragen beantwortet und die Sorgen von Angehörigen und Patienten ernst genommen?
Das Gebäude	**Einrichtungen**
– Liegt es günstig für häufige Besuche?	– Werden Veranstaltungen organisiert für die, die daran teilnehmen können und wenn ja, werden die Patienten zur Teilnahme ermuntert?
– Wie ist das Gebäude angelegt und ausgestattet?	– Ist das Essen gut?
– Sehen die Zimmer steril oder persönlich aus?	– Gibt es eine Wahlmöglichkeit?
– Gibt es genügend Toiletten und sind sie leicht zugänglich?	– Gibt es eine Trennung zwischen Privaträumen und Gemeinschaftsräumen?
– Gibt es Raucher- und Nichtraucher-Bereiche?	– Sind die Besuchszeiten ausreichend flexibel?
– Ist das Gebäude für körperlich Behinderte geeignet?	– Kann man den Patienten jederzeit besuchen?
– Gibt es einen Garten oder ein Freigelände?	– Darf man Kinder mitbringen?
	– Können Besucher über Nacht bleiben?

usw.). Wenn der Kranke schon eine Tagesstätte besucht hat, kann der Übergang leichter sein. Falls nicht, sorgen Sie dafür, daß der Patient das Heim vorher sieht. Es ist hilfreich, den Kranken nach der Verlegung ins Pflegeheim regelmäßig zu besuchen, damit er versteht, daß Sie ihn nicht im Stich lassen und damit auch Sie selbst merken, daß das nicht der Fall ist. Versuchen Sie den Patienten in regelmäßigen Abständen zu besuchen. Auch wenn Sie den Eindruck haben, daß Sie der Patient nicht mehr erkennt und daß keine Verständigung mehr möglich ist, kann Ihr Besuch dennoch Gutes bewirken.

➤   *Versuchen Sie mit Ihren Gefühlen ins reine zu kommen*

Die Entscheidung über die Verlegung des Kranken in ein Pflegeheim ist wahrscheinlich eine der schwierigsten Entscheidungen, die Sie jemals treffen müssen. Möglicherweise fühlen Sie sich schuldig, daß Sie ihn nicht bis zum Ende zu Hause pflegen konnten und haben das Gefühl, ihn im Stich gelassen zu haben. Halten Sie sich aber vor Augen, daß Sie im wohlverstandenen Interesse aller Beteiligten handeln. Auch wenn Sie sich am Anfang nur schwer an den Gedanken gewöhnen können: dem Kranken wird die professionelle Pflege rund um die Uhr guttun. Sie können ihn regelmäßig besuchen und stellen vielleicht im Laufe der Zeit fest, daß sich ihre Beziehung verbessert, weil Sie nicht mehr unter einer so großen Belastung stehen. Es kann sein, daß es schwer für Sie ist zu sehen, wie der Kranke von anderen Menschen versorgt wird und daß Sie sich irgendwie ausgeschlossen fühlen. Deswegen sollten Sie regelmäßige Besuche machen und nach Möglichkeit an der Pflege des Kranken aktiv mitwirken. Sie können beispielsweise beim Essen helfen, das Haar kämmen, dem Kranken zu trinken geben und dabei mitwirken, daß er es bequem hat. Auf diese Weise helfen Sie dem Personal und sind weiter an der Versorgung des Kranken beteiligt.

4.3.3   Tod und Trauer

▬   *Als meine Mutter nach zehn Jahre langer Alzheimer-Krankheit starb, war sie von ihrem eigentlichen Wesen schon weit entfernt. Ich begann sie zu verlieren lange bevor sie uns tatsächlich verließ. Trotzdem hinterließ sie eine große Lücke in meinem Leben. Ihr Tod liegt jetzt schon zwei Jahre zurück und es ist mir gelungen, mein eigenes Leben wieder zusammenzufügen. Trotzdem werde ich sie immer vermissen. Die schlimmsten Gefühle sind jetzt vorbei und ich kann mich an sie erinnern, wie sie vor ihrer Krankheit war.* ▬

Über Demenzkranke trauert man anders als über andere Menschen. Das liegt daran, daß man bei einer Demenz als Angehöriger von vornherein weiß, daß es sich um eine unheilbare Krankheit handelt und während des Krankheitsverlaufs zahlreiche Verluste bewältigen muß (zum Beispiel den Verlust der Persönlichkeit des Patienten, den Verlust seiner Fähigkeiten oder den Verlust der gemeinsamen Zukunftspläne). Im Endstadium der Krankheit, wenn der Kranke Sie nicht mehr erkennt, fühlen Sie sich möglicherweise abgelehnt oder Sie haben das Gefühl, um ihn trauern zu müssen, obwohl er noch am Leben ist. Nach dem Tod des Patienten kann es zu widersprüchlichen Gefühlen kommen wie Traurigkeit und Erleichterung. Die Erfahrung vieler Menschen, die einen Demenzkranken versorgt und verloren haben, zeigt jedoch, daß man sich schließlich mit dem Tod des geliebten Menschen abfindet. Im Laufe der Zeit verlieren die Erinnerungen an die Krankheit an Intensität und Sie werden sich daran erinnern, wie die Person vor ihrer Krankheit war. In der Zeit unmittelbar nach dem Tod kann Ihnen das ganz unwahrscheinlich vorkommen.

Wenn Sie nach dem Tod des Kranken das Gehirn für Forschungszwecke zur Verfügung stellen, kann das den Wissenschaftlern dabei helfen, die Erkenntnisse über die Ursachen und Behandlungsmöglichkeiten der Krankheit voranzutreiben. Auch wenn die Vorbereitungen schon lange vor dem Tod des Patienten getroffen werden sollten, ist die Untersuchung des Gehirns nach dem Tod eine Frage, mit der sich die Familie in einer Zeit großer Trauer und schmerzlichen Verlustes auseinandersetzen muß. Deswegen enthält dieses Kapitel am Ende eine Erklärung dazu.

Wie Sie mit Tod und Trauer umgehen
- Gestehen Sie sich Ihre Gefühle ein und akzeptieren Sie Ihre Gefühle
- Stellen Sie sich darauf ein, daß Sie eine Reihe von Gefühlen durchleben werden
- Halten Sie Kontakt mit Ihrer Familie, mit alten Freunden und vielleicht auch mit anderen Angehörigen, die Ihnen helfen können, mit Ihren Gefühlen ins reine zu kommen und die Anspannung abzubauen

- Suchen Sie ärztliche Hilfe, wenn Sie den Eindruck haben, eine Depression zu bekommen
- Suchen Sie Ihren Arzt auf, wenn Sie sich krank fühlen, denn Sie haben ein erhöhtes Krankheitsrisiko
- Sprechen Sie mit Ihrem Seelsorger (falls Sie einen solchen haben)

4.3.3.1   Wie Sie mit Tod und Trauer umgehen

➤   *Ihre Gefühle*

Aufgrund der Eigenart der Krankheit empfinden Sie möglicherweise widersprüchliche Gefühlsreaktionen sowohl vor als auch nach dem Tod des Patienten. Es ist wichtig, daß Sie diese Gefühle wahrnehmen und annehmen, ohne kritisch oder streng mit sich zu sein. Auch wenn Sie sich immer darüber im klaren gewesen sind, daß es eine unheilbare Krankheit ist, trifft Sie der Tod des Kranken unter Umständen wie ein Schlag und Sie fühlen sich eigenartig gelähmt. Andererseits empfinden Sie möglicherweise eine Erleichterung, daß die Zeit des Leidens endlich vorüber ist. Manche Angehörige haben den Eindruck, daß ihnen der Tod des Kranken nichts ausmacht oder daß sie damit umgehen können.

Nach der ersten Gefühlsreaktion auf den Tod des Kranken können sich Ihre Empfindungen ändern. Unter Umständen werden Sie geplagt von Gefühlen der Schuld, der Wut, der Einsamkeit oder der Depression. Vielleicht fühlen Sie sich nicht in der Lage, sich mit dem Tod des Kranken abzufinden, obwohl Sie zunächst und bei oberflächlicher Betrachtung gut damit zurechtgekommen sind. Die Intensität dieser Gefühle kann Sie gefühlsmäßig zermürben. Ignorieren Sie diese Empfindungen nicht, sondern bekennen Sie sich dazu und lassen Sie den Gefühlen ihren Lauf. Auf diese Weise werden Sie den Verlust überwinden und Ihr eigenes Leben fortsetzen, in der Überzeugung, daß Sie Ihr Bestes gegeben haben.

➤   *Bleiben Sie in Verbindung mit Ihrer Familie, mit Bekannten und mit anderen Angehörigen*

Die Aussprache mit Menschen, die Sie kennen und verstehen, ist gut gegen das Herumwühlen in depressiven Gedanken und Zweifeln. Vielleicht fragen Sie sich nach dem Tod des Patienten, ob Sie noch mehr für ihn hätten tun können oder Sie denken an die Augenblicke, als Sie die Geduld verloren und den Demenzkranken schlecht behandelten. Möglicherweise kommen Ihnen auch Gedanken über Ihre Beziehung zu dem Patienten bevor er krank wurde oder Sie machen sich Vorwürfe, daß Sie ihn in ein Krankenhaus gebracht haben (obwohl das zum damaligen Zeitpunkt das Beste war, was Sie tun konnten). Wenn Sie über Ihre Sorgen sprechen, baut sich ein Teil der Spannung ab, die über Jahre hinweg entstanden ist, Sie sehen die Dinge aus der Entfernung und erinnern sich an die guten Zeiten, anstatt sich die Schuld zu geben.

Wenn Sie sich nicht auf Bekannte oder Familienangehörige verlassen können, sprechen Sie mit jemand, der Ihnen gefühlsmäßigen Rückhalt geben kann und bei dem Sie sich ausweinen können. Die Alzheimer Gesellschaft (Einzelheiten in Abschnitt 5) kann Sie mit anderen Angehörigen in Verbindung bringen. Falls Sie religiös sind, wird Sie vielleicht jemand Ihrer Kirchengemeinde gerne aufsuchen.

➤   *Achten Sie auf Ihre körperliche und geistige Verfassung*

Während des Vorgangs der Trauer besteht ein erhöhtes Risiko, körperlich krank zu werden oder eine Depression zu bekommen. Achten Sie deshalb auf Ihre Gesundheit und sprechen Sie mit Ihrem Arzt, wenn Sie sich krank oder niedergeschlagen fühlen. Verwechseln Sie nicht die normale Traurigkeit über den Tod des Patienten mit einer Depression (Näheres im Kapitel über Niedergeschlagenheit und Depression in Abschnitt 3), denn die Depression ist ein Krankheitszustand, den Ihr Arzt behandeln kann.

4.3.3.2   Untersuchung des Gehirns nach dem Tod

Über die Untersuchung des Gehirns nach dem Tod sollten Sie mit Ihrem Arzt und mit anderen Familienangehörigen sprechen, weil sie möglicherweise Vorurteile dagegen haben. Vielleicht machen Sie sich Gedanken, daß diese Untersuchung die Abläufe der Bestattung stört. Das ist unwahrscheinlich, weil sie rasch nach dem Tod vorgenommen wird und den Toten in keiner Weise entstellt.

Meist ist es einfach, die Untersuchung des Gehirns nach dem Tod in die Wege zu leiten. Ihre Alzheimer Gesellschaft kann Ihnen sagen, an wen Sie sich wenden müssen. Am besten trifft

man diese Vereinbarungen schon vor dem Tod
des Patienten und klärt, ob irgendwelche Kosten
damit verbunden sind. Die Wissenschaftler werden möglicherweise mit dem Arzt des Patienten
sprechen wollen um zu klären, wie die Diagnose
gestellt wurde und wie sicher sie war. Die Vorge-
hensweisen sind an verschiedenen Zentren unterschiedlich, so daß es am besten ist, sich rechtzeitig nach den besonderen Erfordernissen zu erkundigen (zum Beispiel, daß die Untersuchung
innerhalb einer bestimmten Zeit nach dem Tod
vorgenommen werden muß). Normalerweise
wird der Wissenschaftler den Ablauf der Untersuchung mit dem Arzt und der Familie abstim-
men. Es kann sein, daß der Verstorbene zur Untersuchung des Gehirns nach dem Tod transpor-
tiert werden muß. Es ist einfacher, wenn all dies
rechtzeitig geplant wird.

5   Wo Sie Hilfe bekommen

Deutschland

5.1   Rechtliche und finanzielle Fragen

5.1.1   Wozu dient eine Betreuung ?

Erwachsene Personen, die aufgrund einer psychischen Erkrankung oder einer körperlichen, geistigen oder seelischen Behinderung nicht mehr in der Lage sind, ihre Angelegenheiten ganz oder teilweise zu regeln, können seit dem 1.1.1992 unter Betreuung des Vormundschaftsgerichts gestellt werden. Die Betroffenen bekommen dann für die Angelegenheiten, die sie nicht mehr selbst erledigen können, einen Betreuer als gesetzlichen Vertreter. ■

5.1.1.1   Welche Auswirkungen hat die Betreuung auf den Kranken?

Die Betreuung hat keine Auswirkungen auf die *Geschäftsfähigkeit* des Kranken. Bei Betreuten, die ihr Vermögen erheblich gefährden, kann das Vormundschaftsgericht einen Einwilligungsvorbehalt anordnen, der sie in der Ausübung von Rechtsgeschäften begrenzt. Sie können dann nur mit Zustimmung des Betreuers rechtswirksame Willenserklärungen abgeben. Auf die Eheschließung oder die Errichtung eines Testaments kann der Einwilligungsvorbehalt allerdings nicht ausgeweitet werden.

5.1.1.2   Die Betreuung wird nur für erforderliche Aufgabenkreise errichtet

Die betroffene Person erhält nur in den Bereichen Unterstützung, die sie selbst nicht mehr bewältigen kann. Die einzurichtenden Bereiche nennt man *Aufgabenkreise.* Ist der Betroffene z.B. nicht mehr in der Lage Rechnungen zu begleichen, Geld von der Bank abzuheben oder anzulegen, wird nur der Aufgabenkreis *Verwaltung des Vermögens* eingerichtet, wenn er ansonsten noch alleine zurechtkommt.

Mögliche Aufgabenkreise einer Betreuung

– Fürsorge für ärztliche Heilbehandlung
– Bestimmung des Aufenthalts
– Organisation ambulanter Hilfen
– Wohnungsangelegenheiten
– Abschluß eines Heimvertrages
– Weitere Aufgabenkreise

Eine Betreuung kann nur eingerichtet werden, wenn alle anderen Maßnahmen oder Hilfen (z.B. Vollmachten, ambulante Hilfen) nicht mehr ausreichen. Sollte allerdings bei einem weglaufgefährdeten Alzheimer-Patienten eine geschlossene Unterbringung in einem Pflegeheim erforderlich werden, muß immer eine Betreuung angeregt werden. Darüber hinaus muß die Zustimmung des Vormundschaftsgerichts zu der geschlossenen Unterbringung eingeholt werden.

5.1.1.3   Wer kann Betreuer werden?

In der Regel wird der Vormundschaftsrichter geeignete Angehörige, Freunde oder Bekannte als Betreuer bestellen. Sind keine geeigneten Angehörigen vorhanden, werden Berufsbetreuer für diese Aufgabe eingesetzt. Wünsche des Betroffenen nach einem bestimmten Betreuer müssen berücksichtigt werden, wenn die Person bereit und geeignet ist.

5.1.1.4   Wie wird eine Betreuung angeregt?

Die Anregung der Betreuung erfolgt beim Vormundschaftsgericht des zuständigen Amtsgerichts auf dort anzufordernden Formblättern. Der zuständige Richter, wird ein umfassendes fachärztliches Gutachten einholen, den Betroffenen persönlich anhören und evtl. einen Verfahrenspfleger hinzuziehen, bevor er einen Beschluß faßt. Besitzt der Betreute über DM 8000,- Vermögen, muß er die Kosten für das Verfahren ganz oder teilweise selbst bezahlen. Nach spätestens fünf Jahren muß das Gericht prüfen, ob eine Weiterführung der Betreuung oder eine Ausweitung der Aufgabenkreise erforderlich ist.

5.1.1.5   Die Aufgaben des Betreuers

Der Betreuer kann den Betreuten nur in den Aufgabenkreisen gesetzlich vertreten, die ihm vom Vormundschaftsgericht übertragen wurden. Er hat dabei die Wünsche und das Wohl des Betroffenen zu berücksichtigen. Der Betreuer muß einen persönlichen Kontakt zum Betreuten pflegen und die notwendigen Maßnahmen, soweit möglich, mit ihm besprechen. Der persönliche Lebensstil des Betroffenen muß berücksichtigt werden. So darf der Betreuer ihm nicht eine sparsame Lebensführung aufzwingen, wenn der Betreute über ein ausreichendes Vermögen verfügt.

5.1.1.6   Aufgaben bei der Fürsorge zu ärztlicher Heilbehandlung

Ärztliche Untersuchungen oder Behandlungen oder notwendige operative Eingriffe sind nur erlaubt, wenn der Patient seine Einwilligung dazu gibt. Es dürfen auch keine Behandlungen oder Operationen bei Personen vorgenommen werden, die aufgrund ihrer Erkrankung gar nicht mehr in der Lage sind eine rechtswirksame Einwilligung abzugeben. *Einwilligungsfähig* ist nur, wer die Art, Bedeutung und Tragweite einer Maßnahme nach ausführlicher ärztlicher Aufklärung und Beratung zu erfassen und seinen Willen zu bestimmen vermag. Das heißt, es kann durchaus sein, daß ein Alzheimer-Patient für bestimmte ärztliche Behandlungen, z. B. Erkältungen oder einem Knochenbruch noch einwilligungsfähig ist, für andere, komplizierte Eingriffe aber nicht mehr. Bei fehlender Einwilligungsfähigkeit muß der bestellte Betreuer stellvertretend für den Patienten in die notwendige Operation oder Heilbehandlung einwilligen.

5.1.1.7   Zustimmung zur ärztlichen Behandlung im Heim

Auch im Heim muß der Betreuer bei Untersuchungen oder Behandlungen seine Zustimmung geben. Wird dem Patienten in einem Pflegeheim ohne Zustimmung des Betreuers eine Magensonde oder ein Blasenkatheter gelegt, die Medikation ohne Rückfrage geändert oder wird der Patient zwangsernährt, kann eine Anzeige wegen Körperverletzung erfolgen und ein Anspruch auf Schadensersatz oder Schmerzensgeld entstehen.

5.1.1.8   Zustimmung zu freiheitsentziehenden Maßnahmen im Heim

Manchmal werden im Heim freiheitsentziehende Maßnahmen, z. B. die Fixierung am Bett mit Gurten, das Anbringen von Bettgittern oder die Ruhigstellung mit Medikamenten zeitweise unumgänglich. Sie sind nur dann zulässig, wenn sie zum Schutz des Patienten unbedingt erforderlich sind.

Auch diese Maßnahmen müssen, sofern sie nicht nur einmalig erfolgen, mit dem Betreuer abgesprochen und von ihm genehmigt werden. Zudem muß auch das Vormundschaftsgericht dazu seine Einwilligung geben. Alle freiheitsentziehenden Maßnahmen müssen vom Pflegepersonal dokumentiert werden. Der Betreuer hat das Recht, die Aufzeichnungen einzusehen.

5.1.1.9   Aufgaben bei der Verwaltung des Vermögens

Wird der Aufgabenkreis *Verwaltung des Vermögens* eingerichtet, kann auch der Betreuer rechtswirksame Geschäfte für den Betreuten tätigen. Diese Ausweitung der Befugnisse bietet keinen Schutz vor finanziellem Schaden, wenn der Betreute sein Vermögen durch unnütze Käufe erheblich schädigt, da der Betreute auch weiterhin Geschäfte abschließen kann.

Erst ein vom Vormundschaftsgericht eingerichteter sogenannter *Einwilligungsvorbehalt* beschränkt den Betroffenen in der Möglichkeit Geschäfte abzuschließen oder Geld abzuheben. Nach Einrichtung eines Einwilligungsvorbehaltes können Geschäfte nur noch bis zu einem festgesetzten Betrag getätigt werden. Wird dieser überschritten, muß der Betreuer seine Zustimmung geben, sonst ist das Geschäft unwirksam. Der Betreuer ist verpflichtet, das Vermögen des Betreuten uneigennützig und möglichst gewinnbringend zu verwalten. Das heißt, es dürfen keine größeren Schenkungen oder risikoreiche Aktienspekulationen vom Geld des Betroffenen getätigt werden. Größere Freiheiten bei der Verwaltung des Vermögens sind gegeben, wenn rechtzeitig entsprechende Vollmachten erstellt wurden oder eine Betreuungsverfügung besteht.

5.1.1.10 Vermögensverzeichnis und Rechnungslegung

Der Betreuer muß zu Beginn der Betreuung ein Verzeichnis über das gesamte Vermögen des Betreuten erstellen. Zusätzlich muß dem Vormundschaftsgericht jährlich eine Abrechnung über die Einnahmen und Ausgaben vorgelegt werden. Ehepartner, Kinder oder Eltern als Betreuer sind nicht zu dieser Rechnungslegung verpflichtet.

5.1.1.11 Das Aufenthaltsbestimmungsrecht

Wurde dem Betreuer der Aufgabenkreis Aufenthaltsbestimmung übertragen, hat er das Recht, den Betreuten bei Bedarf in einem Heim unterzubringen. Sollte allerdings eine geschlossene Unterbringung notwendig werden, muß dazu die Einwilligung des Vormundschaftsgerichts eingeholt werden. Sollte dadurch eine *Wohnungsauflösung* notwendig werden, kann der Betreuer nur dann das Mietverhältnis kündigen und die Wohnung räumen, wenn ihm dieser Aufgabenkreis vom Vormundschaftsgericht übertragen wurde. Eine Wohnungsauflösung muß zudem vom Vormundschaftsgericht genehmigt werden.

5.1.2 Wer haftet für Schäden, die ein Kranker verursacht?

▦ *Demenzkranke haben aufgrund ihrer Symptome ein erhöhtes Risiko, sich oder andere zu schädigen. Es stellt sich die Frage, inwiefern Alzheimer-Patienten bei verursachten Schäden zivil- oder strafrechtlich zur Verantwortung gezogen werden können.* ▪

5.1.2.1 Bei Unzurechnungsfähigkeit besteht kein Schadensersatz

Der Gesetzgeber regelt die zivilrechtliche Haftungsfrage folgendermaßen: „Eine Person, die im Zustande der Bewußtlosigkeit oder in einem die freie Willensbestimmung ausschließenden Zustande krankhafter Störung der Geistestätigkeit einem anderen Schaden zufügt, ist für den Schaden nicht verantwortlich." Alzheimer-Patienten gehören zu diesem Personenkreis, wenn sie sich in einem solchen Zustand einer krankhaften Störung der Geistestätigkeit befinden, der die freie Willensbestimmung ausschließt. Es kann ihnen deshalb zivilrechtlich nichts vorgeworfen werden, und sie müssen für verursachte Schäden in der Regel auch nicht haften. Dies gilt nicht nur für die zivilrechtliche Haftung, sondern auch für eine eventuelle strafrechtliche Beurteilung. Eine Person, die nicht in der Lage ist, das Unrecht einer Tat einzusehen und nach dieser Einsicht zu handeln, ist strafrechtlich nicht schuldfähig. Kommt es zu einer Anzeige z.B. wenn ein Alzheimer-Patient im Supermarkt etwas ohne zu bezahlen in die Tasche gesteckt hat oder blindlings auf die Straße läuft und einen Autounfall verursacht, würde das Verfahren wegen Schuldunfähigkeit eingestellt werden. Von einer strafrechtlichen Verfolgung würde abgesehen.

5.1.2.2 Müssen Angehörige für vom Patienten verursachte Schäden haften?

Angehörige, z.B. Ehepartner, sind gegenseitig nicht für Schäden haftbar zu machen. Jeder erwachsene Mensch haftet nur dann für einen Schaden, wenn er ihn selbst schuldhaft, also vorsätzlich oder fahrlässig verursacht hat. Die Tatsache, daß man mit dem Schadensverursacher verheiratet ist, führt nicht zu einer gemeinsamen zivilrechtlichen Verantwortlichkeit. Es besteht auch keine Haftungverpflichtung für Angehörige wegen Verletzung der Aufsichtspflicht. Eheleute und volljährige Angehörige sind gegenseitig grundsätzlich nicht gesetzlich zur Aufsicht verpflichtet.

5.1.2.3 Der Haushaltsvorstand muß voraussehbare Gefahrenquellen beseitigen

Wenn feststeht, daß ein Alzheimer-Patient, der einen Schaden verursacht hat, wegen Zurechnungsunfähigkeit nicht haftet, muß damit gerechnet werden, daß der Geschädigte versuchen wird, Angehörige dafür verantwortlich zu machen. Er wird sich auf den Grundsatz berufen, daß der Haushaltsvorstand aufgrund seiner Stellung in der Familie verhindern muß, daß ein Mitglied seines Hausstandes oder sein Ehepartner einen Dritten verletzt. Ob er damit durchkommt, hängt von der Würdigung der Einzelumstände ab.

5.1.2.4 Schließen Sie eine Haftpflichtversicherung ab

Es ist in jedem Fall anzuraten, eine Haftpflichtversicherung abzuschließen, mit der die Ehepartner bzw. die ganze Familie vor Schadensersatzansprüchen geschützt werden. Nach den Allgemeinen Versicherungsbedingungen bleibt in der Regel der Versicherungsschutz auch im Krankheitsfall in vollem Umfang bestehen. Die Versicherung wird im Schadensfall versuchen, für ihre Versicherten einzutreten, d. h. bei Gericht für die mangelnde zivilrechtliche Verantwortlichkeit zu plädieren. Die Versicherung wird zu begründen versuchen, daß der Schaden für die Angehörigen weder voraussehbar noch vermeidbar war. Gelingt ihr dies, so geht der Geschädigte leer aus. Ansonsten haftet die Versicherung für die verursachten Schäden.

5.1.2.5   Haftung des gesetzlichen Betreuers

Betreuer können für schuldhafte Pflichtverletzung der ihnen übertragenen Aufgabenkreise haftbar gemacht werden. Zu diesen Aufgabenkreisen gehört die Aufsichtspflicht aber nur dann, wenn ihnen die gesamte Personensorge übertragen wurde oder wenn ihnen die Beaufsichtigung des Betreuten vom Gericht ausdrücklich übertragen worden ist. Ehrenamtliche Betreuer sind automatisch beim Staat haftpflichtversichert, so daß bei fahrlässigen Handlungen Versicherungsschutz gegeben ist.

5.1.3   Kann der Kranke Geschäfte abschließen und ein Testament errichten?

▬▬▬   *Demenzkranke können ihre Angelegenheiten, besonders bei Geldgeschäften, oft nicht mehr überblicken. Sie sind nicht mehr in der Lage, selbständig Geld von der Bank abzuheben oder Einkäufe zu erledigen. Den Inhalt von Schriftstücken und Schreiben von Behörden, die ihnen vorgelegt werden, können sie oft nicht mehr nachvollziehen. Daraus ergeben sich Konsequenzen in der Geschäfts- und Testierfähigkeit.* ▬

5.1.3.1   Wann ist der Patient geschäftsunfähig?

Im Bürgerlichen Gesetzbuch ist geregelt, daß „Personen die unter einer nicht nur vorübergehenden krankhaften Störung der Geistestätigkeit leiden, welche die freie Willensbestimmung ausschließt, geschäftsunfähig sind. Willenserklärungen, die in einem solchen Zustand abgegeben werden sind nichtig". Die Alzheimer-Krankheit ist den nicht nur vorübergehenden krankhaften Störungen der Geistestätigkeit zuzuordnen. Geschäfte können deshalb rückgängig gemacht werden.

5.1.3.2   Ist jeder Alzheimer-Patient geschäftsunfähig?

Besonders im beginnenden und oft auch noch im mittleren Stadium der Krankheit besteht bei überschaubaren Geschäften, wie dem Kauf eines neuen Fernsehapparates, noch die Fähigkeit, eine gültige Willenserklärung abzugeben. Sollte der Patient aber einen komplizierten Pachtvertrag abschließen, der eine Fülle von Klauseln und Kleingedrucktem beinhaltet, wird wahrscheinlich keine Geschäftsfähigkeit mehr vorliegen. Die Geschäftsfähigkeit von Alzheimer-Patienten kann allerdings oft nicht eindeutig beurteilt werden, was durch den häufigen Wechsel von verwirrten und relativ klaren Tagen noch erschwert wird.

5.1.3.3   Was kann man tun, wenn ein Alzheimer-Patient sich durch unsinnige Geschäfte erheblich schädigt?

Zunächst sollte man versuchen, das Geschäft auf dem Kulanzweg rückgängig zu machen. Viele Firmen sind bereit, ein Geschäft zu annullieren, wenn sie darum gebeten und von der Geschäftsunfähigkeit des Kunden informiert werden. Sollte das nicht ausreichen, muß dem Geschäftspartner ein ärztliches Attest vorgelegt werden, das die Geschäftsunfähigkeit für dieses Geschäft nachweist.

5.1.3.4   Kann durch die Vorlage eines Attests jedes Geschäft rückgängig gemacht werden?

Manchmal gibt sich der geschädigte Geschäftspartner mit der Vorlage eines Attests, das die Geschäftsunfähigkeit bescheinigt, nicht zufrieden, sondern versucht auf dem Weg der Klage seine Forderungen durchzusetzen. Der Geschädigte kann dann ein Gegengutachten anfordern, das die Geschäftsunfähigkeit für das konkret abgewickelte Geschäft erneut überprüft und möglicherweise zu einer anderen Entscheidung kommt.

5.1.3.5   Die gesetzliche Betreuung hat keinen Einfluß auf die Geschäftsfähigkeit

Die Einrichtung einer Betreuung vom Vormundschaftsgericht hat keinen Einfluß auf die Geschäftsfähigkeit des Betreuten. Dies gilt auch, wenn der Aufgabenkreis *Verwaltung des Vermögens* dem Betreuer übertragen wurde. Es besteht allerdings bei Bedarf die Möglichkeit, durch einen *Einwilligungsvorbehalt* den Betreuten bei der Durchführung von Rechtsgeschäften zu beschränken.

5.1.3.6 Vollmachtgeber müssen geschäftsfähig sein

Vollmachten sollten rechtzeitig, im beginnenden Stadium der Krankheit verfaßt werden, da sie nur von voll geschäftsfähigen Personen erteilt werden können. Bei fraglicher Geschäftsfähigkeit ist es ratsam, einen Notar zuzuziehen, der die Geschäftsfähigkeit im Rahmen der Beurkundung überprüft.

5.1.3.7 Kann ein Alzheimer-Patient ein rechtsgültiges Testament errichten?

Ein wirksames Testament kann nur von testierfähigen Personen errichtet werden und setzt die volle Geschäftsfähigkeit vorraus. Im Bürgerlichen Gesetzbuch wird bestimmt, daß „ein Testament nicht errichten kann, wer unter krankhafter Störung der Geistestätigkeit… nicht in der Lage ist, die von ihm abgegebene Willenserklärung einzusehen." Sollte die Testierfähigkeit fraglich sein, ist es wie bei der Erstellung einer Vollmacht sinnvoll, einen Notar zuzuziehen und das Testament notariell beurkunden zu lassen.

5.1.3.8 Anfechtung eines Testaments

Sollte ein Angehöriger das Testament später gerichtlich anfechten, muß er nachweisen, daß die Person nicht mehr testierfähig war, als sie das Testament unterzeichnete. Dieser Nachweis ist im nachhinein meistens sehr schwer zu erbringen, da die Anfechtung oft Jahre nach der Unterzeichnung des Testaments erfolgt und der Erblasser zu diesem Zeitpunkt oft schon verstorben ist.

5.1.4 Kann der Kranke ein Kraftfahrzeug führen?

▬ *Schon im frühen Stadium kann ein Demenzkranker nicht mehr sicher mit dem Auto fahren. Durch die Erkrankung ist zum einen die Konzentration herabgesetzt, zum anderen ist die Einschätzung von Geschwindigkeiten und Entfernungen beeinträchtigt. Das kann in Situationen, wo rasch und sicher reagiert werden muß, Gefahren für den Patienten und für andere Verkehrsteilnehmer verursachen.* ▬

5.1.4.1 Hindern Sie den Kranken daran, daß er mit dem Auto fährt

Angehörige müssen darauf bestehen, daß der Patient nicht mehr selber fährt, um möglichen Gefahren für ihn und andere Verkehrsteilnehmer vorzubeugen. Da gerade männliche Patienten oft erhebliche Widerstände entwickeln, wenn das Fahren aufgegeben werden soll, muß ihnen mit viel Fingerspitzengefühl geholfen werden, diesen Schritt leichter zu verarbeiten. Manchmal sind dafür kleine Notlügen oder Tricks erforderlich.

5.1.4.2 Tricks, mit denen Sie das Autofahren verhindern können

Erleichtern sie dem Patienten mit Behauptungen wie „das Auto ist kaputt, die Reparatur vor dem TÜV wäre unglaublich teuer, der Autoschlüssel ist verlorengegangen", sich an ein Leben ohne Auto zu gewöhnen. Notfalls kann das Auto in einen fahruntüchtigen Zustand versetzt werden, indem man die Batterie abklemmt (Vorsicht, berühren Sie dabei immer nur einen Pol!). Sie können auch die Autoschlüssel an einem sicheren Ort aufbewahren, der dem Patienten nicht zugänglich ist. Meist besteht dieses Problem nur im beginnenden Stadium der Demenz und das Interesse am Autofahren läßt mit dem Fortschreiten der Krankheit nach.

5.1.5 Ihre finanziellen Ansprüche

▬ *Wenn Sie einen Demenzkranken versorgen, können Sie eine Reihe von finanziellen Ansprüchen geltend machen. Dazu gehören die Leistungen der Pflegeversicherung, bei Bedarf auch Leistungen der Sozialhilfe und der Rentenversicherung.* ▬

5.1.5.1 Pflegeversicherung

Demenzkranke, die für die Verrichtungen des täglichen Lebens dauerhaft auf Hilfe und Betreuung für mindestens 90 Minuten täglich angewiesen sind, haben Anspruch auf Leistungen der Pflegeversicherung.

Die drei Pflegestufen

Die Leistungen der Pflegekasse hängen von den sogenannten Pflegestufen ab. Je mehr Pflegezeit durchschnittlich am Tag benötigt wird, um so höher ist die Pflegestufe und somit die Leistung der Pflegekasse. Zur Pflegezeit werden gerechnet:

Tab. **7** Eingruppierung in die Pflegestufen

Pflegebedarf	Pflegestufe 1	Pflegestufe 2	Pflegestufe 3
bei Verrichtungen des täglichen Lebens	mind. 45 Minuten und wenigstens 2 Verrichtungen am Tag	mind. 2 Stunden, wenigstens dreimal täglich zu verschiedenen Tageszeiten	mind. 4 Stunden bei einem Bedarf „rund um die Uhr"
bei der hauswirtschaftlichen Versorgung	mind. 24 Minuten bei mehrfachem Bedarf in der Woche	mind. 1 Stunde bei mehrfachem Bedarf in der Woche	mind. 1 Stunde bei mehrfachem Bedarf in der Woche
gesamter Hilfebedarf	durchschnittlich 90 Minuten	durchschnittlich 3 Stunden	durchschnittlich 5 Stunden

Tab. **8** Leistungen zur häuslichen Pflege

Pflegestufe	Geldleistung	Sachleistung	Tages-/Nachtpflege
I	400,–	750,–	750,–
II	800,–	1800,–	1500,–
III	1300,–	2800,–	2100,–

Im Bereich der Körperpflege: Hilfe beim Waschen, Duschen, Baden, Kämmen, Rasieren, bei der Zahnpflege und der Darm- und Blasenentleerung.

Im Bereich der Ernährung: mundgerechtes Zubereiten der Nahrung, Hilfe bei der Nahrungsaufnahme.

Im Bereich der Mobilität: Hilfe beim Aufstehen und Zu-Bett-Gehen, An- und Auskleiden, Gehen, Stehen, Treppensteigen, Verlassen und Wiederaufsuchen der Wohnung.

Wie Sie die Leistungen bei Ihrer Pflegekasse beantragen

Antragsformulare für Leistungen der Pflegeversicherung bekommen Sie von der Krankenkasse. Sie sollten dem Antrag ein aussagekräftiges ärztliches Attest beifügen, das auf die Bereiche Körperpflege, Ernährung, Mobilität und hauswirtschaftliche Versorgung eingeht. Der Medizinische Dienst der Krankenkasse schickt nach einer Terminvereinbarung einen Gutachter, der den Patienten zu Hause untersucht und in die Pflegestufe eingruppiert. Sie sollten dem Gutachter bei seinem Besuch detailliert vom Umfang der Pflege berichten können. Dazu können Sie ihm ein Pflegeprotokoll vorlegen, das aufzeigt, wieviel Zeit Sie für die einzelnen Pflegemaßnahmen täglich aufwenden.

Die Leistungen der Pflegeversicherung für die häusliche Pflege

Sie haben die Wahl zwischen *Geld- und Sachleistungen*. Geldleistungen erhalten Sie, wenn die Familie oder andere Personen die Pflege Ihrer Frau übernehmen kann. Die höheren Sachleistungen können in Anspruch genommen werden, wenn ein Pflegedienst, der einen Versorgungsvertrag mit der Krankenkasse abgeschlossen hat, die Pflege übernehmen soll. Es ist aber auch möglich sowohl Geld- als auch Sachleistungen als sogenannte *Kombinationsleistungen* zu beanspruchen. Da man sich schon vorab für eine Leistungsform entscheiden muß, sollten Sie sich bei der Alzheimer Gesellschaft oder der Pflegekasse über die für Sie günstigste Leistungsart beraten lassen.

Verhinderungspflege

Bei Verhinderung der Pflegeperson durch Krankheit oder Urlaub, kann die sogenannte „Verhinderungspflege" in Anspruch genommen werden. Diese Leistung kann zu Hause, in einer anderen Wohnung oder in einer Einrichtung (keine Kurzzeitpflegeeinrichtung!) durchgeführt werden. Die entstehenden Kosten in Höhe bis zu

DM 2800,– im Jahr, werden mit den ambulanten Diensten, die den Kranken tagsüber pflegen, abgerechnet.

Kurzzeitpflege

Zusätzlich zur Verhinderungspflege kann einmal im Jahr maximal 4 Wochen Kurzzeitpflege beansprucht werden. Auch dafür zahlt die Pflegekasse jährlich DM 2800,–. Die Kurzzeitpflege muß allerdings in einer stationären Einrichtung durchgeführt werden. Vorraussetzung dafür ist, wie auch bei der Verhinderungspflege, daß der Patient bereits ein Jahr zu Hause gepflegt wurde.

Weitere Leistungen

Darüber hinaus gibt es noch Leistungen der Pflegeversicherung für Pflegehilfsmittel, technische Hilfsmittel und Kostenerstattung für behindertengerechte Umbaumaßnahmen der Wohnung bis zu DM 5000,–. Angehörige, die einen Alzheimer-Patienten mindestens 14 Stunden wöchentlich pflegen und nicht mehr als 30 Stunden in der Woche erwerbstätig sind, können zudem Beiträge in die Rentenversicherung beanspruchen. Außerdem sind sie kostenlos gesetzlich unfallversichert.

Leistungen zur stationären Pflege im Heim

Seit dem 1.7.1996 erhält ein Pflegebedürftiger auch für die Kosten der Pflege im Heim Leistungen von der Pflegeversicherung. Sie werden in einer Übergangszeit bis zum 31.12.1999 pauschal nach der jeweiligen Pflegestufe gewährt:

Tab. **9**   Leistungen zur Pflege im Heim

Pflegestufe	Geldleistung
I	2000,–
II	2500,–
III	2800,–

5.1.5.2   Sozialhilfe für die häusliche Pflege

▬▬▬   *Jede Person, die durch Krankheit oder Behinderung in Not gerät und die notwendige Pflege nicht selbst finanzieren kann, hat Anspruch auf Sozialhilfe. Nach dem sogenannten „Subsidiaritätsprinzip“, das die Nachrangigkeit staatlicher Hilfen verlangt, gibt es diese Unterstützung aber nur, wenn der Hilfebedürftige sich nicht selbst helfen kann und alle anderen Leistungen, auf die ein Anspruch besteht, ausgeschöpft sind. Dazu gehören Leistungen der Kranken- und Pflegekassen, der Beihilfe und der Rentenversicherungsträger. Auch Unterhaltsansprüche gegenüber Familienmitgliedern müssen geltend gemacht werden, bevor ein Anspruch entsteht.* ■

Wer hat Anspruch auf Hilfe zur Pflege durch das Sozialamt?

Personen, die wegen Krankheit oder Behinderung für die gewöhnlichen und regelmäßig wiederkehrenden Verrichtungen im Ablauf des täglichen Lebens auf fremde Hilfe angewiesen sind, haben Anspruch auf Hilfe zur Pflege. Der Anspruch entsteht allerdings nur, wenn die Leistungen der Pflegeversicherung nicht ausreichen, um den tatsächlichen Pflegebedarf abzudecken.

Eigenes Einkommen und Vermögen muß eingebracht werden

Zunächst muß das eigene Einkommen und Vermögen zur Finanzierung der Pflegekosten eingebracht werden. Das Sozialamt zahlt erst dann, wenn die Ersparnisse bis auf ein Schonvermögen von DM 5700,- (für Ehepaare) oder DM 4500,- (für Alleinstehende) verbraucht sind. Ein selbst bewohntes Einfamilienhaus muß nicht verkauft werden, um die Pflege mit dem Erlös zu finanzieren.

Unterhaltspflicht durch Verwandte in gerader Linie

Kinder sind ihren in Not geratenen Eltern gegenüber zum Unterhalt verpflichtet. Da ihnen beim Einsatz des Vermögens ein hoher Freibetrag eingeräumt wird, solle man aber auf keinen Fall auf einen Antrag verzichten.

Welche Leistungen können Sie beanspruchen?

Die Kosten für die notwendige Pflege durch einen ambulanten Dienst können in voller Höhe vom Sozialamt übernommen werden, wenn die Leistungen der Pflegeversicherung ausgeschöpft sind. Allerdings dürfen gegenüber einer Heimunterbringung keine unverhältnismäßigen Mehrkosten entstehen.

Finanzierung von Haushaltshilfen

Wenn keine weiteren Angehörigen im Haushalt leben, die in der Lage sind, die Hausarbeit zu verrichten, können die anfallenden Kosten für eine Haushaltshilfe übernommen werden. Das gilt aber ebenfalls nur, wenn die Leistungen der Pflegeversicherung bereits ausgeschöpft sind.

Finanzierung von Tagespflegeeinrichtungen

Die teilstationäre Pflege in einer Tagespflegeeinrichtung kann über die Sozialhilfe finanziert werden, wenn die Leistungen der Pflegeversicherung nicht ausreichen. Darüber hinaus können auch anfallende Fahrtkosten, wie der Hol- und Bringdienst beantragt werden.

Finanzierung von Kurzzeitpflegeeinrichtungen

Wenn Angehörige mit einem ärztlichen Attest nachweisen, daß ein Kur- oder Krankenhausaufenthalt für ihre eigene Gesundheit notwendig ist, können die Kosten für eine Kurzzeitpflege des Patienten von der Sozialhilfe übernommen werden.

Wie Sie Sozialhilfe beantragen

Sozialhilfe muß förmlich, das heißt mit Formblättern des Sozialamts beantragt werden. Die Sozialhilfe setzt erst dann ein, wenn das Sozialamt von der Notlage einer Person erfährt. Örtlich zuständig ist das Sozialamt, in dessen Bereich sich der Hilfesuchende tatsächlich aufhält. Das Sozialamt verlangt Nachweise über die Einkommensverhältnisse und das Vermögen des Hilfesuchenden und der Personen oder Familienangehörigen, die mit ihm im gleichen Haushalt leben. Zudem müssen auch die unterhaltspflichtigen Angehörigen, wie Kinder, Nachweise über ihr Einkommen und Vermögen erbringen.

Informationspflicht der Sachbearbeiter

Die Sachbearbeiter des Sozialamtes sollten Sie ausführlich über alle bestehenden Ansprüche informieren. Sie helfen Ihnen zudem, wenn es erforderlich ist, beim Ausfüllen der Antragsformulare. Häufig fehlt Ihnen dafür aber die nötige Zeit. Eine sehr gute Unterstützung erhalten Sie vom Allgemeinen Sozialdienst (ASD) der Gemeinde. Die Sachbearbeiter sind Sozialpädagogen und informieren ausführlich und individuell über die möglichen Hilfen. Sie machen im Bedarfsfall auch Hausbesuche.

5.1.5.3   Sozialhilfe für die Pflege im Heim

Wenn Sie der Belastung durch die Pflege zu Hause nicht mehr gewachsen sind, wird meist eine Unterbringung des Kranken in einem Pflegeheim erforderlich. Die Übernahme der Kosten für das Heim kann beim überörtlichen Sozialhilfeträger beantragt werden, wenn der Betroffene die anfallenden Kosten nicht selbst tragen kann. ■

Wann kann man Kosten für die Pflege im Heim von der Sozialhilfe beantragen?

Der Betroffene muß zunächst das eigene Einkommen und Vermögen für die Finanzierung der Pflegeheimkosten verbrauchen. Zudem müssen Unterhaltsansprüche gegenüber Verwandten und die Leistungen der Pflegeversicherung ausgeschöpft sein, bevor der Sozialhilfeträger die Heimkosten finanziert.

Muß der Betroffene sein gesamtes Einkommen und Vermögen für die Heimfinanzierung aufbrauchen?

Das eigene Einkommen und Vermögen muß bis auf ein Schonvermögen von DM 5700,– (für Ehepaare) oder DM 4500,– (für Alleinstehende) verbraucht sein, bevor der Sozialhilfeträger die Kosten übernimmt.

Verbleibt der Ehepartner des Betroffenen zu Hause in einem eigenen Einfamilienhaus, muß das Haus nicht verkauft werden, um von dem Erlös die Kosten für das Heim zu finanzieren. Der notwendige Lebensunterhalt des zu Hause lebenden Ehepartners wird anhand der laufenden Kosten, z.B. für Miete, errechnet und bleibt erhalten.

Wer ist unterhaltspflichtig?

Verwandte in gerader Linie (Kinder, Eltern) und Ehepartner sind gegenseitig zum Unterhalt verpflichtet und werden u. U. zur Heimfinanzierung herangezogen. Die Ehepartner der Kinder, Enkelkinder und geschiedene Ehepartner werden nicht zu Zahlungen verpflichtet.

Müssen Kinder ihr Vermögen zur Heimfinanzierung einbringen?

Kinder müssen, wenn sie sehr wohlhabend sind, von ihrem Teil des Vermögens einen Beitrag in Form einer Zuzahlung zu den Heimkosten erbringen. Kinder sind, im Gegensatz zu den Ehepartnern, nicht gesteigert unterhaltspflichtig, und es wird ihnen somit ein wesentlich höherer Freibetrag beim Vermögen zugestanden.

Schenkungen müssen zurückgegeben werden

Wenn Sie Ihr Vermögen verschenken und dann selbst sozialhilfebedürftig werden, muß jede bis zu 10 Jahren zurückliegende Schenkung rückgängig gemacht werden. Wurde ein Haus in den letzten zehn Jahren an die Kinder überschrieben, sind diese verpflichtet, so lange die Kosten für das Pflegeheim zu übernehmen, bis der geschätzte damalige Verkehrswert des Hauses aufgebraucht ist.

Das Bankgeheimnis bleibt unangetastet

Der Sozialhilfeträger verlangt eine Offenlegung der Einkünfte und des Vermögens des Antragstellers und seiner Angehörigen. Das Bankgeheimnis darf aber nicht angetastet werden. Die Angaben zum Vermögen werden anhand der vorgelegten Konten über einen Zeitraum von bis zu 10 Jahren überprüft.

5.1.5.4   Rentenversicherung

■■■■■   *Alzheimer-Patienten sind häufig schon im beginnenden Stadium der Krankheit den Anforderungen im Berufsleben nicht mehr gewachsen. Um Überforderungen und Kränkungen am Arbeitsplatz zu vermeiden, sollte man ihnen einen rechtzeitigen und würdevollen Ausstieg aus dem Berufsleben ermöglichen.* ■

Unter welchen Umständen können sich Alzheimer-Patienten vorzeitig berenten lassen?

Wenn ein Alzheimer-Patient aus gesundheitlichen Gründen nicht mehr in der Lage ist seinen Beruf auszuüben, da er höchstens noch einer sogenannten geringfügigen Arbeit (monatlich maximal DM 620,–) nachgehen kann, ist er erwerbsunfähig und kann eine Erwerbsunfähigkeitsrente beantragen.

Für die Gewährung einer Erwerbsunfähigkeitsrente gelten folgende Voraussetzungen:

– der Rentenversicherungsträger (BfA oder LVA) hat die Erwerbsunfähigkeit festgestellt
– die Wartezeit (= Mindestversicherungszeit) von fünf Jahren ist erfüllt
– während der letzten fünf Jahre bestand mindestens drei Jahre lang ein versicherungspflichtiges Arbeitsverhältnis

Ein Hinzuverdienst zur Rente ist nur bis zur Geringfügigkeitsgrenze von DM 620,– möglich. Der Antrag auf Erwerbsunfähigkeitsrente wird förmlich beim Rentenversicherungsträger gestellt. Das Verfahren kann mehrere Monate dauern. Ein Antrag sollte also rechtzeitig vor dem Ablaufen des Krankengeldes (Laufzeit maximal 18 Monate) gestellt werden. Versichertenälteste in Ihrer Nähe helfen beim Ausfüllen der Anträge und beraten Sie in allen Rentenversicherungsfragen. Deren Adressen erhalten Sie von Ihrem Rentenversicherungsträger.

5.1.5.5   Schwerbehindertenausweis

■■■■■   *Die Alzheimer-Krankheit wird ab einem gewissen Schweregrad als Schwerbehinderung anerkannt. Durch die Anerkennung als Schwerbehinderter entsteht ein Anspruch auf einen Schwerbehindertenausweis mit den entsprechenden Nachteilsausgleichen. Als Behinderung wird eine Erkrankung angesehen, die dauerhaft zu Funktionsbeeinträchtigungen in allen Lebensbereichen führt. Dieser Zustand muß für mindestens sechs Monate bestehen. Die Alzheimer-Krankheit ist ein chronisches Leiden, das nicht zu heilen ist und zu Beeinträchtigungen in allen Bereichen des Lebens führt. Somit kann sie als Behinderung anerkannt werden. Schwerbehinderte sind Personen mit einem Grad der Behinderung (GdB) von mindestens 50 von Hundert.* ■

Wie Sie einen Schwerbehindertenausweis beantragen

Anträge müssen beim Versorgungsamt gestellt werden. Im Antrag sollten alle vorliegenden Behinderungen aufgelistet werden und alle Ärzte, Krankenhäuser und Rehabilitations-Kliniken angegeben werden, die Atteste oder Gutachten zur Behinderung des Patienten erstellen können. Die Ärzte müssen dazu von der Schweigepflicht entbunden werden. Es dauert oft mehrere Monate, bis das Verfahren abgeschlossen ist und bis Sie einen Schwerbehindertenausweis erhalten, der den Grad der Behinderung und die anerkannten Merkzeichen enthält.

Welche Vorteile kann der Schwerbehindertenausweis bringen?

Ein Schwerbehindertenausweis kann für Sie eine Reihe von steuerlichen und nicht-steuerlichen Vorteilen bringen. Die wichtigsten davon sind:
- Kraftfahrzeugsteuer-Befreiung oder -Ermäßigung
- Befreiung von der Lohn- und Einkommensteuer
- Freifahrten mit öffentlichen Verkehrsmitteln und Freifahrten für Begleitpersonen
- Befreiung von Rundfunk- und Telefongebühren
- Zuschüsse zur Wohnraumanpassung

5.1.5.6   Welche Vorausverfügungen sollte der Kranke treffen?

Patienten, die an der Alzheimer-Krankheit im beginnenden Stadium leiden, sollten rechtzeitig durch Vollmachten und Verfügungen Vorsorge für die Zukunft treffen. Im frühen Stadium der Krankheit sind sie noch in der Lage zu bestimmen, wer in Zukunft ihre Behördenangelegenheiten regeln und ihr Vermögen verwalten soll, wie im Falle der Pflegebedürftigkeit die medizinische Behandlung auszusehen hat und wen sie sich ggf. als gesetzlichen Betreuer wünschen.

Es gibt dafür verschiedene Möglichkeiten. Die wichtigsten sind:
- Vorsorgevollmacht
- Patientenverfügung und
- Betreuungsverfügung

Vorsorgevollmacht

➤   *Was ist eine Vorsorgevollmacht?*

Eine Vorsorgevollmacht ist eine schriftliche Willenserklärung, durch die eine oder mehrere Personen für die in der Vollmacht genannten Aufgaben zu einem späteren Zeitpunkt in ihrem Auftrag handeln können. Eine Vorsorgevollmacht befugt den Bevollmächtigten also nicht sofort zu rechtswirksamem Handeln, sondern erst zu dem Zeitpunkt, den Sie in der Vollmacht bestimmen. Sie tun gut daran, frühzeitig eine Vorsorgevollmacht auszustellen, die den Bevollmächtigten befugt, im Krankheitsfall für Sie Bankgeschäfte zu erledigen, bei Behörden oder Versicherungen Anträge zu stellen und Ihre Post zu öffnen. Nur voll geschäftsfähige Personen können rechtsgültige Vollmachten erteilen.

➤   *Warum ist eine Vorsorgevollmacht sinnvoll?*

Viele Banken weigern sich, ohne Vollmacht an Angehörige Geld auszugeben, und bei Behörden müssen oft Unterschriften vor Ort geleistet werden, was ohne Vollmacht nur der Betroffene selbst tun kann. Weiterhin spricht für eine Vollmacht, daß Angelegenheiten, die durch Vollmachten geregelt werden, im späteren Betreuungsfall nicht dem Betreuer zur Aufgabe gemacht werden müssen.

Sie sollten eine Vorsorgevollmacht nur einer Person ausstellen, der Sie vollstes Vertrauen schenken und von der Sie sicher sind, daß sie nur in Ihrem Sinne handeln wird.

➤   *Was soll eine Vorsorgevollmacht beinhalten?*

Nehmen Sie in der Vorsorgevollmacht alles auf, was im Falle späterer Hilflosigkeit beachtet werden soll. Dazu gehören Wünsche über den späteren Lebensstil, finanzielle Belange, die Auswahl des Alten- und Pflegeheimes. Formulieren Sie Ihre Wünsche selbst möglichst konkret, um spätere Mißverständnisse zu vermeiden. Sie können sich bei der Formulierung an Musterdokumenten der Betreuungsstellen orientieren, oder sich von der Alzheimer Gesellschaft beraten lassen.

➤   *Muß die Vorsorgevollmacht durch einen Notar beglaubigt werden?*

Vorsorgevollmachten müssen nur notariell beurkundet oder beglaubigt werden, wenn sie auch Immobiliengeschäfte beinhalten. Größere Sicherheit bietet aber immer eine notarielle Beurkundung oder Beglaubigung. Wenn eine Vorsorgevollmacht schon gut ausgearbeitet ist, kostet das nicht viel. Die Kosten des Notars für diese Tätigkeit richtet sich nach der Höhe Ihres Vermögens. Für die Beurkundung einer Vollmacht wird derzeit bei einem Vermögen von DM 50 000,– eine Gebühr von DM 80,– zuzüglich Mehrwertsteuer in Rechnung gestellt.

➤   *Kann man die Vollmacht zu Hause aufbewahren?*

Die Vollmacht ist nur als Orginal rechtsgültig. Deshalb sollte sie unbedingt an einem sicheren Ort aufbewahrt werden, um Mißbrauch vorzubeugen. Die Vollmacht kann zu Hause oder bei Ihrer Bank aufbewahrt werden. Natürlich ist es wichtig, daß sie im Ernstfall auch gefunden wird. Größere Sicherheit bietet aber die Hinterlegung bei einem Notar. Eine Kopie der Vorsorgevollmacht sollten Sie unbedingt zu Hause haben, wenn Sie das Orginal außer Haus aufbewahren. Sie können dann jederzeit den Inhalt nachlesen und ggf. Veränderungen vornehmen.

Betreuungsverfügung

➤   *Was ist eine Betreuungsverfügung?*

Mit einer Betreuungsverfügung kann der Kranke einen Betreuer nennen, der im Falle späterer Hilflosigkeit vom Vormundschaftsgericht als gesetzlicher Vertreter eingesetzt werden soll. Darüber hinaus kann er in der Betreuungsverfügung regeln, wie die Verwaltung des Vermögens und seine spätere Lebensgestaltung aussehen soll, um dem späteren Betreuer zu ermöglichen, in seinem Sinnen zu handeln. Eine Betreuungsverfügung können auch nicht mehr geschäftsfähige Personen verfassen.

➤   *Soll die Betreuungsverfügung zu Hause aufbewahrt werden?*

Die Betreuungsverfügung sollte beim Amtsgericht, Abteilung Vormundschaftsgericht hinterlegt werden. Wird die Betreuungsverfügung mit einer Vorsorgevollmacht und einer Patientenverfügung kombiniert, können diese Willenserklärungen gemeinsam beim Amtsgericht hinterlegt

werden. Eine andere Möglichkeit besteht darin, die Betreuungsverfügung auch einer Person des Vertrauens zu überlassen.

Patientenverfügung

➤   *Was ist eine Patientenverfügung?*

Durch eine Patientenverfügung kann der Kranke für die Zeit möglicher späterer Hilflosigkeit Wünsche zur medizinischen und ärztlichen Behandlung formulieren. Dabei hat er die Möglichkeit, seine Wünsche bezüglich der medikamentösen Behandlung, des Einsatzes von medizinischen Apparaten zu äußern und zu bestimmen, ob er im letzten Stadium der Krankheit lebensverlängernde Maßnahmen wünscht oder nicht. Es ist sowohl für den behandelnden Arzt, als auch für die Angehörigen sinnvoll, Wünsche an die spätere Behandlung möglichst genau zu formulieren. Es sollten die Umstände, die Grunderkrankung und der körperliche und geistige Zustand beschrieben werden, bei deren Eintreten beispielsweise keine lebensverlängernden Maßnahmen ergriffen werden sollen, um eine spätere Entscheidung zu erleichtern. Im Rahmen der Patientenverfügung kann der Kranke auch festlegen, ob er im Falle späterer Einwilligungsunfähigkeit an wissenschaftlichen Untersuchungen teilnehmen möchte. Dabei sollte genau dargelegt werden, unter welchen Umständen er einer solchen Teilnahme zustimmt. Weiterhin kann der Kranke im Rahmen der Patientenverfügung zum Ausdruck bringen, ob er mit der Untersuchung des Gehirns nach seinem Tod einverstanden ist.

➤   *Sind die formulierten Wünsche bindend für den Arzt?*

Wenn möglich werden die in der Patientenverfügung formulierten Wünsche beachtet. Eine ärztliche Behandlung darf nicht gegen den Willen des Patienten erfolgen. Das Problem ist aber, daß der geäußerte Wille nicht immer auf die praktische Situation angewendet werden kann. Der Arzt kann sich bei akut auftretendem Handlungsbedarf auf die Verpflichtung zu ärztlicher Notfallbehandlung berufen.

➤   *Wo sollte die Patientenverfügung aufbewahrt werden?*

Eine Patientenverfügung kann wie die Vorsorgevollmacht beim Notar oder einer Person Ihres

Vertrauens hinterlegt werden. Im Betreuungsfall wird sie dem Vormundschaftsgericht vorgelegt. Auch der Hausarzt sollte eine Kopie der Patientenverfügung erhalten

5.2   Ambulante, teilstationäre und stationäre Versorgungseinrichtungen

5.2.1   Ambulante Pflegedienste

▬▬▬ *Welche Art der Unterstützungsmöglichkeiten für Sie sinnvoll sind, hängt vom Stadium der Krankheit ab. Im frühen Stadium kommen ambulante Hilfen in Betracht, z. B. Nachbarschaftshilfen, Kreise ehrenamtlicher Helfer oder Sozialstationen. Im mittleren Krankheitsstadium brauchen Sie möglicherweise eine wirksamere Entlastung; hierfür kommen neben ambulanten Hilfen Tagesstätten oder Einrichtungen der Kurzzeitpflege in Betracht. Im fortgeschrittenen Stadium kann die Pflegebedürftigkeit des Patienten einen Grad annehmen, daß Sie die Pflege zu Hause nicht mehr leisten können und den Kranken in einem Pflegeheim oder in der gerontopsychiatrischen Abteilung eines Krankenhauses unterbringen müssen.* ▪

Sollten Sie Hilfen eines ambulanten Pflegedienstes in Anspruch nehmen, achten Sie bitte auf folgendes:

Die Pflege sollte die Selbständigkeit und das Selbstwertgefühl des Patienten unterstützen. Überfürsorge führt dazu, daß der Kranke immer weniger selbst tun kann. Aus diesem Grund sollten die Pflegedienste nach dem Prinzip der Hilfe zur Selbsthilfe, der sogenannten aktivierenden Pflege arbeiten. Es gibt vier Leistungen die durch die ambulante Pflege in Anspruch genommen werden können:

- **Grundpflege** umfaßt die Hilfe beim Anziehen, beim Waschen und der Zahnpflege, das Lagern und Betten.
- **Behandlungspflege** umfaßt das Wechseln von Verbänden, die Medikamentenabgabe, Geh- und Bewegungsübungen, Einreibungen, Blutdruckmessungen usw.
- **Hauswirtschaftliche Versorgung** umfaßt das Reinigen der Wohnung, die Reinigung von Wäsche und Kleidung und das Einkaufen und Kochen.
- **Psychosoziale Betreuung** umfaßt die Begleitung bei Gängen außer Haus z. B. bei Einkäufen und Besuchen kultureller Veranstaltungen, das Strukturieren des Tages durch geeignete

Beschäftigungsangebote und die Beaufsichtigung zu Hause zum Schutz vor Gefahren.

Ambulante Pflegedienste
– Nachbarschaftshilfe
– Sozialstation
– Private Pflegedienste
– Ehrenamtliche Helfer
– Betreuungsgruppen
– Essen auf Rädern
– Haushaltshilfen

➤   *Nachbarschaftshilfe*

Die Laienhelfer der Nachbarschaftshilfe leisten vorwiegend Besuchs- und Einkaufsdienste. Sie helfen bei kleineren Hausarbeiten und bieten persönliche Ansprache und Zuwendung, um einer Vereinsamung entgegenzuwirken. Pflege leisten sie nur in Ausnahmefällen. Nachbarschaftshilfen werden meistens von Kirchengemeinden oder den Wohlfahrtsverbänden getragen.

➤   *Sozialstationen, Pflegevereine*

Die qualifizierten Alten- oder Krankenpflegekräfte der Sozialstationen oder Pflegevereine leisten vorwiegend Grund- und Behandlungspflege und hauswirtschaftliche Versorgung. Für Betreuung, wie ausführliche Gespräche oder Begleitung außer Haus, fehlt ihnen meistens die Zeit. Träger sind die freien Wohlfahrtsverbände (Arbeiterwohlfahrt, Caritas, Diakonie, Paritätischer Wohlfahrtsverband) oder die Gemeinden.

➤   *Private Pflegedienste*

Die ebenfalls qualifizierten Pflegekräfte der privat-gewerblichen Pflegedienste leisten in der Regel jede Art von Pflege, die man anfordert. Neben der Grund- und Behandlungspflege, der hauswirtschaftlichen Versorgung und psychosozialen Betreuung, werden Tag- und Nachtwachen und rund um die Uhr Pflege (auch am Wochenende) angeboten. Die meisten privaten Pflegedienste rechnen mit den Kranken- und Pflegekassen ab.

➤   *Ehrenamtliche Helfer*

Einige Vereine, Initiativgruppen und Helferdienste vermitteln ehrenamtliche Laienhelfer, die wie die Helfer der Nachbarschaftshilfe Kranke besuchen, um einer Isolierung vorzubeugen. Zudem wird bei kleineren Hausarbeiten geholfen.

➤ *Betreuungsgruppen*

Einige regionale Alzheimer Gesellschaften organisieren Betreuungsgruppen für Alzheimer-Patienten, um pflegende Angehörige stundenweise zu entlasten. Die kleinen Patientengruppen treffen sich meist einmal in der Woche ganz- oder halbtags zum gemeinsamen Singen, Kaffeetrinken, Basteln und Gestalten oder für kleine Ausflüge. Betreut werden sie in der Regel von einer Fachkraft und mehreren Laienhelfern.

➤ *Essen auf Rädern*

Die verschiedenen Wohlfahrtsverbände bieten Essen auf Rädern an, das fertig zubereitet oder als Tiefkühlkost ins Haus gebracht wird. Es wird meistens auch Diabetikerkost angeboten.

➤ *Haushaltshilfen*

Haushaltshilfen werden von den Sozialstationen, Pflegevereinen und den privaten Pflegediensten angeboten. Häufig übernehmen Zivildienstleistende das Reinigen der Wohnung, das Einkaufen und Kochen. Der Patient kann sich auch privat eine Reinigungskraft oder Haushaltshilfe suchen.

5.2.2 Teilstationäre Einrichtungen

Teilstationäre Einrichtungen
- Tagesstätten
- Tagespflege
- Tageskliniken

➤ *Tagesstätten*

Alzheimer-Patienten, die noch kaum auf Betreuung und Pflege angewiesen sind, können Tagesstätten für ältere oder psychisch kranke Menschen besuchen. Die Besucher verpflichten sich nicht zum regelmäßigen Besuch und können diese Einrichtungen oft kostenlos nutzen. Angeboten werden gemeinsame Unternehmungen, kreatives Gestalten, Bewegungsangebote und gemütliches Zusammensein. Manche Tagesstätten bieten den Besuchern auch ein Frühstück und einen Mittagstisch an. Fahrdienste gibt es in der Regel nicht. Tagesstätten werden vorwiegend von

Wohlfahrtsverbänden, Kommunen oder gemeinnützigen Vereinen getragen.

➤ *Tagespflege*

In Tagespflegeeinrichtungen werden feste Patientengruppen tagsüber von montags bis freitags von Altenpflegern betreut. Die Tagespflege kann auch nur an einzelnen Tagen in Anspruch genommen werden. Einige Einrichtungen haben sich auf die Pflege und Betreuung von Alzheimer-Patienten spezialisiert. Sie bieten neben dem Frühstück und einem Mittagessen vielfältige Angebote die den Tag strukturieren. Beschäftigungen können sein: Gymnastik, kreatives Gestalten, Singen und kleine Ausflüge oder Spaziergänge. Einige Tagespflegen leisten gelegentlich Hilfe bei der Grundpflege, z.B. beim Duschen. Die Medikamente werden den Patienten bei Bedarf verabreicht. Die meisten haben einen Fahrdienst, die die Besucher abholen und nach Hause bringen. Sie sind häufig an Alten- und Pflegeheime angeschlossen.

➤ *Tageskliniken*

Tageskliniken sind häufig an psychiatrische Krankenhäuser oder gerontopsychiatrische Zentren angeschlossen. Manche diagnostizieren und behandeln auch Alzheimer-Patienten. Die Patienten besuchen die Tagesklinik tagsüber von montags bis freitags. Die Versorgung in der übrigen Zeit muß gewährleistet sein. Viele Tageskliniken verfügen über einen Fahrdienst. Die Aufenthaltsdauer ist auf die Zeit der notwendigen Behandlung begrenzt.

5.2.3 Stationäre Einrichtungen

Stationäre Einrichtungen
- Pflegeheime
- Gerontopsychiatrische Wohngruppen
- Gerontopsychiatrische Krankenhausabteilungen
- Kurzzeitpflege

➤ *Pflegeheime*

Alzheimer-Patienten sollten in Pflegeheimen untergebracht werden, die konzeptionell auf diese Patientengruppe eingerichtet sind. Es ist meist nicht ratsam, sie in Altenwohnstiften oder Altenheimen ohne offene und geschlossene Abteilung unterzubringen. Mehrgliedrige Alten- und Pflegeheime bieten ein abgestuftes Angebot von Wohnbereichen und offenen und geschlossenen Pflegebereichen an. Damit kann der Bewohner je nach Pflegebedarf in die erforderlichen Abteilungen des Hauses wechseln. Daneben gibt es geschlossene Pflegeheime, die speziell auf verwirrte oder psychisch kranke Menschen eingerichtet sind.

➤   *Gerontopsychiatrische Wohngruppen*

Manche Pflegeheime bieten für verwirrte oder psychisch Kranke gerontopsychiatrische Wohngruppen an. Die Bewohner werden in familienähnlichen kleinen Gruppen gepflegt und betreut. Im Vordergrund steht die Strukturierung des Tages, mit an der Biographie des Bewohners orientierten Beschäftigungsangeboten. Es wird versucht, ein möglichst hohes Maß an Normalität in den Alltag zu bringen. Die Bewohner können sich an hauswirtschaftlichen Tätigkeiten beteiligen, wie Kochen, Tisch decken oder Blumen gießen. Die Wohngruppen stellen oft eine bessere personelle Ausstattung als Pflegeheime und ein multiprofessionelles Team bereit.

➤   *Gerontopsychiatrische*
            Krankenhausabteilungen

Bei akuter Verschlechterung des Krankheitsbildes, die mit starken Verhaltensauffälligkeiten wie Aggressivität oder ausgeprägten Weglauftendenzen verbunden sind, können Alzheimer-Patienten in gerontopsychiatrischen Krankenhäusern untergebracht werden. Diese sind meistens an psychiatrische Kliniken oder gerontopsychiatrische Zentren angeschlossen. Dort können die Patienten so lange bleiben, bis die Untersuchungen und Behandlungen abgeschlossen sind. Bei geschlossener Unterbringung, die vom Hausarzt initiiert werden kann, muß die Klinik die Unterbringung vom Vormundschaftsgericht genehmigen lassen.

➤   *Kurzzeitpflege*

Der Patient kann vorübergehend in einer Kurzzeitpflegeeinrichtung untergebracht werden, wenn der pflegende Angehörige wegen Krankheit oder Urlaub ausfällt. Die Patienten werden hier rund um die Uhr von Fachpersonal gepflegt und betreut. Die meisten Kurzzeitpflegeeinrichtungen sind offen und können somit keine weglauf-

gefährdeten Personen aufnehmen. Eine Kurzzeitpflege kommt zudem in Frage, wenn der Patient dauerhaft in einem Pflegeheim untergebracht werden soll, aber, bei akuter Verschlechterung des Krankheitsbildes, kurzfristig kein geeigneter Heimplatz gefunden werden kann.

5.3   Deutsche Alzheimer Gesellschaft e.V.

▬▬▬   *Die Deutsche Alzheimer Gesellschaft ist ein gemeinnütziger Verein. Sie ist Bundesverband von Alzheimer Landesverbänden sowie von regionalen und örtlichen Gruppen. Zu den Mitgliedern zählen natürliche und juristische Personen. In den 80er Jahren schlossen sich an einzelnen Orten in Deutschland Angehörige von Demenzkranken und fachliche Helfer zu Selbsthilfegruppen zusammen, um die Interessen der Betroffenen, ihrer Angehörigen und professioneller Fachkräfte zu bündeln. Die Deutsche Alzheimer Gesellschaft wurde 1989 gegründet.* ▬

5.3.1   Ziele und Aufgaben

Die Ziele der Deutschen Alzheimer Gesellschaft

– die Bevölkerung zu mehr Verständnis und Hilfsbereitschaft für die von der Alzheimer-Krankheit und anderen Demenzerkrankungen Betroffenen anzuregen;
– gesundheits- und sozialpolitische Initiativen für diesen Personenkreis in Gang zu bringen;
– die Möglichkeiten der Krankheitsbewältigung bei den Betroffenen und die Selbsthilfefähigkeit bei Angehörigen zu unterstützen;
– die Betreuenden zu entlasten, indem Fachinformation, emotionale Unterstützung und öffentliche Hilfen angeboten werden;
– die Zusammenarbeit und den fachlichen Austausch mit den regionalen Alzheimer Gesellschaften zu festigen;
– die wissenschaftliche Forschung über Demenzerkrankungen und Versorgungsmöglichkeiten zu unterstützen;
– neue Betreuungs- und Pflegeformen für Alzheimer-Kranke zu entwickeln.

5.3.1.1   Was wir schon erreicht haben

– Wir haben eine zentrale Geschäftsstelle in Berlin eingerichtet, die Betroffenen, ihren Angehörigen, Fachleuten und anderen Interessenten Informationen zur Verfügung stellt.

- Wir haben in den letzten Jahren bundesweit den Aufbau zahlreicher neuer Angehörigengruppen unterstützt.
- Wir haben Tagungen für Angehörige und verschiedene mit Demenzkranken befaßte Berufsgruppen durchgeführt sowie einen bundesweiten Kongreß 1997 in Stuttgart.
- In einem Arbeitskreis haben wir für den Bereich stationäre Versorgung neue Konzepte für die Betreuung demenzkranker Menschen entwickelt.

Für die kommenden Jahre sind zahlreiche Projekte geplant. Beratung und Hilfe für Betroffene und deren Angehörige stehen weiterhin an erster Stelle.

5.3.1.2 Finanzierung

Die Deutsche Alzheimer Gesellschaft kann einen Großteil der satzungsgemäßen Aufgaben nur über Mitgliedsbeiträge und Spenden abdecken und ist daher in hohem Maße auf die Unterstützung durch Mitglieder und Förderer angewiesen. Nur für einzelne Projekte erhält die Gesellschaft öffentliche Mittel.

Wir bitten Sie daher mitzuhelfen, Demenzkranken und ihren Angehörigen ein lebenswertes und würdiges Leben zu ermöglichen
- als Fördermitglied der Deutschen Alzheimer Gesellschaft e.V.
- als Mitglied einer regionalen Alzheimer Gesellschaft oder
- als Förderer unserer Projekte durch eine Spende.

Unsere Mitgliederzeitschrift „Alzheimer Info" erscheint vierteljährlich mit aktuellen Beiträgen aus den Bereichen Versorgung/psychosoziale Betreuung, Recht, Medizin/Forschung sowie über die Arbeit der regionalen Gesellschaften und des Bundesverbandes. Hier erfahren Sie auch, was wo im Lande vor sich geht. Sie werden über die Termine von Kongressen und Fachtagungen und über neue Literatur informiert.

5.3.2 Veröffentlichungen

Schriftenreihe

Band 1: Leitfaden zur Pflegeversicherung
Antragstellung, Begutachtung, Wiederspruchsverfahren, Leistungen. 1. Auflage 1996; aktualisierte Auflage in Vorbereitung. 152 Seiten, 8 DM

Band 2: Ratgeber in rechtlichen und finanziellen Fragen
Für Angehörige von Alzheimer-Patienten, ehrenamtliche und professionelle Helfer. 153 Seiten, 8 DM

Band 3: Stationäre Versorgung von Alzheimer-Patienten
Leitfaden für den Umgang mit demenzkranken Menschen. 1. Auflage 1996, 154 Seiten, 8 DM

Broschüren und Mitgliederzeitschrift

Die Alzheimersche Krankheit – Fragen und Antworten
6. Auflage 1997, 22 Seiten, 6 DM

Aufbau von Angehörigengruppen für Alzheimer-Kranke
1997, 32 Seiten, 6 DM

Faltblatt „Ist es Alzheimer?"
1996, kostenlos. Bei Bestellung bitte 1,10 DM Rückporto beilegen.

Alzheimer-Info
Vierteljährlich erscheinende Mitgliederzeitschrift. 5 DM bei Einzelversand an Nichtmitglieder.

Die genannten Schutzgebühren beinhalten Versand- und Portokosten.
    Wir senden Ihnen auf Anfrage gern Informationsmaterial über unsere Tätigkeit. Bitte wenden Sie sich mit Bestellungen und Anfragen an:
Deutsche Alzheimer Gesellschaft e.V.
Kantstraße 152
10623 Berlin
Tel. 030 – 31 50 57 33
Fax 030 – 31 50 57 35
E-mail: deutsche.alzheimer.ges@t-online.de

oder wenden Sie sich an die im Adressenverzeichnis aufgeführten regionalen Alzheimer Gesellschaften und Landesverbände.

5.3.3   Regionale Alzheimer Gesellschaften in Deutschland

Alzheimer Gesellschaft Dresden e.V.
Bürgerwiese 6
01109 Dresden
0351/4962178

Alzheimer Gesellschaft Leipzig e.V.
Emilienstraße 14
04103 Leipzig
0341/9724304

Alzheimer-Angehörigen-Initiative e.V.
Brunnenstraße 5
10119 Berlin
030/44338741

Alzheimer Gesellschaft Berlin e.V. (c/o SEKIS)
Albrecht-Achilles-Straße 65
10709 Berlin
030/89094357

Alzheimer Gesellschaft Brandenburg e.V.
Tornowstraße 48
14473 Potsdam
0331/2849724

Alzheimer Gesellschaft Hamburg e.V.
Martinistraße 29
20251 Hamburg
040/472538

Alzheimer Gesellschaft Lüneburg e.V.
c/o Niedersächsisches Landeskrankenhaus
Am Wienebüttelerweg 1
21339 Lüneburg
04131/601416

Alzheimer Gesellschaft Kreis Pinneberg e.V.
Rudolf-Breitscheid-Str. 40 b
22880 Wedel
04103/15355

Alzheimer Gesellschaft Stormarn e.V.
c/o Peter Rantzau-Haus
Woldenhorn 3
22926 Ahrensburg
04102/211515

Alzheimer Gesellschaft Lübeck e.V.
Altenfeld 16
23560 Lübeck
04508/79176

Alzheimer Gesellschaft Schleswig Holstein e.V.
Starnbergerstraße 67
24146 Kiel
0431/789367

Alzheimer Gesellschaft Oldenburg-Ammerland e.V.
Postfach 1425
26644 Westerstede
04488/4240

Alzheimer Gesellschaft Hannover e.V.
Försterstieg 1 A
30916 Isernhagen
0511/7261505

Alzheimer-Angehörigen-Selbsthilfegruppe e.V.
Feldstraße 69
32120 Hiddenhausen
05221/66779

Alzheimer Gesellschaft Bielefeld e.V.
Rappoldstraße 24
33611 Bielefeld
0521/84347

Alzheimer Gesellschaft Mittelhessen e.V.
Geiersberg 15
35578 Wetzlar
06441/43742

Alzheimer Gesellschaft Braunschweig
Triftweg 73
38118 Braunschweig
0531/2565740

Alzheimer Gesellschaft Sachsen-Anhalt e.V.
Sudenburger Wuhne 4
39112 Magdeburg
0391/6097597

Alzheimer Gesell. Düsseldorf-Mettmann e.V.
c/o Psychiatrische Klinik
Bergische Landstraße 2
40629 Düsseldorf
0211/9224201

Alzheimer Gesellschaft Kreis Neuss e.V.
Einsteinstraße 108
41464 Neuss
02131/84541

Alzheimer Gesellschaft Dortmund e.V.
Kattenkuhle 49
44269 Dortmund
0231/7246611

Alzheimer Gesellschaft Bochum e.V.
Universitätsstraße 77
44789 Bochum
0234/337772

Alzheimer Selbsthilfegruppe Essen e.V.
Pferdemarkt 5
45127 Essen
02 01/20 76 76

Alzheimer Gesellschaft Münster e.V.
c/o Institut f. Pathologie am Clemenshospital
PF 400808
48022 Münster
02 51/78 03 97

Alzheimer Gesellschaft Köln e.V.
c/o Caritasverband Köln
Bartholomäus-Schink-Str. 6
50825 Köln
02 21/95 57 02 74

Alzheimer Gesellschaft Region Trier e.V.
Konstantinstraße 54
54329 Konz
0 65 01/54 76

Alzheimer Gesellschaft Siegen e.V.
Birkenweg 18
57234 Wilnsdorf
02 71/39 05 21

Alzheimer Gesellschaft Frankfurt/M. e.V.
c/o Klinik für Psychiatrie und Psychotherapie I
Heinrich-Hoffmann-Str. 10
60528 Frankfurt
069/63 01 71 80

Alzheimer Gesellschaft Offenbach e.V.
c/o Tagespflegeheim
Goerdeler Straße 5
63071 Offenbach
069/87 87 65 06

Alzheimer Gesellschaft Wiesbaden e.V.
Am Alten Weinberg 32
65207 Wiesbaden
0 61 22/7 60 16

Alzheimer Gesellschaft Pfalz e.V.
Mundenheimer Straße 239
67061 Ludwigshafen am Rhein
06 21/56 98 60

Alzheimer Gesellschaft Baden-Württemberg e.V.
Büchsenstraße 34 – 36
70174 Stuttgart
07 11/2 26 49 20

Alzheimer-Initiative Baden-Baden/Rastatt
c/o DRK-Kreisverband
Schweigenrother Str. 8
76532 Baden-Baden
0 72 21/9 18 91

Alzheimer Gesellschaft Freiburg e.V.
Scheffelstraße 7
79102 Freiburg
0761/70 00 61

Alzheimer Gesellschaft München e.V.
Richard-Strauss-Str. 34
81677 München
089/47 51 85

Alzheimer Gesellschaft Mittelfranken e. V.
c/o Angehörigenberatung e.V.
Adam-Klein-Str. 6
90429 Nürnberg
09 11/26 61 26

Alzheimer Gesellschaft Oberpfalz e.V.
Ziegetsdorfer Straße 36
93015 Regensburg
09 41/9 45 59 37

Alzheimer Gesellschaft
Landesverband Bayern e.V.
Pillenreutherstraße 41
90459 Nürnberg
09 11/43 69 49

Alzheimer Gesellschaft
Würzburg Unterfranken e.V.
c/o Psychiatrische Universitätsklinik
Füchsleinstraße 15
97080 Würzburg
09 31/20 31

Über die aufgeführten Gesellschaften hinaus gibt es eine größere Zahl von örtlichen Selbsthilfeinitiativen, deren Adressen über die regionalen Gesellschaften zu erfahren sind.

5.4   Memory-Kliniken in Deutschland

▪▪▪▪   *In Deutschland gibt es derzeit mehr als 20 Einrichtungen, die sich als Memory-Kliniken, Gedächtnis-Sprechstunden oder Alzheimer-Zentren bezeichnen. Diese Institutionen können Ihrem Arzt bei der Diagnose und bei der Behandlung des Kranken helfen, für den Sie sorgen. In den meisten Memory-Kliniken bekommen Sie auch eine persönliche Beratung über praktische Pflegeprobleme sowie in rechtlichen und finanziellen Fragen. Viele Memory-Kliniken arbeiten mit örtlichen Alzheimer Gesellschaften zusammen. Die meisten Einrichtungen vergeben für die Untersuchung Termine und bestellen die Patienten ein. In der Regel ist eine ärztliche Überweisung nötig.* ▪

Gedächtnissprechstunde
Psychiatrische Klinik und Poliklinik
der Universität
Emilienstraße 14
04107 Leipzig
Tel. 03 41/97 24-5 00

Gedächtnisambulanz
Klinik und Poliklinik für Psychiatrie
und Pychotherapie der Universität
Julius-Kühn-Straße 7
06097 Halle
Tel. 03 45/5 57-36 40

Gedächtnissprechstunde
Neurologische Poliklinik Charité
Luisenstraße 11 – 13
10115 Berlin
Tel. 030/28 02-32 80

Gedächtnissprechstunde
Abteilung für Gerontopsychiatrie
Psychiatrische Klinik und Poliklinik
Freie Universität
Eschenallee 3
14050 Berlin
Tel. 030/8 44 58-310

Gedächtnissprechstunde
Psychiatrische Klinik und Poliklinik
der Universität
Martinistraße 52
20246 Hamburg
Tel. 040/47 17-32 07

Gedächtnissprechstunde
Klinikum Nord-Ochsenzoll
Langenhorner Chaussee 560
22419 Hamburg
Tel. 040/52 71-24 45

Memory Clinic der Medizinisch-Geriatrischen
Klinik Albertinenhaus
Sellhopsweg 18 – 22
22459 Hamburg
Tel. 040/5581-18 50 oder 18 52

Memory-Sprechstunde
H.-G.-Creutzfeldt Institut
Waitzstraße 6
24105 Kiel
Tel. 04 31/5 67-35 10

Gedächtnissprechstunde
Klinik für Psychiatrie und Psychotherapie
der Universität
Niemannsweg 147
24105 Kiel
Tel. 04 31/5 97-25 87 oder -26 81

Gedächtnissprechstunde
Psychiatrische Klinik
Georg-August-Universität
Robert-Koch-Straße 40
37975 Göttingen
Tel. 05 51/3 98-484 oder -485

Spezialsprechstunde für psychiatrische
Störungen im Alter
Psychiatrische Klinik und Poliklinik
der Heinrich-Heine-Universität
Bergische Landstraße 2
40629 Düsseldorf
Tel. 02 11/9 22-42 01 oder -34 90

Memory Clinic
Germaniastraße 3
45357 Essen
Tel. 02 01/63 11-133

Gedächtnissprechstunde
Max-Planck-Institut
für Neurologische Forschung
Gleulerstraße 50
50931 Köln
Tel. 02 21/4 72-63 13

Memory Clinic
Abteilung für Gerontopsychiatrie
Rheinische Landesklinik
Kaiser-Karl-Ring 20
53111 Bonn
Tel. 02 28/551-25 67

Gedächtnissprechstunde
Psychiatrische Universitätsklinik
Heinrich-Hoffmann-Straße 10
60528 Frankfurt am Main
Tel. 069/63 01-59 96

Gedächtnissprechstunde
Zentralinstitut für Seelische Gesundheit
J5
68159 Mannheim
Tel. 06 21/17 03-127

Gedächtnisambulanz
Psychiatrische Universitätsklinik
Sektion für Gerontopsychiatrie
Voßstraße 2
69115 Heidelberg
Tel. 0 62 21/564-431 oder -471

Gedächtnissprechstunde
Klinik für Psychiatrie und Psychotherapie
der Universität
Hauptstraße 5
79104 Freiburg
Tel. 07 51/27 06-550

Gedächtnissprechstunde
Psychiatrische Klinik der Ludwig-Maximilians-
Universität
Nußbaumstraße 7
80336 München
Tel. 089/51 60-58 24

Gedächtnisambulanz
Max-Planck-Institut für Psychiatrie
Kraepelinstraße 10
80804 München
Tel. 089/3 06 22-3 79

Alzheimer Zentrum
Psychiatrische Klinik
der Technischen Universität
Möhlstraße 26
81675 München
Tel. 089/41 40-42 62 oder -42 75 oder -42 79

Gedächtnissprechstunde
Psychiatrische Universitätsklinik
Füchsleinstraße 15
97080 Würzburg
Tel. 09 31/203-290

Österreich

5.5   Rechtliche und finanzielle Fragen

5.5.1   Sachwalterschaft

Eine Sachwalterschaft für psychisch Kranke oder gesitig behinderte Personen dient zu deren Schutz, wenn sie alle oder einzelne ihrer Angelegenheiten nicht mehr ohne Gefahr eines Nachteils für sich selbst besorgen können. Die Bestellung eines Sachwalters ist unzulässig, wenn dem Betreffenden auf andere Weise, z. B. im Rahmen der Familie oder durch Einrichtungen der Behindertenhilfe geholfen werden kann. Eine Sachwalterschaft kann von Dritten angeregt werden; den Antrag stellen darf nur der Betroffene selbst, die Angehörigen oder ein Richter. Zuständig ist in erster Instanz das Bezirksgericht des Wohnortes.

Je nach Ausmaß der Behinderung und Art und Umfang der Angelegenheiten kann ein Sachwalter bestellt werden:
1. nur für einzelne Rechtsgeschäfte,
2. nur für einen Kreis von Angelegenheiten, z. B. Vermögensfragen,
3. für alle Angelegenheiten der behinderten Person.

Bei der Auswahl des Sachwalters nimmt das Gericht Rücksicht auf die Art der Angelegenheiten, für die er bestellt werden soll, und ganz besonders auf die persönlichen Bedürfnisse der behinderten Person, um ein Vertrauensverhältnis zum Sachwalter zu gewährleisten. So wird man in der Regel eine dem Betroffenen nahestehende Person, etwa einen geeigneten Angehörigen oder Bekannten, mit der Sachwalterschaft betrauen. In zweiter Linie wird man eine geeignete Person aus einem Verein für Sachwalterschaft berufen. Erfordert die Besorgung der Angelegenheiten vorwiegend Rechtskenntnisse, so wird ein Rechtsanwalt oder Notar bestellt. Der Sachwalter hat nur im Rahmen der ihm übertragenen Aufgaben zu agieren. Das Gericht soll zum Wohle des Betroffenen immer wieder prüfen, in welchem Ausmaß die Sachwalterschaft für die bestellten Bereiche weiterhin notwendig ist und ob die Gebarung des Sachwalters in Ordnung ist. Das Gericht ist also letzte Instanz, der Sachwalter ihm verantwortlich. Eine Sachwalterschaft bei Alzheimer-Kranken ist notwendig:
1. bei Vermögensangelegenheiten, wenn der Kranke Besitz hat oder als Erbe vorgesehen ist;
2. bei der Zustimmung zu einer Operation;

3. bei der Einweisung in ein Pflegeheim, da das persönliche Einverständnis erforderlich ist;
4. wenn der Kranke auf besonderen Wunsch der Familie aus Spitals- oder Pflegebehandlung entlassen werden soll. Die Punkte 2 – 4 lassen sich oft in Kulanz regeln.

5.5.2   Generalvollmacht

Eine Generalvollmacht kann, muß aber nicht notariell beglaubigt sein. Sie gilt, solange die betroffene Person im Vollbesitz ihrer geistigen Fähigkeiten ist. Nach den Erfahrungen vieler Familien reicht eine Generalvollmacht und ein Abschöpfungsauftrag bei der Bank aus, sofern Vermögensfragen bereits geklärt sind. Die Sachwalterschaft ist eine gesetzliche Vertretungsbefugnis, die Vollmacht eine willkürliche. Andere rechtliche Strukturen für betreuende Angehörige gibt es nicht. Adressen und Telefonnummern finden Sie im Anhang.

5.5.3   Finanzielle Vergünstigungen

5.5.3.1   Bundespflegegeld

Das Bundespflegegeldgesetz ist seit 1.7.1993 in Kraft. Es ist ein pauschalierter Beitrag für pflegebedingte Mehraufwendungen und wird unabhängig von der Höhe des Einkommens und Vermögens und unabhängig von der Ursache der Pflegebedürftigkeit gewährt. Der Beginn des Anspruchs ist der auf die Antragstellung folgende Monat. Es gebührt zwölfmal jährlich und unterliegt *nicht* der Einkommen- bzw. Lohnsteuer. Die Höhe des Pflegegeldes richtet sich nach dem Ausmaß der Pflegebedürftigkeit und wird in sieben Stufen geleistet (derzeit zwischen ATS 2000 und ATS 21074). Anspruchsvoraussetzungen sind: gewöhnlicher Aufenthalt im Inland, Bezug einer Pension/Rente nach bundesgesetzlichen Vorschriften, Pflegebedarf (Betreuung und Hilfe) von durchschnittlich mehr als 50 Stunden pro Monat für voraussichtlich mindestens sechs Monate. Der Anspruch gilt für die ganze Dauer der Behinderung. Der Antrag ist bei dem Leistungsträger zu stellen, der die Pension auszahlt. Für die Dauer der Pflege in einem Krankenhaus, in einem Alten- oder Pflegeheim geht der Anspruch zu 80 % an den jeweiligen Kostenträger über, 20 % verbleiben der pflegebedürftigen Person als Taschengeld.

5.5.3.2   Befreiung

Befreiung gibt es von der Rundfunk-, Fernseh- und Fernsprechgrundgebühr einschließlich der Gebühr für eine Gesprächsstunde pro Monat. Auf Antrag haben Bezieher von Pflegegeld die oben genannten Vergünstigungen, wenn sie einen ordentlichen Wohnsitz im Inland haben und wenn die Geräte auf ihren Namen angemeldet sind.

5.5.3.2   Außergewöhnliche Belastungen

Dies sind nicht regelmäßig anfallende Aufwendungen für Hilfsmittel, wie z.B. für Rollstuhl, Krankenbett etc. Solche Kosten können geltend gemacht werden, werden aber dann um das Pflegegeld vermindert.

5.5.3.3   Sozialrechtsänderungsgesetz für Angehörige (Arbeits- und Sozialrechts-Änderungsgesetz 1997 vom 7.11.1997 [§ 77 ASVG])

Im Rahmen der Pensionsreform, welche hinsichtlich der Pflegeversicherung am 1.1.1998 in Kraft getreten ist, wurde eine begünstigte Weiterversicherung in der Pensionsversicherung für Pflegepersonen geschaffen. Die begünstigte Selbstversicherung in der Pensionsversicherung steht Personen offen, die Pflegegeldbezieher/innen der Stufen V – VII betreuen, sofern diese Pflegetätigkeit ihre Arbeitskraft gänzlich beansprucht und die Gepflegten nahe Angehörige sind. In diesem Fall hat die pflegende Person für die Weiterversicherung einen Beitrag von 10,25 % ihrer letzten Bemessungsgrundlage zu tragen. Der Bund übernimmt aus dem Budget den fiktiven Dienstgeberbeitrag von 12,55 %.

Voraussetzung ist auch, daß die Pflege in der häuslichen Umgebung der pflegebedürftigen Person oder der Pflegeperson geleistet wird, wobei jedoch ein zeitweiliger stationärer Aufenthalt nicht schadet. Als nahe Angehörige gelten folgende Personen: der Ehegatte, die Ehegattin, Personen, die mit dem Pflegebedürftigen in gerader Linie (= Verwandte in auf- oder absteigender Linie) oder bis zum vierten Grad der Seitenlinie verwandt oder verschwägert sind, ferner Wahl (= Adoptiv), Stief- oder Pflegekinder sowie nichtverwandte andersgeschlechtliche Personen, die mit der pflegebedürftigen Person in außerehelicher häuslicher Gemeinschaft leben (= Lebensgefährten).

Für bereits vor dem 1.1.1998 weiterversicherte Personen erfolgt die Beitragsübernahme durch den Bund (fiktiver Dienstgeberanteil von 12,55%) auf entsprechenden Antrag. Gemäß § 76 a ASVG besteht die Möglichkeit, den Beitrag der Pflegeperson (10,25%) wegen ungünstiger wirtschaftlicher Verhältnisse der Pflegeperson herabzusetzen.

Analoge Bestimmungen gelten im GSVG (Gewerbliches Sozialversicherungsgesetz) und im BSVG (Bauern-Sozialversicherungsgesetz).

5.6 Ambulante, teilstationäre und stationäre Einrichtungen

Information, Beratung und Hilfe gibt es beim **Sozialservice eines jeden Bundeslandes,** täglich von 0–24 Uhr. Wählen Sie die Vorwahl Ihrer Bundeshauptstadt und die Telefon Nr. 1775. Bei diesen Kontaktstellen wird schon eine erste Problemanalyse gemacht. Sie erhalten Beratung und werden an entsprechende Organisationen weitervermittelt.

In **Wien** ist das soziale Netz sehr gut entwickelt. Die zentrale Anlaufstellen sind: **Sozialer Notruf, Tel. Nr. 533 77 77.**

Soziale Stützpunkte der Gemeinde Wien

Hier bekommen Sie alle notwendigen Informationen und werden auf eine Vielzahl von Hilfsdiensten aufmerksam gemacht, die Ihnen auch vom Stützpunkt vermittelt werden. Eventuell erfolgt ein Besuch in der Wohnung des Pflegebedürftigen, um ein möglichst umfassendes Konzept erstellen zu können. Solche Hilfsdienste sind z.B.: Heimhilfe, Besuchsdienst, Essen auf Rädern, Reinigungsdienst, Wäschepflegedienst, Reparaturdienst, mobile Ergotherapie. Die sozialen Dienste werden in Zusammenarbeit mit privaten Wohlfahrtsorganisationen durchgeführt.

Adressen und Telefonnummern der sozialen Stützpunkte:

Zentrale
Schottenring 25
1010 Wien
Tel. 5 31 14/8 57 90 DW
Fax 5 31 14/99-0 18 00

1., 7., 8., 9. Bezirk
1., Schottenring 25
Tel. 5 31 14/0 18 00 DW
Fax 5 31 14/99-0 18 00

2. und 20. Bezirk
2., Engerthstraße 150/Stiege 13/P
(Eingang Holubstraße)
Tel. 2 16 73 72 oder 2 16 77 52
Fax 2 14 03 42

3. und 11. Bezirk
11., Simmeringer Hauptstr. 34–40/Stiege 4
(Eingang Geystraße 2)
Tel. 749 53 98 oder 749 53 99
Fax 749 57 21

4., 5. und 6. Bezirk
4., Rainergasse 6–8/P
Tel. 5 05 72 09 oder 5 05 06 10
Fax 5 04 39

10. Bezirk
10., Gudrunstraße 145–149
Tel. 6 05 34/1 08 00 DW
Fax 6 05

12., 13., und 23. Bezirk
12., Am Schöpfwerk 29/Stiege 6
Tel. 6 67 93 31 oder 6 67 93 32
Fax 6 67 93 32 (Faxweiche)

14. und 15. Bezirk
15., Geibelgasse 18–20
Tel. 8 91 34/1 58 00 DW
Fax 8 91 34/99/1 58 00

16. Bezirk
16., Roterdstraße 12–14/Stiege 34
Tel. 4 85 63 65 oder 4 85 49 38
Fax 4 86 43 60

17., 18. und 19. Bezirk
18., Schulgasse 19
(Eingang Hans-Sachs-Gasse 19)
Tel. 4 08 29 29 oder 4 08 66 03
Fax 4 03 85 55

21. und 22. Bezirk
22., Finsterergasse 12
Tel. 2 11 23/2 28 00 DW
Fax 2 11 23/99/2 28 00

Die sozialen Stützpunkte informieren Sie auch über **Geriatrische Tageszentren**.

Derzeit (1998) bietet die Stadt Wien vier derartige Einrichtungen an:

Tageszentrum „Ingrid Leodolter"
für die Bezirke 1, 5, 6, 7, 8, 16 und 17
7., Apollogasse 19
Tel. 5 21 03-7 18 DW

Tageszentrum „SWZ-Ost"
für die Bezirke 2, 20, 21 und 22
22., Langobardenstraße 122
Tel. 2 88 02/63 43 DW

Tageszentrum „Am Henriettenplatz"
 für die Bezirke 12, 13, 14 und 15
15., Geibelstraße 18 – 20, Ecke Henriettenplatz
Tel. 8 91 34/1 58 45 DW

Tageszentrum „Donaufeld"
für die Bezirke 2, 20, 21 und 22
22., Finsterergasse 12
Tel. 2 11 23/2 28 40/2 28 45 DW

Auch private Trägerorganisationen bieten Geriatrische Zentren an und zwar die Integrativ-Geria-
trischen Tageszentren der Caritas Socialis an folgenden Adressen:
9., Porzellangasse 23, Tel. 3 10 89 94
3., Oberzellergasse 1, Tel. 7 17 53, Klappe 530
23., Mackgasse 1, Tel. 8 88 26 08, Klappe 85
und die Anne-Cohn-Feuermann-Tagesstätte
19., Bauernfeldgasse 4, Tel. 3 68 16 55, Klappe 50

Urlaubsbetreuung

Eine Urlaubsbetreuung finden Sie im **„Geriatrie-
zentrum am Wienerwald"**
3. Med. Abteilung, Pav. 1
Jagdschloßgasse 59, 1130 Wien
Tel. 8 01 10/32 95

Auskünfte über weitere Urlaubsbetreuungsange-
bote erhalten Sie bei den sozialen Stützpunkten.

Zentrales Pflegeheimreferat
der Magistratsabteilung 47

Schottenring 24, 1010 Wien
Tel. 5 31 14/8 57 80
Hier erhalten Sie alle notwendigen Auskünfte
über städtische und private Pflegeheime, über
die Formalitäten der Aufnahme und über die Kosten.

Bundesministerium für Arbeit, Gesundheit
und Soziales – Beratung für Pflegende

Der Sozialservice des Bundesministeriums für
Arbeit, Gesundheit und Soziales bietet ab
1. 1. 1998 eine neue Serviceleistung an. Dieses In-
formationsangebot richtet sich an alle privaten
Pflegepersonen und an alle, die von Problemen
der Pflege betroffen sind. Geboten wird Beratung
und Information für:
– Betreuungsmöglichkeiten zu Hause
– Hilfsmittel, Heilbehelfe, Adaptierungen
– Kurzzeitpflege, stationäre Weiterpflege
– Sozialrechtliche Angelegenheiten,
    insbesondere über Fragen im Zusammenhang
    mit Pflegegeld
– Finanzielle Hilfe und Förderungen
– Kursangebote und Selbsthilfegruppen
– Freizeitgestaltung

Information: Montag, Dienstag, Donnerstag und
Freitag 8 – 16 Uhr, Mittwoch 15 – 19 Uhr
Geigergasse 5 – 9/3. Stock
1050 Wien
Tel. 01/5 44 15 97-3 00

Österreichische Alzheimer Gesellschaft

Die Österreichische Alzheimer Gesellschaft ist
eine wissenschaftliche Fachgesellschaft mit dem
Ziel, die Forschung auf dem Gebiet der Alzheimer-Krankheit und verwandter Erkrankungen zu
fördern.
Österreichische Alzheimer Gesellschaft
Neurologisches Krankenhaus Rosenhügel
Riedelgasse 5
1130 Wien

Österreichische Alzheimer-Liga

Die Österreichische Alzheimer-Liga wurde 1998
als Dachverband aller in Österreich auf dem Gebiet der Alzheimer-Krankheit tätigen Vereine gegründet.
Österreichische Alzheimer-Liga
Prim. Dr. Marion Kalousek
3. Psychiatrische Abteilung
Psychiatrisches Krankenhaus
Baumgartner Höhe 1
1140 Wien

5.7   Alzheimer Angehörige Austria

Die Selbsthilfegruppe „Alzheimer Angehörige Austria" wurde 1990 in Wien gegründet. Unsere Adresse:
Medizinisches Selbsthilfezentrum
Obere Augartenstraße 26 – 28
A-1020 Wien
Tel. 3 32 51 66
Fax 3 34 21 41

Bürozeiten:
Montag, Mittwoch, Freitag 9.30 – 12.30 Uhr
Telefon-Helpline außerhalb der Bürozeiten.

Alzheimer Angehörige Austria ist eine reine Angehörigengruppe, auch wenn im erweiterten Vorstand Ärzte vertreten sind. Derzeit (1998) stehen wir mit etwa 900 betroffenen Familien in Kontakt, mit engagierten Ärzten, sozial-medizinischen Organisationen, freiwilligen Helfern, politischen Einrichtungen und vielen Schwesterngruppen im Ausland. Unser Ziel ist es, Alzheimer-Kranken und ihren Angehörigen eine gute Beratung und wirksame Unterstützung zukommen zu lassen, ihnen frühzeitig viel Information und Verständnis für die Krankheit zu vermitteln und mit ihnen entsprechend ihrer familiären Situation nach Hilfsmöglichkeiten zu suchen.
  Daher bieten wir den Angehörigen:
– Viel Zeit für persönliche Gespräche.
– Regelmäßige Treffen, meistens am letzten Donnerstag im Monat um 17.30 Uhr. Diese Zusammenkünfte werden als Informationsabend mit Vorträgen gestaltet oder als Gesprächsrunde in geselligem Rahmen zum Erfahrungsaustausch. Wir versenden Protokolle dieser Veranstaltungen und Einladungen für die nächsten Termine.
– Eine psychotherapeutische Gesprächsgruppe mit nur 4 – 6 Angehörigen. Die Alzheimer-Kranken werden während dieser Zeit extra betreut. Termin: jeder 1. Montag im Monat um 16 Uhr.
– Freiwillige Helfer, die stundenweise zur Betreuung eines Kranken bereit sind.
– Wir vermitteln viel Information zur Krankheits- und Betreuungssituation einerseits aus unseren persönlichen Erfahrungen, andererseits durch zahlreiche Broschüren mit fachkundigen Hinweisen z.B. zu Sachwalterschaft, Pflegegeld, sozialen Hilfsangeboten usw. An Literatur verweisen wir besonders auf unsere Broschüre: „Die Alzheimer-Krankheit" – Ein Ratgeber für Angehörige und Betreuer, und auf das Buch: „Leben mit Vergeßlichkeit" von Dr. Christian Thuile, herausgegeben von der Neurologischen Ambulanz der Universitätsklinik in Wien.

Unsere Öffentlichkeitsarbeit besteht aus:
– Vorträgen in Krankenpflegeschulen und bei der Polizei, um die jungen Menschen im Rahmen ihrer Ausbildung mit Beispielen aus dem Leben auf die Problematik dieser Krankheit hinzuweisen.
– Präsenz in den Medien, um diese Krankheit zu enttabuisieren, um die Bevölkerung zu mehr Unterstützung einzuladen und um sie bei Verdacht auf Demenz zu frühzeitigen Untersuchungen anzuhalten.

In Österreich gibt es derzeit mehr als 30 Selbsthilfegruppen, in jedem der neun Bundesländer mindestens eine. Zumeist werden sie durch private Initiativen von Betroffenen gegründet oder durch ein Engagement aus dem medizinischen Bereich. Jede Gruppe arbeitet eigenverantwortlich vor Ort. Seit 1997 gibt es das Bestreben, alle Alzheimer Selbsthilfegruppen unter einem Dach als Alzheimer Angehörige Austria zu vereinen, so daß unter diesem Namen sowohl die Selbsthilfegruppe in Wien als auch der Dachverband zu verstehen ist.

Alzheimer Angehörigengruppen in Österreich

Wien
Alzheimer Angehörige Austria
Dkfm. Lisl Pammer, Antonia Croy
Obere Augartenstraße 26 – 28
1020 Wien
Tel. 01/3 32 51 66, Fax 01/3 34 21 41

Angehörigengruppe an der Neurologischen Universitätsklinik
Doz. Dr. Peter Dal Bianco, Patricia Treulich
Neurologische Universitätsklinik
Währinger Gürtel 18 – 20, Ebene 6A
1090 Wien
Tel. 01/4 04 00-31 48

Angehörigengruppe im SMZO
OA Dr. M. Rainer, A. Croy
Psychiatrische Abteilung, Station 38
Langobardenstraße 122
1120 Wien
Tel. 01/2 88 02-30 38

Niederösterreich
Herr Friedrich Seichter
Badnerstraße 31
3032 Eichgraben
Tel. 0 27 73/4 65 92

Sozialstation Baden
Herr Vizebgm. a. D. E. Kiefer
Dr. Walter Schuchlenz
Pergerstraße 15
2500 Baden
Tel. 0 22 52/8 62 60
Fax 0 22 52/8 62 69-7

Frau Gertrude Grabenwöger
Strelzhofgasse 60
2700 Wiener Neustadt
Tel. 0 26 22/2 95 36

Burgenland
Frau Wilma Brauneis
Berggasse 9
7444 Klostermarienberg
Tel. und Fax 0 26 11/23 91

Frau Barbara Riedl
Michael Urientgasse 5
7000 Eisenstadt

Oberösterreich
Walter Jauregg Nervenklinik
Herr Prim. Dr. Leblhuber
Wagner Jauregg Weg 15
4020 Linz
Tel. 07 32/69 21-31 00

Morbus Alzheimer Selbsthilfe
Frau Felicitas Zehetner
Kaltenbachstraße 36
4820 Bad Ischl
Tel. und Fax 0 61 32/2 57 01

Herr Rudolf Scheinecker
Hans-Sachs-Straße 4
4600 Wels
Tel. 0 72 42/6 99-210 und 211
Fax 0 72 42/6 99-201

Kärnten
Herr Reinhold Walcher
Josef-Schmid-Straße 22
9063 Maria Saal
Tel. 0 42 23/23 39

Herr Prim. Dr. Ernst Pesek
LKH Wolfsberg
Med. Geriatrische Abteilung
Paul-Hackhofer-Straße 9
9400 Wolfsberg

Frau Hedwig Rauscher
Alter Ziegelweg 7-9
3430 Tulln
Tel. 0 22 72/6 19 16

Steiermark
Herr Prim. Dr. F. Yazdani
Landesnervenkrankenhaus
Abteilung für Gerontopsychiatrie
Wagner-Jauregg-Platz 1
8011 Graz
Tel. 03 16/29 15 01-216 oder 215

Frau Mag. Claudia Tucek, Dr. Hannes Sailer
Floßlendplatz 18/80/20
8010 Graz
Tel. 03 16/68 71 41
Fax 03 61/68 71 41-41

Frau Alexandra Polt
Sozialmedizinisches Zentrum Liebenau
Liebenauer Hauptstraße 104
8041 Graz

Herr Mag. Roland Moser
Sozial- und Begegnungszentrum
Maiffredygasse 4
8010 Graz
Tel. 03 16/38 21 31

Frau Veada Stoff
Amselgasse 11
8020 Graz
Tel. 03 16/27 55 75

Vorarlberg
Frau Hermi Meusburger
Sozialsprengel Hard
Ankergasse 24
6971 Hard
Tel. 0 55 74/7 55 44, 0 55 74/8 33 87
Fax 0 55 74/7 45 44-4

Frau Maria Wilhelm
Laubendorf 71
9871 Millstatt
Tel. 0 47 66/28 27

Salzburg
Alzheimer-Angehörigen-Gruppe
Landesnervenklinik Salzburg
Herr OA Dr. Luthringshausen
Ignaz-Harrer-Straße 79
5020 Salzburg
Tel. 06 62/44 83-30 01

Frau Eva Maria Dechant
Amt für Seniorenbetreuung
Magistrat Salzburg
St.-Julien-Straße 20
5020 Salzburg
Tel. 06 62/85 30 18
oder
Hermann-Gmeiner-Straße 21
5071 Salzburg-Loig

Salzburger Patientenforum
Faberstraße 19 – 23
5024 Salzburg
Telefon 0662-8889-258

Tirol
Frau Agnes Wieser
Schulstraße 5
6161 Natters
Tel. 05 12/54 67 44

Dr. Verena Günther
Universitätsklinik
Anichstraße 35
6020 Innsbruck
Tel. 05 12 75 04/36 55

Dr. Monika Kiener
Mitterweg 65 a
6020 Innsbruck

Österreichische Alzheimer Gesellschaft
Neurol. Krankenhaus Rosenhügel
Riedelgasse 5
1130 Wien

Österreichische Alzheimer-Liga
3. Psychiatrische Abteilung
Psychiatrisches Krankenhaus
Baumgartner Höhe 1
1140 Wien

Verein für Sachwalterschaft und Patientenanwaltschaft
Stättermayergasse 28 – 30
1150 Wien
Tel. 01/9 82 58 68

Wiener Patientenanwaltschaft
Schönbrunnerstraße 7
1040 Wien
Tel. 01/5 87 12 04-0 oder 5 86 36 99

Schweiz

5.8   Rechtliche und finanzielle Fragen

5.8.1   Vormundschaftliche Massnahmen

Das schweizerische Vormundschaftsrecht schlägt eine Reihe von Maßnahmen vor, welche stufenweise eingesetzt werden und die dem Ausmaß des Autonomieverlustes der Person angepasst sind. Die mildeste Maßnahme stellt dabei die *Beistandschaft* dar, die vier Formen kennt: Vertretungs-, Verwaltungs-, kombinierte Beistandschaft oder Beistandschaft auf eigenes Begehren. Im weiteren kann eine *Beiratschaft* angeordnet werden. Es handelt sich um eine Zwischenmaßnahme, die bereits einige Einschränkungen für die rechtliche Autonomie des Verbeirateten mit sich bringt. Schließlich ist die *Entmündigung* im allgemeinen Sprachgebrauch Bevormundung, die Maßnahme, welche die persönliche Freiheit am meisten einschränkt, wird doch der Vormund zum gesetzlichen Vertreter des Mündels, etwa in der Art, wie Eltern gesetzliche Vertreter ihrer Kinder sind.

5.8.1.1   Subsidiaritätsprinzip der vormundschaftlichen Maßnahmen

Die Behörde hat sich für eine dieser Maßnahmen aufgrund des allgemeinen Grundsatzes der Verhältnismäßigkeit zu entscheiden. Das heißt, daß sie immer die Maßnahme wählen muß, welche die persönliche Freiheit am wenigsten einschränkt und dabei trotzdem ermöglicht, das angestrebte Ziel, den Schutz der betroffenen Person, zu erreichen. So hat sie darauf zu verzichten, eine Vormundschaftsmaßnahme zu ergreifen, wenn die Person, die ihre Angelegenheiten nicht mehr selbst zu besorgen vermag, auf privater Basis früh genug Vorkehrungen getroffen hat, damit sich an ihrer Stelle Drittpersonen um ihre Geschäfte kümmern. Genannt wird dies die Subsidiarität der vormundschaftlichen Maßnahmen. Sind die privaten Hilfen aber ungenügend, müssen vormundschaftliche Maßnahmen angeordnet werden, um die privaten Hilfen zu ergänzen, nicht aber um sie vollständig zu ersetzen (Ergänzungsprinzip).

5.8.1.2   Vormundschaftsmaßnahmen und Demenz

Die vormundschaftlichen Verfahren sind in der Schweiz kantonal geregelt. Das schwierigste Problem ist, bei einer demenzkranken Person zu erkennen, wann eine vormundschaftliche Maßnahme beantragt und um welche Maßnahme ersucht werden soll. In Anbetracht der großen Vielfalt aller Umstände, denen die Behörde Rechnung tragen muß (Patientenwille, Gesundheitszustand, Betreuung durch die Familie oder andere Personen der Umgebung, Umfang des erforderlichen Schutzes, Vorhandensein und Höhe von Vermögenswerten usw.), gibt es keine verbindlichen Richtlinien. Es ist jedoch wichtig, früh genug vormundschaftliche Maßnahmen in Erwägung zu ziehen, wenn keine private Hilfen angewandt werden können, besteht doch für den Demenzkranken die Möglichkeit, freiwillig eine bestimmte vormundschaftliche Maßnahme zu verlangen. Dem Patienten steht zu, seinen Beistand, Beirat bzw. Vormund zu bestimmen, denn Art. 381 des Zivilgesetzbuches verpflichtet die Behörde, welche die Maßnahme anordnet, den Wünschen der betroffenen Person Folge zu leisten außer wenn wichtige Gründe dagegen sprechen.

Das schweizerische Vormundschaftsrecht stammt aus dem Anfang dieses Jahrhunderts. Die Arbeiten zur Revision des einschlägigen Rechtes sind zur Zeit im Gange, in Anlehnung an die kürzlich durchgeführten Reformen des Vormundschaftsrechtes in vielen europäischen Ländern, insbesondere in Österreich und in Deutschland.

5.8.1.3   Einleiten von vormundschaftlichen Maßnahmen

Die an Demenz erkrankende Person hat jederzeit die Möglichkeit, selber ein Gesuch für eine freiwillige vormundschaftliche Maßnahme bei der Vormundschaftsbehörde ihres Wohnortes einzureichen. Vormundschaftliche Maßnahmen können auch durch Angehörige, Freunde, Bekannte oder Behörden angefordert werden. Bevor die zuständige Vormundschaftsbehörde einen Beschluß faßt, hört sie die betroffene Person an und holt ein fachärztliches Gutachten ein. Im Falle der Beistandschaft genügt ein ärztliches Zeugnis.

5.8.2   Vollmacht

In der Schweiz ist es möglich, einen mit einer Vollmacht verbundenen Auftrag einem Dritten zu erteilen, wodurch dieser ermächtigt wird, an Stelle des Vollmachtgebers zu handeln. Die Vollmacht, durch die einem Dritten die Vertretungsbefugnis übertragen wird, ist ein praktisches Mittel, wird doch vom Recht hierfür keine besondere Form verlangt. In der Praxis ist es jedoch unerläßlich, eine schriftliche Vollmacht zu erstellen. Durch die Vollmacht können Vertretungsbefugnisse einem Dritten übertragen werden, die je nach den reellen Bedürfnissen des Vollmachtgebers definiert werden: dabei kann es sich um eine ganz allgemeine oder um eine spezifische Vollmacht handeln, die Drittpersonen ein Eingreifen nur in einem sehr genau umschriebenen Bereich ermöglichen. Man kann ebenfalls vorsehen, daß die Vollmacht erst dann wirksam wird, wenn gewisse Bedingungen erfüllt sind (beispielsweise wenn der Vollmachtgeber urteilsunfähig wird). Auch kann der Dritte in der Vollmacht verpflichtet werden, vor seiner Entscheidung mit anderen Personen Rücksprache zu nehmen. Schließlich bleiben der Auftrag und die Vollmacht über das Eintreten der Handlungsunfähigkeit hinaus rechtsgültig (gemäß Art. 35 Abs. 1 und Art. 405 Abs. 1 des Obligationenrechtes), wenn die Parteien es so vereinbaren oder wenn dies aus der Natur des Geschäftes hervorgeht. Wenn ein noch urteilsfähiger Demenzkranker eine solche Vertretungsbefugnis einem Dritten erteilt, sind beide Bedingungen unmißverständlich erfüllt.

Um einer späteren Anfechtung der Vollmacht vorzubeugen, ist es empfehlenswert, die Urteilsfähigkeit zur Zeit der Vollmachterstellung durch ein ärztliches Zeugnis bestätigen zu lassen.

5.8.3   Vorausverfügungen und Patientenvertretung

Für die Errichtung von vorsorglichen Anordnungen, sog. Vorausverfügungen und die Bestimmung eines Stellvertreters für die Gesundheitsfürsorge (Patientenvertreter) gibt es zurzeit in der Schweiz noch keine allgemeingültige rechtliche Grundlagen. Einige Kantone anerkennen jedoch in ihrer Gesetzgebung bereits die Rechtsgültigkeit von Patienten-Vorausverfügungen und die Bestimmung von Patientenvertretern.

5.8.4   Finanzierung der Langzeitpflege

In der Schweiz beruht die Finanzierung der Langzeitpflege auf einem fünfstufigen System:

Stufe 1: Leistungen der Krankenversicherung

Die obligatorische Krankenversicherung übernimmt die Kosten der Untersuchungen, Behandlungen und limitierter Pflegemaßnahmen, die auf ärztliche Anordnung hin von diplomierten Krankenpflegern und Krankenschwestern sowie von anerkannten Spitex-Organisationen (ambulante Pflegedienste) erbracht werden. In Pflegeheimen werden die Kosten für die medizinische Behandlung sowie für die Kranken- und Grundpflege zum Teil durch abgestufte Tarife der obligatorischen Krankenversicherung abgedeckt. Welche Leistungen im einzelnen wie bezahlt werden, regeln die Tarifpartner in den Kantonen untereinander in Tarifverträgen.

Die Haushaltshilfe fällt nicht unter die Leistungspflicht der obligatorischen Krankenversicherung.

Stufe 2: Hilflosenentschädigung der AHV und der IV[*]

Bis zum Anspruchsbeginn muß die Hilflosigkeit bereits ein Jahr bestanden haben. Das Gesetz unterscheidet zwischen leichter, mittlerer und schwerer Hilflosigkeit. Als leicht hilflos gilt eine Person, die mindestens zwei Lebensverrichtungen nicht mehr selber ausüben kann oder der dauernden persönlichen Überwachung bedarf. Als mittelschwer hilflos gilt, wer vier Lebensverrichtungen nicht mehr ausführen kann oder bei Unfähigkeit in zwei Verrichtungen zusätzlich eine ständige Überwachung benötigt. Eine schwere Hilflosigkeit wird angenommen, wenn die betroffene Person in allen alltäglichen Lebensverrichtungen regelmäßig in erheblicher Weise auf die Hilfe Dritter angewiesen ist und überdies der dauernden Pflege oder der persönlichen Überwachung bedarf.

Bei den alltäglichen Lebensverrichtungen handelt es sich um:
– An- und Auskleiden;
– Aufstehen, Absitzen, Abliegen;
– Nahrungsaufnahme;
– Körperpflege;
– Verrichtung der Notdurft;
– Fortbewegung, Kontakt mit der Umwelt.

Höhe der Entschädigungen (Stand 1998): Die Entschädigung bei schwerer Hilflosigkeit entspricht 80% (Fr. 796.–) der AHV/IV-Grundrente, bei mittlerer Hilflosigkeit 50% (Fr. 498.–) und bei leichter Hilflosigkeit 20% (Fr. 199.–). Bei AHV-Beziigern geben nur die schwere und mittlere Hilflosigkeit Anrecht auf eine Entschädigung. Die Hilflosenentschädigung ist weder einkommens- noch vermögensbedingt und untersteht nicht der Steuerpflicht.

Stufe 3: Mittel aus der AHV bzw. IV und der beruflichen Vorsorge

a. AHV/IV-Renten
Stand 1998: Fr. 995.– bis 1990.– monatlich, bzw. Fr. 11940.– bis 23880.– jährlich;
b. Renten der beruflichen Vorsorge
sehr unterschiedliche Leistungen.

Die laufenden Lebenskosten müssen aus den Renten- und Versicherungsleistungen, den sonstigen Einkünften sowie aus dem Vermögen bestritten werden. Dies gilt insbesondere für Alters- und Pflegeheimbewohner.

Stufe 4: Bedarfsleistungen (Ergänzungsleistungen zur AHV und IV)

Pflegebedürftige Personen, die mit den Leistungen aus den Stufen 1 bis 3 und ihren sonstigen Einkünften und Ersparnissen nicht sämtliche Pflegekosten bezahlen können, haben Anspruch auf das Bedarfssystem der Ergänzungsleistungen des Bundes.
   Das System der Ergänzungsleistungen (EL) zur AHV und IV wurde geschaffen, um AHV- oder IV-Beziigern, die in finanziell bescheidenen Verhältnissen leben, ein angemessenes Mindesteinkommen zu sichern. Die EL stellt keine Fürsorgeleistung dar. Es handelt sich um einen zusätzlichen Rentenanspruch, dessen Bedarf allerdings nachgewiesen werden muß. Die Höhe ist limitiert (Fr. 30000.–). Die EL ist von der Einkommenssteuerpflicht befreit. Gesuche können bei der zuständigen Ergänzungsleistungs-Stelle eingereicht werden.

---

* AHV: Alters-und Hinterbliebenen Versicherung (obligatorische staatliche Altersvorsorge)
  IV: Invaliden-Versicherung (obligatorische staatliche Versicherung für den Fall einer langfristigen Erwerbsunfähigkeit)

Bezüger von EL haben auch Anspruch auf Vergütung bestimmter Kosten, die ihnen aus ihrer Krankheit oder Behinderung enstehen. Verschiedene Organisationen bieten diesbezüglich Information und Beratung an (Auskunft erteilen das Generalsekretariat und die Anlaufstellen der Schweizerischen Alzheimervereinigung).

Anrechenbare Kosten
a) Ambulante Pflege und Haushaltshilfe durch öffentliche oder gemeinnützige Träger
Diese Kosten sind anrechenbar soweit sie nicht anderwertig gedeckt werden können (z.B. durch Leistungen der Krankenkassen).
b) Ambulante Pflege und Haushaltshilfe durch Privatpersonen
Die Kosten der ambulanten Pflege, welche durch die Anstellung einer privaten Pflegekraft oder Haushaltshilfe entstehen, werden nur bei Beziigern einer Hilflosenentschädigung mittleren oder schweren Grades berücksichtigt. Anrechenbarer Maximalbetrag pro Kalenderjahr für Pflegekosten: Fr. 24000.–; für Haushaltshilfen: Fr. 4800.–.
c) Ambulante Pflege und Haushaltshilfe durch Familienangehörige
Die Kosten der Pflege und/oder Haushaltshilfe durch Familienangehörige werden nur berücksichtigt, wenn diese Familienangehörigen durch die notwendige Pflege nachweisbar eine länger dauernde wesentliche Erwerbseinbuße erleiden. Leistungen von Familienangehörigen, die in der Ergänzungsleistungs-Berechnung bereits eingeschlossen sind oder eine AHV-Rente beziehen, werden nicht berücksichtigt. Anrechenbarer Maximalbetrag pro Kalenderjahr für Pflegekosten: Fr. 24000.–; für Haushaltshifen: Fr. 4800.–. Die Haushaltshilfe muß durch eine Person erbracht werden, die nicht im gleichen Haushalt lebt.
   Für Ergänzungsleistungen zur AHV/IV besteht keine Rückerstattungspflicht.

Stufe 5: Bedarfsleistungen der Kantone und Gemeinden

In einer Reihe von Pflegefällen reichen die Einkünfte der Stufen 1 bis 4 nicht. Deshalb haben einige Kantone und Gemeinden Zusatzsysteme geschaffen. In allen anderen Kantonen und Gemeinden sind Demenzkranke nötigenfalls auf Leistungen der herkömmlichen Sozialhilfe angewiesen.
   Die Verwandtenunterstützungspflicht und die Rückerstattungspflicht von Sozialhilfe-Leistun-

gen (gemäß Art. 328 und 329 ZGB) werden von Kanton zu Kanton unterschiedlich geregelt und auch innerkantonal unterschiedlich gehandhabt.

5.8.5 Ausweiskarte für behinderte Reisende der Schweizerischen Transportunternehmungen

Alle in der Schweiz wohnhaften Personen mit körperlicher oder geistiger Behinderung, die auf eine Reisebegleitung angewiesen sind, haben für ihren Begleiter auf allen öffentlichen Verkehrsmitteln Anrecht auf einen kostenlosen Fahrschein. Die Ausweiskarte für behinderte Reisende kann im dafür zuständigen Büro des Wohnkantons bezogen werden. Dort ist auch das Formular für den ärztlichen Attest zu beziehen (Form. SBB 2248.1).

Im weiteren bieten verschiedene Organisationen Behinderten verbilligte Autofahrten und Rollstuhltaxi-Dienste an.

5.8.6 Betreuungsgutschriften

Angehörige von demenzerkrankten Menschen können für Jahre, in denen sie pflegebedürftige Verwandte (Ehegatten, Schwiegereltern, Kinder, Stiefkinder etc.) betreuen, in den Genuß einer Betreuungsgutschrift kommen. Dies bedeutet, daß bei der Berechnung der Alters- oder Invalidenrente der pflegenden Angehörigen zum Erwerbseinkommen die Betreuungsgutschrift hinzugezählt wird, für jedes Jahr, wo der ensprechende Antrag gestellt worden ist.

Eine Betreuungsgutschrift wird nur angerechnet, wenn
– die betreute Person einen eigenen Anspruch auf eine Hilflosenentschädigung der AHV oder der IV für eine mindestens mittlere Hilflosigkeit hat, und
– die gepflegte und die betreuende Person im gleichen Haushalt wohnen. Als gleicher Haushalt gilt entweder die gleiche Wohnung, eine getrennte Wohnung in der gleichen Liegenschaft oder ein „Stöckli" auf dem gleichen landwirtschaftlichen Grundstück.

Die Betreuungsgutschriften können nicht von Amtes wegen und nicht im nachhinein festgestellt werden. Der Anspruch muß deshalb jährlich bei der kantonalen AHV-Ausgleichskasse des Wohnsitzkantons angemeldet werden. Die Adressen finden sich auf den letzten Seiten des Telefonbuches.

5.9 Schweizerische Alzheimervereinigung

Die Schweizerische Alzheimervereinigung (ALZ) ist ein gemeinnütziger Verein, der 1988 gegründet wurde. Sie zählt 16 regionale bzw. kantonale Sektionen mit insgesamt 4750 Mitgliedern (Stand: Oktober 1998).

5.9.1 Ziele und Aufgaben

Die Schweizerische Alzheimervereinigung hat zur Aufgabe, über die Alzheimerkrankheit sowie andere Demenzerkrankungen und ihre Auswirkungen zu informieren, die Solidarität mit den Betroffenen zu fördern, die Interessen der Demenzkranken wahrzunehmen und deren Angehörige sowie professionelle Betreuer und Ärzte in ihren Aufgaben zu unterstützen. Dazu gehören Aufklärungsarbeit, Angehörigengruppen, Beratung, Entlastungsferien für Demenzkranke und Betreuer, sowie Kursangebote. Es ist auch ein wichtiges Anliegen der Vereinigung, optimale Pflege- und Betreuungsformen zu fördern. Die ALZ dient als Sprachrohr für Betroffene, indem die Vereinigung ihre Anliegen auf gesellschafts- und sozialpolitischer Ebene einbringt und zur öffentlichen Auseinandersetzung anregt.

Die regelmäßige Informationsarbeit zählt zu den zentralen Aufgaben der Vereinigung: Die ALZ gibt dreimal jährlich das Alzheimer Info heraus mit aktuellen sozial-medizinischen, juristischen, ethischen, finanziellen und wirtschaftlichen Themen sowie Antworten zu praktischen Fragen zum Zusammenleben mit Alzheimerkranken.

Die regionalen Sektionen bieten Leistungen an, die auf die unterschiedlichen kantonalen Gesundheits- und Sozialgesetze abgestimmt sind. Dank ihrer dezentralen Organisationsform kann die Vereinigung den Betroffenen und deren Angehörigen umfassende Informationen und den individuellen Bedürfnissen entsprechende Hilfe vermitteln. Die Beratungs-, Entlastungs- und Hilfeleistungen werden in enger Zusammenarbeit mit anderen Organisationen (z.B. Spitexdienste, Pro Senectute) erbracht.

Neben den Angehörigengruppen und der Informationsarbeit bieten alle Sektionen der ALZ telefonische Anlaufstellen an. Gewisse Sektionen betreiben Hütedienste und Tagesstätten für Demenzkranke und vermitteln freiwillige Helferinnen und Helfer (z.B. Spazierbegleitung). Die Sektion Zürich hat zudem 1997 eine Qualitätserhebung in Alters-, Pflege- und Krankenheimen ihres Kantones durchgeführt, an der sich 60% aller Pflegeeinrichtungen beteiligt haben.

5.9.2   Mitgliedschaft und Finanzierung

Mitglieder einer Sektion werden automatisch auch als Mitglieder der Zentralvereinigung betrachtet – und umgekehrt. Die Sektionen und die Zentralvereinigung erheben einen gemeinsamen Mitgliederbeitrag von Fr. 30.– für Einzel- und Fr. 200.– für Kollektivmitglieder (Stand 1998).

Neben den Mitgliederbeiträgen ist die Schweizerische Alzheimervereinigung für die Finanzierung ihrer statutarischen Aufgaben auf Spenden und Legate angewiesen. Die Delegiertenversammlung bestimmt jährlich, welcher Anteil der Mitgliederbeiträge und Spenden den Sektionen bzw. der Zentralvereinigung zukommen soll. 1999 erhält die Zentralorganisation einen Drittel der Mitgliederbeiträge (Sektionen 2/3) und 15% der Spenden (Sektionen 85%). Die Zentralvereinigung erhält zudem eine Bundessubvention (Art. 101 bis AHVG).

5.9.3   Veröffentlichungen

Die Alzheimersche Krankheit
Allgemeine Informationen zur Krankheit
3. Auflage 1986, 19 Seiten, Fr. 5.–

Ratgeber für betreuende Angehörige
2. Auflage 1998, 31 Seiten, Fr. 6.–

Verirrt?
Informationen für Betreuer von weglaufgefährdeten Personen
2. Auflage 1998, 8 Seiten, Fr. 2.–

Verirrt?
Information für Polizeibeamte
1. Auflage 1996, 8 Seiten, Fr. 2.–

Alzheimer: Wie weiter?
Ratgeber für Kranke und ihre Angehörigen
1. Auflage 1998, 11 Seiten, Fr. 3.–

Pflegeplanung zu Hause für pflegende Angehörige von demenzkranken Menschen
Dokumentationsmappe, Fr. 15.–

Alzheimer Info
3mal jährlich erscheinende Mitgliederzeitschrift. Jahresabonnement Fr. 20.–.

Themenzentrierte Faltprospekte
(10 Warnsymptome der Alzheimerkrankheit; Umgang mit weglaufgefährdeter Patienten; Abklärung und Behandlung der Alzheimerkrankheit usw.)

5.9.4   Adressen der Schweizerischen Alzheimervereinigung

Generalsekretariat

Schweizerische Alzheimervereinigung
Rue des Pêcheurs 8
1400 Yverdon-les-Bains
Tel. 024/426 20 00
Fax 024/426 21 67
e-mail: alz@bluewin.ch
www.alz.ch

Sektionen

Schweiz. Alzheimervereinigung
Sektion Aargau
c/o Pro Senectute Aargau
Bachstraße 111/Postfach
5001 Aarau
Tel. 062/8 24 08 62

Schweiz. Alzheimervereinigung
Sektion beider Basel
c/o Memory Clinic
Hebelstr. 10
4031 Basel
Tel. 061/265 38 88

Schweiz. Alzheimervereinigung
Sektion Bern
Mädergutstr. 73
3018 Bern
Tel. 031/981 38 22

Schweiz. Alzheimervereinigung
Sektion Freiburg
Rte d'Avry 3
1753 Matran
Tel. 026/402 42 42

Schweiz. Alzheimervereinigung
Sektion Genf
27, ch. des Fins
1218 Grand-Saconnex
Telefonische Anlaufstelle (Di + Do, 9 – 12 Uhr)
Tel. 022/788 27 08

Schweiz. Alzheimervereinigung
Sektion Graubünden
c/o Pro Senectute
Alexanderstr. 2, 7000 Chur
Tel. 081/252 44 24

Schweiz. Alzheimervereinigung
Sektion Jura
Case postale 229
2900 Porrentruy
Tel. 032/465 65 08

Schweiz. Alzheimervereinigung
Sektion Luzern
c/o Betagtenzentrum Rosenberg
Rosenbergstr. 2 – 4, 6003 Luzern
Tel. 041/429 40 40

Schweiz. Alzheimervereinigung
Sektion Neuenburg
Case postale 24
2301 La Chaux-de-Fonds
Tel. 032/725 24 89

Schweiz. Alzheimervereinigung
Sektion Schaffhausen
c/o Kant. Pflegezentrum Schaffhausen
J. J. Wepferstr. 12, 8200 Schaffhausen
Tel. 052/644 93 80

Schweiz. Alzheimervereinigung
Sektion Solothurn
c/o Pro Senectute
Martin-Distellstr. 2, 4600 Olten
Tel. 062/296 64 44

Schweiz. Alzheimervereinigung
Sektion St. Gallen/Appenzell
c/o Pro Senectute
Davidstr. 16, 9001 St. Gallen
Tel. 071/227 60 04 (Mo – Fr 14 – 17 Uhr)

Schweiz. Alzheimervereinigung
Sektion Thurgau
Sternwarte 12
8500 Frauenfeld
Tel. 052/721 32 54

Schweiz. Alzheimervereinigung
Sektion Tessin
Sezione Ticino
Viale dei Faggi 8
6900 Lugano-Cassarate
Tel. 091/971 26 62 (Mittwoch nachmittag)

Schweiz. Alzheimervereinigung
Sektion Wallis
Case postale 2206
1950 Sion 2 Nord
Tel. 027/322 07 41

Schweiz. Alzheimervereinigung
Sektion Waadt
Case postale 152
1000 Lausanne 17
Tel. 021/323 45 81

Schweiz. Alzheimervereinigung
Sektion Zug
c/o Pro Senectute
General Guisanstr. 22
6300 Zug
Tel. 041/727 50 52

Schweiz. Alzheimervereinigung
Sektion Zürich
Rislingstr. 5/Postfach
8044 Zürich
Anlaufstelle (Mo – Do 9 – 11 Uhr)
Tel. 01/923 68 63

5.10 Memory-Kliniken in der Schweiz

Die Adressen der Memory-Kliniken und anderer Demenzabklärungsstellen können beim Generalsekretariat der Schweizerischen Alzheimervereinigung bezogen werden.

5.11 Tageszentren

Die Adressen geeigneter Tageszentren sind bei den Sektionen der Schweizerischen Alzheimervereinigung erhältlich.

5.12 Alzheimer-Ferien

Informationen über die verschiedenen Ferien-Angebote können beim Generalsekretariat der Schweizerischen Alzheimervereinigung bezogen werden.

5.13 Angehörigengruppen in der Schweiz

Rund 70 Angehörigengruppen treffen sich regelmäßig in allen Regionen der Schweiz. Die Kontaktadressen sind bei den regionalen Sektionen der Schweizerischen Alzheimervereinigung erhältlich.

━━━━ *Luxemburg* ━━━━

5.14 Der gesetzliche Schutz in Luxemburg

Der gesetzliche Schutz Alzheimer-Kranker beruht auf der Rechtstellung volljähriger Geschäftsunfähiger (Gesetz vom 18. August 1982 zur Neuregelung des Rechts der volljährigen Geschäftsunfähigen). Dieses Gesetz hat als erstes Ziel den Schutz der betroffenen Person (z. B. vor finanzieller Ausbeutung) und als zweites Ziel den Schutz der Familie (z. B. vor Verschwendung).

Die drei vom Gesetz vorgesehenen Schutzmaßnahmen sind:
- die gerichtliche Schutzbetreuung
- die Pflegschaft
- die Vormundschaft

Jede dieser drei Schutzmaßnahmen muß vom Vormundschaftsrichter getroffen werden und beeinflußt die Rechte der Person, ihre Finanzen zu verwalten und verschiedene Tätigkeiten im zivilen Leben eigenständig zu beschließen.

5.14.1 Gerichtliche Schutzbetreuung

Diese Maßnahme ist eine minimale Schutzmaßnahme für Personen, die aufgrund einer vorübergehenden geistigen Störung geschützt werden müssen, ohne daß die Herstellung ständiger Schutzmaßnahmen wegen Geschäftsunfähigkeit erforderlich wäre.

Betroffen sind außerdem die Personen, die durch körperliche Gebrechen am Ausdruck ihres Willens gehindert werden, sowie diejenigen, für die ein Verfahren auf Einleitung einer Vormundschaft oder Pflegschaft anhängig ist.

Die gerichtliche Schutzbetreuung ist ihrem Wesen nach zeitlich befristet und verliert nach zwei Monaten ihre Wirkung, während die Anordnung zur Verlängerung nach sechs Monaten ihre Wirkung verliert.

5.14.2 Pflegschaft

Für Personen, die von einer Störung ihrer geistigen Fähigkeiten durch Krankheit, Gebrechen oder Altersschwäche betroffen sind, die eine Schutzmaßnahme erforderlich macht, in deren Rahmen sie beraten und unterstützt werden, sieht das Gesetz die Anordnung einer Erwachsenenpflegschaft vor.

Die unter Erwachsenenpflegschaft gestellte Person ist nicht vollkommen geschäftsunfähig. Sie schließt ihre Rechtsgeschäfte selbst ab und wird nicht von einem gesetzlichen Vertreter vertreten. Die Erwachsenenpflegschaft ist eine flexible Maßnahme, d. h. der Richter kann bestimmen, welche Geschäfte der Betroffene allein tätigen kann und wofür er den Beistand des Pflegers braucht.

Die Erwachsenenpflegschaft sieht keinen Familienrat vor. Im Prinzip ist der Ehepartner gesetzlich zur Pflegschaft berufen. Alle anderen Pfleger werden vom Vormundschaftsrichter ernannt.

Beendet wird die Pflegschaft bei Genesung des Kranken oder durch Anordnung einer Erwachsenenvormundschaft in den Fällen, in denen sich der gewährte Schutz als unzureichend erweist.

5.14.3 Vormundschaft

Diese Schutzmaßnahme trifft wahrscheinlich auf den größten Teil der Kranken zu, die unter einer schweren Demenz leiden und für die eine Schutzmaßnahme nötig ist. Diese Maßnahmen treffen auf die besonders schweren Formen von Geistesstörung zu, wo der Betroffene die ganze Zeit über vertreten werden muß. In Anspruch genommen werden diese Bestimmungen in der Regel für Geisteskranke, deren Krankheit besonders schwerwiegend ist, Personen, die an solchen körperlichen Gebrechen leiden, da_ sie nicht in der Lage sind, ihren Willen kundzutun und ältere Personen, deren kognitiven Fähigkeiten stark vermindert sind.

5.14.3.1 Die verschiedenen Formen der Vormundschaft

Das Gesetz sieht mehrere Möglichkeiten der Erwachsenenvormundschaft vor, die sich nach dem Zustand des Kranken und der Beschaffenheit seines Vermögens richten.

5.14.3.2 Die gesetzliche Verwaltung

Hat der Kranke nahe Verwandte, die an seinem Schicksal Anteil nehmen, so kann der Vormundschaftsrichter sie zu Vermögensverwaltern unter Aufsicht des Richters ernennen. In den meisten Fällen ist ein Familienrat nicht nötig, außer wenn das zu verwaltende Vermögen sehr groß ist und wenn schwerwiegende Probleme unter den Familienangehörigen bestehen. Die Erwachsenenvormundschaft kann einer moralischen Person anvertraut werden, was nützlich ist, wenn die Familie sich nicht für den Patienten interessiert und dieser in einer Institution lebt.

5.14.3.3 Die Geschäftsführung

Wenn keine nahe Verwandten vorhanden sind oder wenn diese sich nicht für das Schicksal des Kranken interessieren und wenn das zu verwaltende Vermögen von geringem Umfang ist, kann der Richter die Vermögensverwaltung einem Geschäftsführer übertragen. Der Geschäftsführer kann die Finanzen des Kranken allein verwalten unter Aufsicht des Vormundschaftsrichters. Werden noch andere Rechtsgeschäfte erforderlich, muß der Geschäftsführer die Genehmigung des Vormundschaftsrichters einholen, dem er auch Rechenschaft abzulegen hat.

Der unter Erwachsenenvormundschaft gestellte Volljährige ist grundsätzlich geschäftsunfähig und bedarf einer ständigen Vertretung in den Rechtsgeschäften des täglichen Lebens. Das Gesetz gibt dem Vormundschaftsrichter die Möglichkeit, dem Geschäftsunfähigen seine Geschäftsfähigkeit teilweise zu belassen.

Beendet wird die Erwachsenenvormundschaft durch gerichtlichen Beschluß oder am Todestag des Betroffenen.

5.14.4 Wie wird eine gerichtliche Schutzmaßnahme beantragt?

Folgende Personen können eine Schutzmaßnahme anfragen: ein Familienmitglied, eine dafür qualifizierte Person (Arzt, Sozialarbeiter, Pfleger …) oder die Staatsanwaltschaft.

Zuständig ist der Vormundschaftsrichter des Wohnsitzes der schutzbedürftigen Person (Gericht von Luxemburg oder Diekirch). Seine Zuständigkeit bleibt bestehen, auch wenn der Kranke im Laufe des Verfahrens den Wohnsitz wechselt. Der Antrag muß den Tatbestand darlegen und die nahen Verwandten der schutzbedürftigen Person aufzählen. Er muß zusammen mit einem von einem Facharzt (Neurologe, Neuropsychiater oder Psychiater) ausgestellten Attest eingereicht werden.

Der Vormundschaftsrichter kann unmittelbar eine gerichtliche Schutzbetreuung anordnen, bis das definitive Urteil gesprochen wird. Der Sozialdienst des Gerichts wird mit einer Untersuchung beauftragt. Ein Sozialarbeiter sucht den Schutzbedürftigen persönlich auf und macht eine Be-

richterstattung über dessen Zustand, die Familienbeziehungen, die Finanz- und Vermögensverhältnisse. Er gibt dann eine allgemeine Einschätzung der Lage ab. Dieser Besuch des/der Sozialarbeiters(in) bei der betroffenen Person ist obligatorisch, da er sich eine Meinung über deren geistigen Zustand bilden muß.

Der Vormundschaftsrichter sieht die schutzbedürftige Person entweder bei der Gerichtsverhandlung oder, wenn die Person sich nicht fortbewegen kann, zu Hause oder in einer Institution. Er schätzt dann selbst die Situation des Betroffenen ein, und angesichts der sozialen Untersuchung und des ärztlichen Attests fällt er ein Urteil.

Die Sitzung ist nicht öffentlich. Der Staatsanwalt muß an der Verhandlung teilnehmen. Die Parteien und ihr jeweiliger Beistand werden angehört. Der Beistand eines Rechtsanwalts ist nicht erforderlich.

Der Antrag auf eine gerichtliche Schutzmaßnahme bringt keine Gerichtskosten mit sich.

5.15 Die Luxemburger Alzheimer-Vereinigung (ALA)

Die Luxemburger Alzheimer-Vereinigung (ALA) wendet sich an alle Familien und Personen, die von der Alzheimerschen Krankheit oder der senilen Demenz vom Alzheimer-Typ und ähnlichen Leiden betroffen sind.

5.15.1 Die Ziele der ALA

- Aufklärung der Bevölkerung
- Aufbau von Selbsthilfe- und Beratungsgruppen für Familienangehörige
- Zusammenarbeit mit sozialen und medizinischen Institutionen
- Entwicklung zusätzlicher Strukturen zur Betreuung von dementen Personen
- Ausbau der Heimhilfe- und Heimpflegedienste
- Einführung eines erweiterten Ausbildungskreises für das Pflegepersonal
- Ausbau der Bettenzahl in den Pflegeheimen
- Beteiligung an der allgemeinen Verbesserung der Lebens-und Existenzbedingungen des Kranken

5.15.2   Die Alzheimer-Stiftung

Sie steht unter der Schirmherrschaft Ihrer Königlichen Hoheit, der Erbgroßherzogin.

Um die Ziele der ALA verwirklichen zu können, mußte der Verwaltungsrat der ALA bald einsehen, daß die finanziellen Mittel, die der Vereinigung bis dahin zur Verfügung standen, nicht mehr ausreichen. Aus diesem Grund wurde 1992 die Alzheimer-Stiftung als gemeinnütziges Organ gegründet.

5.15.3   Die verschiedene Dienste der ALA

Die Tagesstätten: Im April 1989 wurde die erste Tagestätte in Bonneweg geöffnet. Im November 1992 wurde die zweite Tagesstätte in Dommeldingen eröffnet. Hier können bis zu 12 Personen pro Tag betreut werden. Die Tagesstätte in Bonneweg wurde 1996 vergrößert und kann bis zu 14 Personen pro Tag aufnehmen.

Es gibt seit 1993 einen **psychosozialen Dienst**, in dem eine Sozialarbeiterin und ein Psychologe betroffene Familien informieren. Außerdem organisiert dieser Dienst Gruppentreffen von Angehörigen. In diesem Gruppentreffen, die in der Regel alle 6 Wochen stattfinden, können Angehörige über alltägliche Probleme, Sorgen oder den Umgang mit dem kranken Menschen reden.

In einem **Dokumentationszentrum**, das sich in Dommeldingen befindet, können Interessierte Bücher, Zeitschriften, Videofilme über die Krankheit selbst, den Umgang mit dementen Menschen oder deren Pflege ausleihen. Zudem steht eine Broschüre mit fachgerechten und überschaubaren Informationen in deutscher und in französischer Sprache zur Verfügung.

Ebenfalls besteht ein **wissenschaftliches Gremium**, in dem Arbeiten über Medikamente, neue Behandlungsmethoden, die Alzheimersche-Krankheit und andere Themen von einer multidiziplinären Gruppe (Medizinern, Psychologen, Pädagogen…) vorgestellt und erfaßt werden.

SOS Alzheimer ist ein Telefondienst der ALA, der 24/24 Stunden errreichbar ist. Qualifiziertes Personal steht Ihnen unter der Nummer 42 16 76 zur Verfügung, um Ihnen sowohl Informationen über die Krankheit, Verhaltensveränderungen als auch psychologische und moralische Unterstützung zu geben.

Association Luxembourg Alzheimer a.s.b.l.
45, rue Nicolas Hein, Dommeldange
B.P. 5021, L-1050 Luxembourg
Tel. +352/42 16 76, Fax +352/42 16 76

Belgien

5.16   Soziale Vorteile und rechtliche Aspekte in Belgien

5.16.1   Zulage für Hilfe an betagte Personen mit einer Behinderung

– Diese Zulage wird Männern und Frauen gewährt, die das Alter von 65 Jahren erreicht haben. Insofern die Demenzerkrankung bereits früher ausbricht, kann ebenfalls ein Antrag auf Unterstützung eingereicht werden, der jedoch dann in den Bereich der Integrationsbeihilfen für Behinderte fällt.

– Die Beihilfe richtet sich nach dem Grad der Selbständigkeit (gemeint ist die Pflegebedürftigkeit). Insbesondere die Fähigkeit, weiterhin die Verrichtungen des täglichen Lebens auszuführen, wird bewertet. So wird geprüft, ob die Person selbständig essen kann, sich alleine fortbewegen kann usw. Aber auch die Fähigkeit, soziale Kontakte zu knüpfen, wird als Kriterium berücksichtigt.

– Die Pflegebedürftigkeit wird durch einen Arzt festgestellt. Für jedes Kriterium werden Punkte erteilt, die sich nach dem Grad der Bedürftigkeit richten. Je höher der Bedarf an Hilfe, desto höher ist die entsprechend gewährte Beihilfe.

– Die Höhe der Beihilfe liegt, je nach festgestellter Punktezahl, zwischen 9360,– BF in der Kategorie I bis zu 16 459,– BF in der Kategorie IV.

– Um diese Beihilfe zu beziehen, darf jedoch ein gewisses Haushaltseinkommen nicht überschritten werden.

Bei der Berechnung des Einkommens werden Renten (auch Auslandsrenten und Kriegsopferentschädigungen) und zu einem gewissen Teil auch das Familienvermögen (Immobilien, Ersparnisse) berücksichtigt.

Die gewährte Beihilfe wird verringert, wenn die Einkünfte nachstehend angeführte Beträge übersteigen:

– von mehr als 364 628,– BF pro Jahr für den Antragsteller mit einer Person zu seinen Lasten;

– von mehr als 274 613,– BF pro Jahr für einen Alleinstehenden;

– von mehr als 228 464,– BF pro Jahr für den Antragsteller, der mit einem Familienmitglied 1. oder 2. Grades zusammenwohnt;

– von mehr als 182 314,– BF pro Jahr für einen Mitbewohner in einem Haushalt.

Weitere Informationen erhalten Sie bei der Verwaltung Ihrer Wohngemeinde.

Weiterer Ansprechpartner ist auch Frau J. Bour in der Dienststelle für Personen mit Behinderung, Tel.: 080/22 91 11.

Nach telefonischer Absprache steht sie auch für ein Gespräch in Eupen oder St. Vith zur Verfügung.

Weitere Vergünstigungen

Nachfolgende Vergünstigungen können gewährt werden, wenn der Verlust oder die Verminderung der Selbständigkeit bei einer Person auf zumindest 66 % eingeschätzt wird:
- Eine zusätzliche Steuerbefreiung auf die Einkommen physischer Personen und die Reduzierung des Immobiliensteuervorabzuges (Behinderung muß vor dem 65. Lebensjahr anerkannt sein).
- Eine Befreiung von der Radio- und Fernsehsteuer (80 % Einschränkung in den genannten Fähigkeiten).
- Eine Befreiung von der Mehrwertsteuer bei Ankauf eines Fahrzeugs, Befreiung von der Fahrzeugsteuer, Befreiung von der Erstgebrauchssteuer (50 % Behinderung an den unteren Gliedmaßen).
- Der soziale Telefontarif (für Alleinstehende mit einer erhöhten Kostenerstattung, VIPO, seitens der Krankenkasse).
- Eine Sozialwohnung.
- Ein besonderer Parkausweis für Menschen mit Behinderung (80 % oder 50 % Behinderung an den unteren Gliedmaßen).

Übrigens: Seit dem 1. März 1995 besteht eine Einspruchsmöglichkeit gegen die Entscheidungen der Ärzte im Rahmen der oben erwähnten Steuer- und Sozialvergünstigungen.

Diese Prozedur der Einspruchsmöglichkeit bezieht sich allerdings nicht auf die medizinischen Untersuchungen im Rahmen:
- der Anfrage auf Zulage für betagte Personen mit einer Behinderung
- der Familienzulage

Auch hier erteilen weitere Auskünfte die Gemeindeverwaltung oder Frau J. Bour.

Auch die Dienststelle für Personen mit einer Behinderung, Aachenerstraße 69 – 71 in 4780 St. Vith (Tel.: 080/22 91 11) kann den Kranken und seine Familie unterstützen.

Dies geschieht in Form von materieller Hilfe, d. h.:
- durch die Zurverfügungstellung oder eine finanzielle Unterstützung zum Ankauf von angepaßtem Material (z. B. Pflegebetten, Gehhilfen usw.)
- einer Anpassung der Wohnung (bauliche Veränderungen in WC, Bad usw. oder Anbringen von Hilfen wie Handläufe, Türöffner, …).

Notwendig ist allerdings, daß man in der Dienststelle für Personen mit einer Behinderung eingeschrieben ist. Der Aufsichtsarzt der Dienststelle erstellt hierzu ein Gutachten. Die Dienststelle fällt eine individuelle Entscheidung in bezug auf jeden Antrag, wobei die Machbarkeit der Anpassungen, die festgestellte Behinderung, Funktionsstörungen und Beeinträchtigungen, die voraussichtliche Entwicklung der Krankheit, das Alter und die sozialen Gegebenheiten berücksichtigt werden.

5.16.2 Der Alzheimerkranke: sein Status und die Verwaltung seiner Güter

- Durch das Gesetz vom 18. Juli 1991 kann der Friedensrichter auf Anfrage durch eine interessierte Person einen Vermögensverwalter bezeichnen.
  Der Friedensrichter hat alle diesbezüglich nützlichen Informationen eingeholt und bezeichnet eventuell auch einen medizinischen Experten, der ein Gutachten zum Gesundheitszustand der zu beschützenden Person abgibt.
  Vorzugsweise bezeichnet er als Vermögensverwalter den Ehepartner, ein nahes Familienmitglied oder ggf. eine Vertrauensperson des zu schützenden Kranken. Der Vermögensverwalter darf nicht Personalmitglied der Einrichtung sein, in der die zu beschützende Person sich befindet.
- Bei einer zeitweiligen Zwangseinweisung in eine Klinik oder ein Altenheim muß der Friedensrichter die diesbezügliche Entscheidung nach Anhörung aller Parteien treffen.
  Der Antragsteller muß seinem Antrag einen ausführlichen ärztlichen Bericht beifügen, der klarstellt, daß die betroffene Person ernsthaft ihre Gesundheit und ihre Sicherheit gefährdet oder eine Gefahr für das Leben oder die Integrität anderer Personen darstellt.

5.17 Die Belgische Alzheimer-Vereinigung

Der Zweckverband ist eine Initiative folgender Personen, Dienste und Einrichtungen:
– Angehörige von Betroffenen
– Ehrenamtliche
– Patienten Rat & Treff
– Familienhilfsdienst
– Alten- und Pflegeheime in der Deutschsprachigen Gemeinschaft
– Alzheimerliga Lüttich
– Krankenpflegevereinigung (KPVDB)
– Ministerium der Deutschsprachigen Gemeinschaft

Alle Menschen, die sich von der Alzheimerkrankheit und den Formen der Altersverwirrtheit durch Erfahrungen persönlicher Art oder in ihrem Umfeld angesprochen fühlen, sind herzlich eingeladen, an unserer Initiative teilzunehmen.

Durch Zahlung eines jährlichen Beitrages von 500,– BF auf das Konto Nr. 731-0003000-65 (Vermerk „Infoblatt") erhalten Sie kostenlos unser Infoblatt (erscheint zweimal jährlich).

Kontakt: Patienten Rat & Treff, Tel. 087/55 22 88.

Auch über Spenden können Sie unsere Aktion direkt unterstützen.

Spenden von 1000,– BF und mehr können auf das Konto der Alzheimerliga Lüttich Nr. 360-1159634-05 mit dem Vermerk „deutschsprachige Antenne" eingezahlt werden. Sie erhalten einen Beleg, der es Ihnen erlaubt, die Spende steuerlich abzusetzen.

Spenden von weniger als 1000,– BF erbitten wir auf das Konto der deutschsprachigen Antenne der Alzheimerliga Nr. 731-0003000-65.

6   Weiterführende Literatur

Gudrun Andres, Heinz Bille, Friedrich Straub
Alzheimer-Krankheit
Eine Krankheit verstehen und annehmen
Fischer, Stuttgart 1997
102 Seiten, DM 19,80
Das Buch ist aus dem Umgang mit pflegenden Angehörigen und ihren Kranken entstanden. Der gut lesbare Ratgeber ermöglicht Betroffenen und deren Angehörigen, die Alzheimer-Krankheit besser zu verstehen und anzunehmen. Er ist eine wertvolle Hilfe bei der Bewältigung des Alltags mit einem Alzheimer-Kranken.

Joachim Bauer
Die Alzheimer-Krankheit: Neurobiologie, Psychosomatik, Diagnostik und Therapie
Schattauer, Stuttgart 1994
132 Seiten, DM 48,–
Das Buch beschäftigt sich mit der Alzheimer-Krankheit auf der Grundlage eines ganzheitlichen Krankheitsverständnisses. Es ist nicht für Laien geschrieben, sondern setzt medizinische Kenntnisse voraus. Als Leitfaden für den klinischen Alltag wendet es sich an den interessierten Nerven- oder Hausarzt

Petra Denzler, H.-J. Markowitsch, Lutz Frölich, Josef Kessler, Ralf Ihl
Demenz im Alter
Beltz, Weinheim 1989
178 Seiten, DM 28,–
Die Autoren informieren in auch für medizinische Laien verständlichen Form über Wesen, Entstehung, Erkennung, Verlauf und Therapie der Alzheimer-Krankheit und ähnlicher Leiden.

Lili Feldmann
Leben mit der Alzheimer-Krankheit
Eine Therapeutin und Betroffene berichten
Piper-Verlag, München 1989
174 Seiten, DM 14,80
Anhand von sieben ganz unterschiedlichen Erfahrungsberichten werden in anschaulicher und einfühlsamer Weise Wege zum Verständnis der Kranken und der Gestaltung des Zusammenlebens mit ihnen aufgezeigt.

Ingo Füsgen
Leben mit der Hirnleistungsstörung
Ratgeber für pflegende Angehörige
MMV Medizin Verlag, 1993
80 Seiten, DM 22,80
Diese Angehörigenbroschüre hilft dem Betreuenden sowohl den Krankheitsverlauf als auch die Eigenheiten des hirnleistungsgestörten Menschen besser zu verstehen. Sie vermittelt umfassende Kenntnisse und praktische Hilfestellungen rund um die Betreuung und Pflege im Alter. Außerdem erhält der Leser wertvolle Hinweise, wie Fehler vermieden und für den Kranken eine angenehme Umgebung gestaltet werden kann.

Alfred Fuhrmann
Das Alzheimer-Schicksal meiner Frau.
Lebend begraben im Bett?
Thieme/Trias 1990
120 Seiten, DM 25,–
Anhand seiner ganz persönlichen Erfahrungen bei der langjährigen Betreuung seiner mit 55 Jahren erkrankten Ehefrau beschreibt der Autor die Stadien der Alzheimer-Krankheit sowie die von ihm und anderen erbrachten Pflegemaßnahmen. Das Buch ist damit sowohl persönlicher Erfahrungsbericht als auch praktischer Ratgeber für Angehörige.

Ingrid Fuhrmann, Hans Gutzmann, Eva-Maria Neumann, Mechthild Niemann-Mirmehdi
Abschied vom Ich – Stationen der Alzheimer-Krankheit
Orientierungshilfen für Angehörige und professionelle Helfer
Herder Verlag 1995
399 Seiten, DM 44,–
Das Orientierungsbuch für Angehörige und professionelle Helfer: Wichtige Informationen über den Verlauf der Krankheit und Therapiemöglichkeiten aus medizinischer, psychologischer und sozialpädagogischer Sicht sowie umfangreiche Berichte von Angehörigen. Konkrete Hinweise auf finanzielle und pflegerische Hilfen. Erfahrungen von Angehörigen, die zeigen, wie man die schwierigen Situationen meistern kann.

Annelies Furtmayr-Schuh
Das große Vergessen – Die Alzheimer-Krankheit
Kreuz-Verlag, Zürich 1990
150 Seiten, DM 23,–
Umfassende und allgemeinverständlich darge-
stellte Zusammenfassung des heutigen Wissens
über die Alzheimer-Krankheit. Erkenntnisse der
Forschung, Auswirkungen der Krankheit auf Betroffene und Angehörige, Hinweise für die Betreuung, ein Kapitel über allgemeine körperliche
und geistige Gesunderhaltung im Alter.

Rose Götte, Edith Lackmann
Alzheimer – was tun?
Eine Familie lernt, mit der Krankheit zu leben
Beltz, Weinheim 1991
140 Seiten, DM 29,80
Die Autorin entwickelt gemeinsam mit ihrer Familie eigene Konzepte für den Umgang mit den
Pflegebedürftigen, mit dem Ziel, Unruhe, Angst
und Depression der Kranken zu mindern und sie
so weit wie möglich in das Leben der Familie einzubeziehen. Die dabei gewonnenen Erfahrungen
sind für Familien und Pflegekräfte anregend und
hilfreich.

Erich Grond
Die Pflege verwirrter alter Menschen
Lambertus, Freiburg
350 Seiten, DM 34,–
Das Buch wendet sich vor allem an Mitarbeiter/
Innen in der Altenpflege und Altenhilfe, infor-
miert ausführlich über verschiedene Formen von
Verwirrtheit und über eine sachgerechte Pflege.

Howard Gruetzner
Alzheimersche Krankheit
Psychologie Verlags Union, Weinheim 1992
360 Seiten, DM 44,–
Im Vordergrund des Buches stehen die konkreten
Probleme im Umgang mit den Betroffenen. Die
psychologischen und medizinischen Aspekte der
Krankheit, ihre Symptome, ihr Verlauf und ihre
möglichen Ursachen werden detailliert beschrieben, Nutzen und Risiko von Medikamenten und
anderen Behandlungsmöglichkeiten aufgezeigt.
Deutsche Bearbeitung von Ralf Ihl und Lutz Frölich.

Edda Klessmann
Wenn Eltern Kinder werden und doch die Eltern
bleiben.
Die Doppelbotschaft der Altersdemenz
Hans Huber, Bern 1990
180 Seiten, DM 30,–
Die Autorin ist betroffene Angehörige, Kinderärz-
tin und Psychotherapeutin. Sie beschreibt persönliche Erfahrungen und setzt sich in Kommen-
taren differenziert mit den Gefühlen und Verhaltensweisen von erkrankter Mutter und betreuen-
der Tochter sowie mit der Beziehung zwischen
diesen beiden Menschen auseinander. Es geht
um zwischenmenschliche Verwicklungen, unnötige Schuldgefühle, Mißverständnisse, Vorurteile,
vor allem aber um bessere Bewältigungsmöglich-
keiten.

Günter Krämer
Alzheimer-Krankheit
Ursachen – Krankheitszeichen – Untersuchung –
Behandlung
Trias, Stuttgart 1989
140 Seiten, DM 16,80
Angehörige, Betreuer, Selbsthilfegruppen und
alle, die sich über das Krankheitsbild informieren
wollen, werden in leicht verständlicher Form
über Entstehung, Krankheitsursachen, Untersu-
chungs- und Behandlungsmöglichkeiten aufgeklärt. Kurzgefaßt werden auch pflegerische und
rechtliche Fragen angesprochen.

Nancy Mace, Peter Rabins
Der 36-Stunden-Tag
Die Pflege des verwirrten älteren Menschen, spe-
ziell des Alzheimer-Kranken
Hans Huber, Bern 1988
300 Seiten, DM 44,–
Aus dem Amerikanischen übertragener, sehr um-
fassender Ratgeber für Angehörige. Hinweise zur
Lösung vieler Fragen der täglichen Versorgung
des Kranken.

Barry Reisberg
Hirnleistungsstörungen
Alzheimer-Krankheit und Demenz
Psychologie Verlags Union, Weinheim 1986
230 Seiten, DM 38,–
Das Buch eines international renommierten Experten für die Alzheimer-Krankheit informiert
über den Stand der Forschung, die unterschiedlichen Ursachen und Formen der Demenz sowie
über Möglichkeiten der Behandlung.

Elisabeth Schillinger
Das Lächeln des Narren
Herder, Freiburg 1989
96 Seiten, DM 16,80
Persönlicher Erfahrungsbericht einer Angehörigen. Eine Geschichte vom Sterben und von der Liebe. In bewegenden Bildern schildert die Autorin das Leben mit ihrem Alzheimer-kranken Ehemann, den sie bis zu seiner letzten Stunde zu Hause versorgt hat.

Jitka M. Zgola
Etwas tun!
Die Arbeit mit Alzheimer-Kranken und anderen chronisch Verwirrten
Hans Huber, Bern 1989
130 Seiten, DM 30,–
Aus ihren Erfahrungen in einer Tagespflegeeinrichtung für Alzheimer-Kranke in Kanada vermittelt die Autorin Anregungen zur Planung und Durchführung von Beschäftigungsmöglichkeiten für dementiell erkrankte Menschen.

Für Kinder

Inga Friis Mogensen
Warum antwortest Du nicht, Opa?
1995, 39 Seiten, DM 34,–
zu beziehen über: Inga Morgensen, Kirkesoerej 3, DK-5792 Arsler, Dänemark
Mehr Sachinformation über Demenz liefert dieses Buch, etwa ab Schulalter. Die Autorin versteht es, komplizierte Sachverhalte verständlich darzustellen und einzubinden in den Erlebensbericht und die Gedanken eines Kindes über das seltsame Verhalten des Großvaters. Die alltäglichen Probleme zu Hause, aber auch das Leben im Pflegeheim werden beschrieben und mit sehr eindrucksvollen Bildern unterstrichen.

Anka de Vries
Sägemehl im Kopf
Ravensburger Verlag 1993
62 Seiten, DM 9,80
Liebevoll schildert die Autorin die Geschichte von Franz, seiner Freundin Franzi und dem alten Herrn Baas, der von sich selbst erzählt, er habe Sägemehl im Oberstübchen. Das tut zwar nicht weh, aber man vergißt ständig alles. Franz und Franzi helfen Baas, daß das Sägemehl für ein paar Stunden verfliegt. Die Geschichte eignet sich sehr gut dazu, eigene Beobachtungen und Erfahrungen der Kinder zu diesem Thema zu diskutieren oder das Thema überhaupt zur Sprache zu bringen.

7 Sachverzeichnis

S

Sachwalterschaft 101 f
Sanduhr 18
Schädelverletzung 5
Schlaf, tagsüber 57
Schlafstörung 56 ff
– mögliche Ursachen 57 f
Schlaganfall 1
Schlösser und Sicherheit 32
Schmerz, Wandern 59
Schminken 23
Schreiben, Einsatz 17
Schutzbetreuung, gerichtliche, Luxemburg 114
Schweiz, rechtliche und finanzielle Fragen
    108 ff
Schweizerische Alzheimervereinigung 111 f
– – Adressen 112 f
– – Finanzierung 112
– – Veröffentlichungen 112
– Transportunternehmen, Ausweiskarte 111
Schwerbehindertenausweis 91 f
Schwerhörigkeit 64
Sehstörung 62 f
– Vermeidung 62 f
Sehtest 62
Selbstbefriedigung, Öffentlichkeit 55
Selbsthilfe-Organisation 73
– Vermitteln von Informationen 73
Sessel, Aufstehen 69
Sex 26
Sexuelles Verhalten 53 f
– – mögliche Erklärung 56
– – Umgang 55
– – unangemessenes Annähern 55
Sicherheit 31 f
Sicherheitsgitter 56 f
Sinnestäuschung 48 ff
– körperlicher Zwang 50
Sozialhilfe, beantragen 90
Sozialrechtsänderungsgesetzt für Angehörige,
    Österreich 102 f
Speise, Art 25
Sprachstil 15 f
Stimmung, Veränderung 35 ff
Stimmungslabilität 42
Stimmungsumschwung
– plötzlicher, Umgang 42
– rascher 41 f
Streß 76
Subsidiaritätsprinzip, Schweiz 108
Symbole
– Einsatz 17
– moderne 17

T

Tagesablauf, strukturierter 14, 19
Tagesklinik 95
Tagespflege 95
– Einrichtung, Finanzierung 90
Tagesstätte 75, 95
Tag-Nacht-Rhythmus, Störung 57
Test 3
Testament 86
– Anfechtung 87
Tod und Trauer 80
– – Umgang 80 f
Toilette 65 f
Tonfall
– bevormundender 39
– herrischer 39
Trauer, körperliche und geistige Verfassung
    81
Traurigkeit, extreme 41 f
Trinken 23 f
– und Austrocknung, fortgeschrittenes
    Stadium 77
– Problemvermeidung 24 f
– Umgang 24

U

Überforderung, Überreaktion 53
Überreaktion 52 f
– ärztlicher Rat 53
– Hilfe 53
– Umgang 53
– Vermeidung 52 f
Überzeugung, falsche 48 ff
Uhr, innere 18
Umgebung
– Anpassung 19
– gleichbleibende 14
– sichere 31
Unbequemlichkeit, Schlafstörung 57
Unfall 32
Unruhe 37 f
– Vermeidung 38
Unterhaltspflicht 91
– Verwandte 89 f
Unterkühlung 32
Untersuchung
– körperliche 3
– neuropsychologische 3
Unzurechnungsfähigkeit 85
– Schadensersatz 85
Urinflasche 66
Urlaubsbetreuung, Österreich 104 f